給食経営管理テキスト 第5版

編　集

加藤由美子　　金光秀子

君羅　満

執　筆

秋山聡子	荒川京子
池田昌代	加藤勇太
加藤由美子	金光秀子
狩野恵美子	君羅　満
鈴木睦代	角南祐子
関口祐介	関戸元恵
髙橋加代子	西村美津子
長谷川順子	深澤早苗
不破眞佐子	

学建書院

まえがき

栄養士法が平成 12 年に大きく改正され，栄養士養成では「給食の運営」，管理栄養士養成では「給食経営管理」として教育の目標が示された．「給食の運営」では，"給食業務を行うために必要な，食事の計画や調理を含めた給食サービス提供に関する技術を習得する" としており，「給食経営管理」では，"給食の運営や関連の資源を総合的に判断し，栄養面，安全面，経済面全般のマネジメントを行う能力を養う．マーケティングの原理や応用を理解するとともに，組織管理等のマネジメントの基本的な考え方や方法を習得する" としている．これらを受けて各養成施設では栄養士・管理栄養士の資質を担保するために，養成課程のカリキュラムには創意工夫を凝らして編纂しているところである．

なお，平成 15 年に公布された健康増進法において，従来の集団給食施設の名称を「特定給食施設」と改め，「栄養管理基準」を規定して給食の利用者への健康管理に貢献することが強調されている．また，平成 17 年には食育基本法が制定され，その後医療制度や介護保険制度の改正などとあいまって特定給食施設への重要な役割が提示され，従来にも増して安全で効率的な給食経営のあり方が求められてきている．

一方，給食を取り巻く環境といえば，国民の食への期待感はますます増大しており，それに応えるべく給食システムの進展はめざましく，食材料の供給システムや給食の施設設備の進歩，生産工程管理，品質管理，提供サービス管理など顧客満足度の向上に向けた発展を遂げてきている．

また，2020 年 12 月に「日本食品標準成分表 2020 年版（八訂）」が公表され，エネルギー産生栄養素のたんぱく質，脂質，炭水化物が組成に基づく値に改訂された．このことを受けて本書では，おもに第 2 章の「栄養・食事計画」において改訂を行い，特定給食施設での八訂成分表の活用につなげられるように対応を図った．

本書を編纂するにあたって，特定給食施設の社会的環境をふまえて，給食の運営，経営管理を担う栄養士・管理栄養士の養成課程で利用することをねらいに，前段で給食の基礎的な運営に関わる知識，技術をていねいに取り扱い，後段で原価管理，マーケティングおよび人事・労務管理を整理したうえで各種給食施設の運営・経営に触れることとした．これにより，給食の経営管理における統合的なマネジメントの醸成につなげたいと考えたからである．

今回の執筆については，栄養士・管理栄養士の養成施設における教員を主軸にして，養成課程での授業展開に合わせて容易に内容提示が行えるよう配慮した．そのために所々に脈絡の欠落や説明の不備な点も多々あると思われる．これらの点については関係者のご叱責，ご指導にそって順次改善に努める所存である．

終わりに本書出版にあたり，多くの諸先輩の著書などを参考にさせていただいたことに感謝の意を表すとともに，編集に多大なご配慮を頂きました学建書院の皆様に心より感謝申し上げます．

2023 年 2 月

編者一同

本書における「日本食品標準成分表 2020 年版（八訂）」活用に向けた対応への考え方

　2020 年 12 月に「日本食品標準成分表 2020 年版（八訂）」が公表され，エネルギー産生栄養素のたんぱく質，脂質，炭水化物が組成に基づく値になった．その結果，八訂のエネルギーは，「日本食品標準成分表 2015 年版（七訂）」に比較して 7 ～ 9 ％程度少なくなり，献立の内容は変わらないのに栄養計算上のエネルギー，栄養素量だけが変化（少なくなる）する矛盾が生じる報告もみられる．

　さらに，八訂成分表では調理後の収載食品数が増え，調理による成分含有量の変化を考慮した摂取量の評価が可能になってきており，調理後のビタミン類やミネラル類は，計算上の値が少なくなることも予想される．そこで，従来の給与栄養目標量を満たすために八訂成分表で少なくなると推定される栄養素量を補完するために食品重量を増やし，栄養計算上の目標量を達成させることになるが，利用者には食事量が多過ぎて満足が低下する可能性も払拭できない．

　従来，給食施設における栄養管理は，七訂成分表で栄養計算された値を「日本人の食事摂取基準 2020 年版」と照合して食事を評価し，給食利用者の栄養評価に供することによって，食事摂取基準を活用した給食利用者の栄養管理において成果を上げ，現在に至っている．

　そこで，本書では「食事摂取基準 2020 年版」を基準に用いて「日本食品標準成分表 2020 年版（八訂）」を給食施設における栄養管理に活用することを基本に，八訂成分表を次のように取り扱うこととした．

1．「日本食品標準成分表 2020 年版（八訂）」による計算表示項目

　栄養計算の表示項目には，給食施設で用いてきた項目に，組成に基づくたんぱく質，脂質，炭水化物を加えた．

　　1）アミノ酸組成によるたんぱく質：表示名「たんぱく質 CAA」

　　2）脂肪酸のトリアシル グリセロール当量：表示名「脂肪酸 TG 当量」

　　3）差引法による利用可能炭水化物：表示名「利用可能炭水化物」

2．「食事摂取基準 2020 年版」参照における「日本食品標準成分表 2020 年版（八訂）」対応

　　1）エネルギーについては，設定した給与目標量の許容範囲内での管理を基本とする．ただし，八訂食品成分表が七訂食品成分表に比較してエネルギーが少ない傾向にあることに鑑み，給与栄養目標量が満たされ，利用者の喫食満足度が得られることを優位に考え，計算上のエネルギー摂取量は栄養状態の評価との関連における管理を重視する．

　　2）食事摂取基準との参照では，「組成に基づく栄養素」は用いず，七訂成分表に準じた表示のたんぱく質，脂質，炭水化物を用いる．

　　3）より栄養成分の実態を示すとされる「組成に基づく栄養素」の摂取量は，今後の栄養管理の主軸に据えられると予測され，「食事摂取基準 2020 年版」と照合しながら副次的に評価する．これは，利用者の栄養状態の評価との関連において動向を観察し，情報を蓄積し，今後の栄養管理の資料に供する．

目次

第1章
給食の概念

《本章で学ぶべき事柄》

① 特定給食施設の定義と各種施設の運営目標，喫食対象などの概要を把握し，複雑多岐にわたる給食業務を各種管理活動の関連から整理して給食経営管理の概要を理解する.

② 各施設に関係する法規などを中心とした行政指導と給食運営との関わり方を理解し，効率的な給食経営管理のあり方を模索する基礎的事項について習得する.

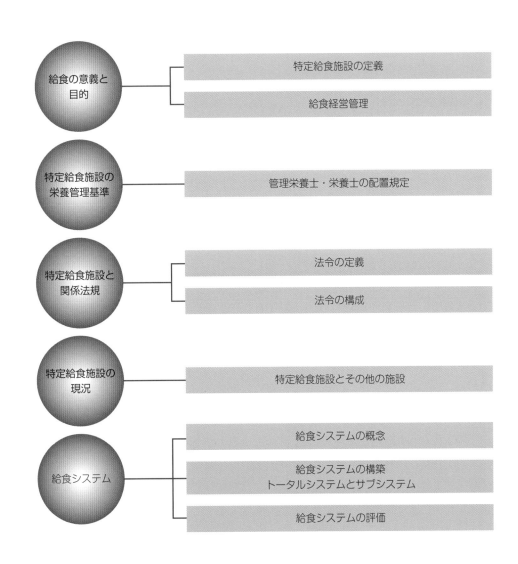

給食の意義と目的	特定給食施設の定義
	給食経営管理
特定給食施設の栄養管理基準	管理栄養士・栄養士の配置規定
特定給食施設と関係法規	法令の定義
	法令の構成
特定給食施設の現況	特定給食施設とその他の施設
給食システム	給食システムの概念
	給食システムの構築 トータルシステムとサブシステム
	給食システムの評価

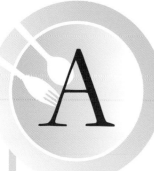

給食経営管理の概要

1 給食の意義と目的

（1）特定給食施設の定義

　給食とは，特定の集団を対象に食事を提供することおよび提供する食事をさし，特定給食施設とは，企業の社員，学校の児童・生徒，病院の入院患者，福祉施設の入所者などの「特定集団の多数人に対して継続的に食事を提供し，利用者の栄養管理を行う給食施設」をいう．

　特定給食施設については，健康増進法第20条および健康増進法施行規則第5条において次のように規定されている．

> **健康増進法第20条**
> 　特定かつ多数の者に対して継続的に食事を供給する施設のうち栄養管理が必要なものとして厚生労働省令で定めるものをいう．

　ここでの「厚生労働省令で定める」とは，

> **健康増進法施行規則第5条**
> 　継続的に1回100食以上または1日250食以上の食事を供給する施設とする．

をさしている．

　したがって，特定給食施設とは「特定かつ多数の者に対して継続的に栄養管理が必要なものとして1回100食以上または1日250食以上の食事を供給する施設」と考えられる．

（2）給食経営管理とは

　給食の「給」は，繭から糸を引き出すとき，切れた糸をすばやくつなぐことを語源としている．転じて，“すばやく対応すること，物が足りるようにすること，物を与える，世話をすること”の意味となった．給食の「食」は，たべもの（食料，食糧，食品，食物，料理）や食べる行為を表す．すなわち，「給食」とは，どのような種類の食材料を使用し，どのくらいの量を，どのような調理方法を用いて，いつ，どこで，誰に，どのように提供するかである．

　「経営」とは，事業目的を達成するために，継続的・計画的に遂行し管理すること

図 1-1　特定給食施設における経営管理

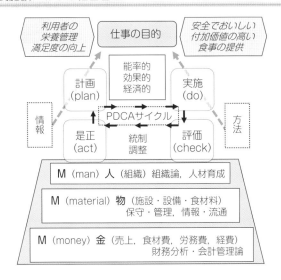

である.

　事業主,経営者,管理者らが,事業に関係する人（Man）,物（Material）,金（Money）などを基盤として,情報,時間,場所,方法などを考慮し,計画的,継続的,合理的に事業目的を遂行させるためのいっさいの行為と解される.

　「管理」とは,“管轄し,処理すること,取りしきること”とされており,「給食経営管理」とは,給食に関係する3M〔Man（利用者,従業員,納品業者）,Material（食材料,施設・設備）,Money（食材料費,人件費,経費,給食費）〕,情報,方法およびいっさいの行為を取りしきり,計画,実施,評価,是正のPDCAサイクルを繰り返し,特定給食施設の設置目的を遂行することである（**図 1-1**）.

（3）給食の目的

　給食の意義は,適切な栄養管理のもと経済性,衛生的安全性の確保された食事を特定集団の多数人が継続的に摂取できるところにある.

　給食の目的は,利用者が栄養管理の施された食事を継続的に摂取することにより,健康の保持増進,疾病の予防・治療,QOL（quality of life：生活の質）の向上を図ることである.

　また,給食では利用者と継続的にかかわることから,家族や地域住民の望ましい食習慣の形成に寄与することが期待されている.

（4）特定給食施設の栄養管理の基準

　特定給食施設の継続的な給食は,利用者の習慣的な栄養摂取に多大な影響を与えることから,健康増進法第21条では,管理栄養士配置の義務規定,管理栄養士・栄養士の配置努力規定により,特定給食施設での栄養管理の担い手について明記している.

さらに，第3項において適切な栄養管理について規定しており，特定給食施設の健常な運営規範を提示している．

■ 管理栄養士配置の義務

管理栄養士配置の義務規定については，健康増進法第21条の1項で規定しており，厚生労働省令（健康増進法施行規則第7条）により都道府県知事が指定する基準を提示している．

> **健康増進法第21条**
> 　特定給食施設であって特別の栄養管理が必要なものとして厚生労働省令で定めるところにより都道府県知事が指定するものの設置者は，当該特定給食施設に管理栄養士を置かなければならない．
> **健康増進法施行規則第7条**
> 　法第21条第1項の規定により都道府県知事が指定する施設は，次のとおりとする．
> 1．医学的な管理を必要とする者に食事を供給する特定給食施設であって，継続的に1回300食以上又は1日750食以上の食事を供給するもの
> 2．前号に掲げる特定給食施設以外の管理栄養士による特別な栄養管理を必要とする特定給食施設であって，継続的に1回500食以上又は1日1500食以上の食事を供給するもの

■ 栄養士・管理栄養士の配置

栄養士・管理栄養士の配置努力規定については，健康増進法第21条の第2項で示しており，厚生労働省令（健康増進法施行規則第8条）により，管理栄養士配置努力の施設規模を提示している．

> **健康増進法第21条の第2項**
> 　2．前項に規定する特定給食施設以外の特定給食施設の設置者は，厚生労働省令で定めるところにより，当該特定給食施設に栄養士又は管理栄養士を置くように努めなければならない．
> **健康増進法施行規則第8条**
> 　法第21条第2項の規定により栄養士又は管理栄養士を置くように努めなければならない特定給食施設のうち，1回300食又は1日750食以上の食事を供給するものの設置者は，当該施設に置かれる栄養士のうち少なくとも1人は管理栄養士であるように努めなければならない．

■ 栄養管理の基準

適切な栄養管理については，健康増進法第21条の第3項で特定給食施設の設置者に「適切な栄養管理」を義務づけ，厚生労働省令（健康増進法施行規則第9条）で「栄養管理の基準」を示している．

> **健康増進法第21条の第3項**
> 　3．特定給食施設の設置者は，前2項に定めるもののほか，厚生労働省令で定める基準に従って，適切な栄養管理を行わなければならない．
> **健康増進法施行規則第9条**
> 　法第21条第3項の厚生労働省令で定める基準は，次のとおりとする．
> 1．当該特定給食施設を利用して食事の供給を受ける者（以下「利用者」という．）の身体の状況，栄養状態，生活習慣等（以下「身体の状況等」という．）を定期的に把握し，これらに基づき，適当な熱量及び栄養素の量を満たす食事の提供及びその品質管理を行うとともに，これらの

　　評価を行うよう努めること.
2. 食事の献立は，身体の状況等のほか，利用者の日常の食事の摂取量，嗜好等に配慮して作成するよう努めること.
3. 献立表の掲示並びに熱量及びたんぱく質，脂質，食塩等の主な栄養成分の表示等により，利用者に対して，栄養に関する情報の提供を行うこと.
4. 献立表その他必要な帳簿等を適正に作成し，当該施設に備え付けること.
5. 衛生の管理については，食品衛生法（昭和 22 年法律第 223 号）その他関係法令の定めるところによること.

2　特定給食施設と関係法規

　　特定給食施設は，栄養行政の一環として，中央においては厚生労働省，文部科学省，防衛省，国土交通省などの機構と関係が深い．地域においては，都道府県・政令市・特別区 →保健所 →市町村の行政組織とのあいだに指導・協力関係が整えられている.

　　各都道府県の衛生主管課には，栄養・健康増進担当係が設置され，保健所などとの栄養・健康増進業務の連絡・調整業務を行っている.

　　なお，特定給食施設の届け出，栄養管理，監督，指導および助言，改善勧告および命令，立入検査などについては，健康増進法に規定されており，おもに保健所に配置されている栄養指導員が特定給食施設への指導，助言を担っている.

　　また，食品衛生法関係では，特定給食施設（大量調理施設）などにおける大規模食中毒の発生を未然に防止するために，「大量調理施設衛生管理マニュアル」が作成され，おもに保健所に配置されている食品衛生監視員が特定給食施設の食品衛生上の指導，監視を担っている（**資料編** p.278 参照）.

　　特定給食施設の管理運営の規範として，施設の種類に応じて法令が策定され，担当所管から法規の施行に関しての説明が通知として出されるなど，給食の運営には法令を体系的に関連づけて理解しておくことが必要である（**表 1-1**，**表 1-2**）.

表 1-1　　**法令の構成**（例：健康増進法）

種別	決定の主体	名称事例
法律	国会の両議院の議決	健康増進法：平成 14 年 8 月 2 日：法 103
政令	内閣が制定	健康増進法施行令：平成 14 年 12 月 4 日：政 361
省令	担当主務大臣が制定	健康増進法施行規則：平成 15 年 4 月 30 日：厚労令 86
告示	担当大臣（法令執行に必要な通知）	食事による栄養摂取量の基準：平成 27 年 3 月 31 日：厚労告 199
条例	都道府県が制定	健康増進法施行細則：平成 15 年 5 月 1 日規則 153（東京都規則）

5

表 1-2		**管理栄養士・栄養士配置規定** （管：管理栄養士，栄：栄養士，▽は努力規定，無印は必置）
施設種類（おもな根拠法令）	配置	配置規定条文（抜粋）　※該当条件の詳細を確認して業務にあたる
特定給食施設（健康増進法）		
	管	特別の栄養管理が必要なものとして厚生労働省令で定めるところにより都道府県知事が指定するもの
	管	医学的な管理を必要とし，1回300食以上または1日750食以上
	管	上記以外で，1回500食以上または1日1,500食以上
	▽栄	1回100食以上または1日250食以上
	▽管	1回300食または1日750食以上の場合には少なくとも1人は管理栄養士
医療施設（医療法）		
・病院	栄	病床数100以上で栄養士1
・特定機能病院*	管	管理栄養士1以上
高齢者介護福祉施設（老人福祉法）		
・特別養護老人ホーム	栄	栄養士1以上．入所定員40人を超えない施設では，他との連携により，栄養士を置かないことができる
・養護老人ホーム	栄	栄養士1以上．特別養護老人ホームに併設する入所定員50人未満の施設では，他との連携により，栄養士を置かないことができる
・軽費老人ホーム	栄	栄養士1以上．入所定員が40人以下，栄養士を置かないことができる
高齢者介護福祉施設（介護保険法）		
・指定介護老人福祉施設	栄	栄養士1以上．入所定員が40人を超えない施設で，他との連携により，栄養士を置かないことができる
・介護老人保健施設	栄	入所定員100以上で栄養士1以上
・指定介護療養型医療施設	栄	病床数100以上で栄養士1
児童福祉施設（児童福祉法）		
・乳児院	栄	乳児10人未満の施設を除く
・児童養護施設	栄	児童40人以下の施設を除く
・福祉型障害児入所施設	栄	児童40人以下の施設を除く
・医療型障害児入所施設	栄	病床数100以上で栄養士1（医療法に準じる）
・福祉型児童発達支援センター	栄	児童40人以下の施設を除く
・医療型児童発達支援センター	栄	病床数100以上で栄養士1（医療法に準じる）
・児童心理治療施設	栄	栄養士1
・児童自立支援施設	栄	児童40人以下の施設を除く
学校（学校給食法）		
・義務教育諸学校	栄	学校給食栄養管理者（栄養教諭，栄養士）
学校（公立義務教育諸学校の学級編制及び教職員定数の標準に関する法律）		
・公立義務教育諸学校	栄	単独校：児童・生徒550人に栄養教諭および学校栄養職員1 　　　：549人以下は4校に1 　　　：学校数が3以下の市町村で549人以下で1
	栄	共同調理場：児童・生徒1,500人以下で栄養教諭および学校栄養職員1 　　　　　：1,501〜6,000人は2，6,001人以上は3
事業所（労働安全衛生法）		
・事業所	▽栄	1回100食以上または1日250食以上
事業附属寄宿舎（労働基準法）		
・事業附属寄宿舎	栄	1回300食以上

* 特定機能病院：高度の医療を提供し，400床以上の病床を有する病院

3　特定給食施設の現況

　近年，少子高齢，ライフスタイルの多様化などに伴い，外食率の高止まり，総菜調理済み食品などの普及も相まって食の外部化が進み，外食産業は大きな市場規模を占めていた．しかし，2020年，新型コロナウイルス感染症（COVID-19）について世界保健機関（WHO）が緊急事態宣言をした以降，日本を含め世界的な感染拡大となり，その影響を受けて我が国の外食産業は下降幅が大きくなった（**図1-2**）．

　特定給食は，外食産業の給食主体部門に位置づけられ，3兆円産業といわれ外食産業の約13％を占めている．同じ給食主体部門の営業給食は12兆円と規模は大きいが，対象が不特定であることから特定給食施設と区別している（**図1-3**）．

　令和2年度末における給食施設数は94,012件で，そのうち特定給食施設は51,005件（54.3％）を占めている．特定給食施設で多いのは，学校，児童福祉施設で各1.5万件前後であり，次いで病院，事業所，老人福祉施設が各5千件前後である．

　なお，対前年度増加では，児童福祉施設が顕著であり，次いで老人福祉施設で増加がみられた（**表1-3**，**図1-4**）．

■ 特定給食施設3分類別の施設数

　特定給食施設を健康増進法第20条第1項の管理栄養士・栄養士配置の規定から3分類できる（**図1-5**）．

① 管理栄養士配置の指定施設
- ・医学的な管理を必要とする者に食事を提供する特定給食施設であって，継続的に1回300食以上または1日750食以上の食事を供給するもの
- ・上記以外の管理栄養士による特別な栄養管理を必要とする特定給食施設であっ

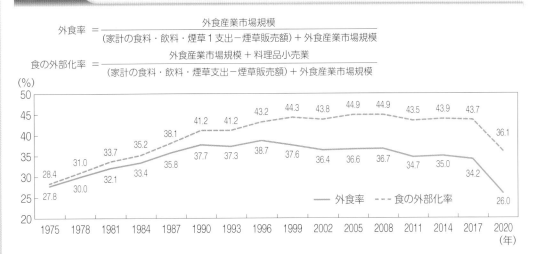

図 1-2　外食率および食の外部化率

$$外食率 = \frac{外食産業市場規模}{（家計の食料・飲料・煙草1支出－煙草販売額）＋外食産業市場規模}$$

$$食の外部化率 = \frac{外食産業市場規模＋料理品小売業}{（家計の食料・飲料・煙草支出－煙草販売額）＋外食産業市場規模}$$

資料：内閣府「国民経済計算報告」（家計の食料・飲料・煙草支出）
（一社）日本フードサービス協会「外食産業市場規模」（外食と料理品の市場規模）
（一社）日本たばこ協会調べの輸入品を含む煙草販売額

図 1-3 　外食産業市場規模とその構成 （令和２年）

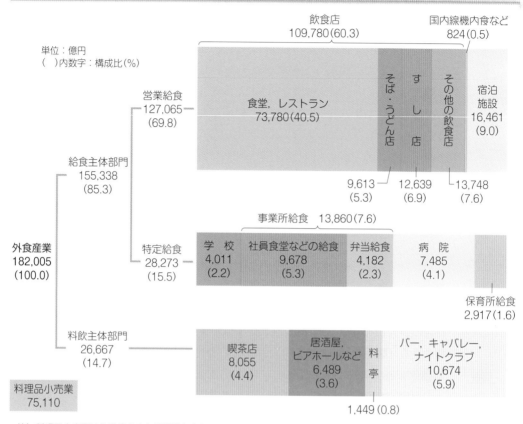

単位：億円
（　）内数字：構成比（%）

飲食店
109,780（60.3）

国内線機内食など
824（0.5）

営業給食
127,065
（69.8）

食堂，レストラン
73,780（40.5）

そば・うどん店

すし店

その他の飲食店

宿泊施設
16,461
（9.0）

9,613
（5.3）

12,639
（6.9）

13,748
（7.6）

給食主体部門
155,338
（85.3）

事業所給食　13,860（7.6）

特定給食
28,273
（15.5）

学　校
4,011
（2.2）

社員食堂などの給食
9,678
（5.3）

弁当給食
4,182
（2.3）

病　院
7,485
（4.1）

外食産業
182,005
（100.0）

保育所給食
2,917（1.6）

料飲主体部門
26,667
（14.7）

喫茶店
8,055
（4.4）

居酒屋，
ビアホールなど
6,489
（3.6）

料亭

バー，キャバレー，
ナイトクラブ
10,674
（5.9）

料理品小売業
75,110

1,449（0.8）

注）料理品小売業は弁当給食の市場規模を含む

〔（一社）日本フードサービス協会の推計を一部改変〕

図 1-4 　特定給食施設の種類別構成割合

図 1-5 　特定給食施設－その他の給食施設の構成割合

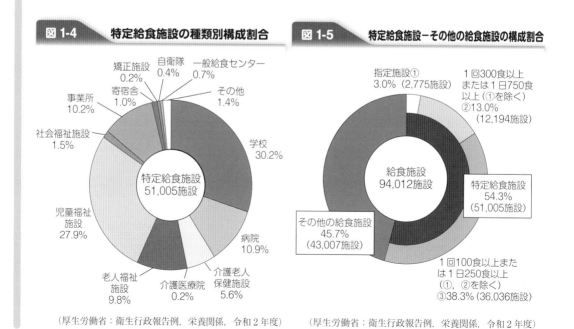

矯正施設
0.2%

自衛隊
0.4%

一般給食センター
0.7%

寄宿舎
1.0%

事業所
10.2%

その他
1.4%

社会福祉施設
1.5%

学校
30.2%

特定給食施設
51,005施設

児童福祉
施設
27.9%

病院
10.9%

老人福祉
施設
9.8%

介護医療院
0.2%

介護老人
保健施設
5.6%

指定施設①
3.0%（2,775施設）

1回300食以上
または１日750食
以上（①を除く）
②13.0%
（12,194施設）

給食施設
94,012施設

特定給食施設
54.3%
（51,005施設）

その他の給食施設
45.7%
（43,007施設）

1回100食以上また
は１日250食以上
（①，②を除く）
③38.3%（36,036施設）

（厚生労働省：衛生行政報告例，栄養関係，令和２年度）

（厚生労働省：衛生行政報告例，栄養関係，令和２年度）

8

表 1-3	給食施設数	（令和 2 年度）	

施設区分	施設数 2020 年	構成割合（%）	対前年度増減数 （△は減少数）
給食施設	94,012	100.0	894
特定給食施設	51,005		△ 105
学校	15,392	16.4	△ 131
病院	5,547	5.9	△ 92
介護老人保健施設	2,877	3.1	17
介護医療院	82	—	—
老人福祉施設	4,984	5.3	38
児童福祉施設	14,235	15.1	200
社会福祉施設	778	0.8	20
事業所	5,212	5.5	△ 221
寄宿舎	519	0.6	△ 9
矯正施設	109	0.1	2
自衛隊	195	0.2	2
一般給食センター	344	0.4	△ 10
その他	731	0.8	△ 3
その他の給食施設	43,007	45.7	999

（特定給食施設の構成割合計：55.3）

注）介護医療院は令和 2 年度より調査開始

（厚生労働省：衛生行政報告例，栄養関係，令和 2 年度）

て，継続的に 1 回 500 食以上または 1 日 1,500 食以上の食事を供給するもの

② 管理栄養士配置の努力施設；1 回 300 食以上または 1 日 750 食以上（①を除く）

③ 管理栄養士，栄養士配置の努力施設；1 回 100 食以上または 1 日 250 食以上（①，②を除く）

管理栄養士の指定施設は，2,775 施設（3.0 ％），管理栄養士の配置努力施設は，12,194 施設（13.0 ％），管理栄養士・栄養士配置の努力施設は，36,036 施設（38.3 ％）であり，特定給食施設への管理栄養士・栄養士の配置がより一層進められ，給食施設における適正な栄養管理の進展が期待されている．

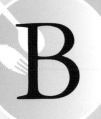

B 給食システム

1 給食システムの概念

　システムとは，複数の要素が有機的に関連しあいながら，全体としてまとまった機能を発揮している要素の集合体であり，その仕組みである．

　給食経営管理において，利用者に最適な食事を計画，生産，提供する一連のシステムがトータルシステムであり，食事を計画し，提供するまでの個別の管理活動をサブシステムとしてとらえられる（**図1-6**）．

　給食運営では，それぞれのサブシステムが機能し，相互に関連しながら全体のバランスを保ってトータルシステムとして運用されることが必要である．

2 給食システムの構築

　給食システムの構築には，給食施設設置者の経営理念・戦略に基づき，給食のコンセプト，運営計画，および利用者のニーズを取り入れて計画する．システム計画には，基本構想に準じて各々のサブシステム（各種管理活動）の管理目標を定め，サブシステム相互の関連性に配慮して効率的で適切な方法を選定し，トータルシステムとして調整を図る（**表1-4**）．

図1-6 　給食経営のトータルシステムとサブシステム

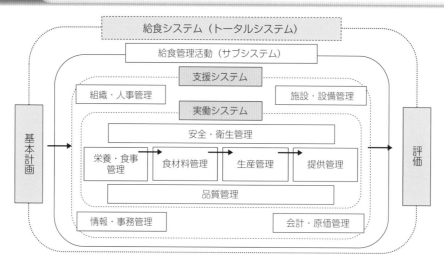

表 1-4　給食のサブシステム

実働システム	①栄養・食事管理	利用者の健康・栄養状態，生活習慣，食生活のアセスメント，適正な給与目標量の設定，献立計画，栄養教育計画	
	②食材料管理	トレーサビリティシステム	食品の生産・流通を管理・公開するシステム
		低温流通システム	食品の生産から消費の段階まで，最適な低温管理下で輸送・保管する T-T・T を取り入れた流通システム
		カミサリーシステム	給食施設が共同で流通センターを設置し，購入，保管，配送を行うシステム
	③生産管理	食材料を料理として提供するまでの過程で，機械設備，調理従事者，作業方法を組み合わせたもの	
		コンベンショナルシステム	クックサーブ：食事提供時刻に合わせて，当日に調理・配食する
		レディフードシステム	調理・急速冷却までは連続的に行われ，提供時刻に合わせて再加熱を行う（クックチルシステム，クックフリーズシステム，真空調理など）
		セントラルキッチンシステム	1か所の厨房（セントラルキッチン）で集中調理を行い，調理済み状態で複数の厨房（サテライトキッチン）に配送し，サテライトキッチンで一部の料理や再加熱を行い提供する
		アッセンブリーシステム	すでにでき上った調理済み食品を組み合わせ（アッセンブリー），必要に応じて再加熱を行い提供する
		クックチルシステム	加熱調理直後に急速冷却，チルド保存し，提供直前に再加熱する（調理冷却日と消費日を含めて最長5日間の保管が可能）
		クックフリーズシステム	加熱調理直後に急速冷凍，冷凍保存し，提供直前に再加熱する（クックチルに比べて保管日数を長くすることが可能）
		ニュークックチルシステム	加熱調理直後に急速冷却，チルド保存し，チルド状態で盛りつけし再加熱を行い提供する（保管期間はクックチルと同じだが，チルドの状態で盛りつけを行うことで前日に盛りつけ可能）
		真空調理システム	下処理を施した肉，魚，野菜などの食材料と調味液を真空包装して蒸気や湯煎などで加熱調理後，急速冷却しチルドまたは冷凍保存し，提供前に再加熱して盛りつける
	④提供管理	利用者への配膳・配食：供食時間に適温の食事を盛りつけ，提供する	
	⑤品質管理	食事の質と量を適正に保持するための管理．調理の標準化	
		品質マネジメントシステム	設計品質，適合品質，総合品質
		ISO（国際標準化機構）システム	ISO が定める国際規格．ISO9000（品質マネジメント），ISO14000（環境マネジメント）など
	⑥安全・衛生管理	事故・災害などの発生，食中毒，異物混入などの事故を未然に防止し，調理従業者が安全で衛生的な食事をつくるための管理	
		HACCP システム	危害分析重要管理点．食品の安全・衛生を確保するシステム
支援システム	⑦施設・設備管理	機器，調理器具，食器などの保守管理．適正な食事環境の設計，整備	
	⑧会計・原価管理	収支バランスをふまえた原価（食材料費，人件費，経費）の分析・管理	
	⑨組織・人事管理	効率的な生産・提供のための適正な組織づくりの人員配置．従業員の教育・訓練，評価	
	⑩情報・事務管理	IT（Information）を活用した効率的な帳票や伝票の管理．利用者データ，栄養・食事管理，経営データ資料管理	

3 給食システムの評価

　給食システムの目標水準は，①食事評価（利用者の満足度が高いこと），②適切な経営利益（損益分岐点以上の売上で利益を出すこと）である．また，健全で持続的な給食経営には，③従業員の満足度，④経営者の満足度が高いことが大切な事項である．

　システムの評価は，各々のサブシステムの経過，到達度について評価し，トータル的には，給食の目標である利用者の健康保持・増進への貢献度や満足度，経済的効率性などについて評価する．

　評価指標の事例としては，健康上の事由による欠勤，健康診断の結果による利用者の健康状態，入院患者の治療効果などが栄養・食事管理の評価指標になり得る．食材料の廃棄率や作業工程の分析からは，食材料管理や生産管理の効率性の評価も可能であろう．インシデント・アクシデントレポート（p.86 参照）の分析からは，安全・衛生管理および生産管理の評価に有用な情報が得られよう．また，会計・原価管理として日々整理されている売上と経費からは，収益性の評価を行う（**表 1-5**）．

　最終的には，評価指標となり得る情報が各種管理活動の相互作用による複合的評価であることに配慮しながら，評価結果を各々のサブシステムへ還元し，総合評価への寄与度を参考にして優先順位を設定し改善策を講ずる．

表 1-5	管理部門別帳票の種類（例）

項　目	帳票名	項　目	帳票名
組織・人事管理	勤務予定・実施表 勤務計画表 賃金台帳 社会保険関係諸届の控 人事管理記録簿 教育訓練計画・結果表 外部委託契約書	会計・原価管理	会計報告書（損益計算書，キャッシュフロー計算書） 原価管理表 食材費日計表 棚卸台表 月間収支報告書 年間収支報告書 売上日計表 貸借対照表（バランスシート）
栄養・食事管理	レシピ（作業指示書） 性・年齢・身体活動レベル別 　給食人員構成表 給与栄養目標量表 食品類別荷重平均成分表 食品構成表 予定・実施献立表 栄養スクリーニング記録表 栄養アセスメント記録表 栄養教育計画書・報告書 栄養出納表 栄養管理報告書（栄養月報）	施設・設備管理	施設・設備機器・備品台帳 給食施設設計図，見取り図 設備修理記録簿 機器類の性能および食器数管理簿
食材管理	発注表 納品伝票，受領伝票 入・出庫伝票 検収記録簿 購入台帳 在庫食品台帳 食品受払簿	衛生・安全・ 　危機管理	健康診断記録簿 細菌検査記録簿 衛生管理チェック記録簿 検査用保存食管理記録簿 室内温度，湿度記録簿 冷蔵庫・冷凍庫内温度記録簿 清掃記録簿 廃棄物処理業者契約書 食品納入業者細菌検査記録簿 水質検査記録簿（残留塩素） 鼠族昆虫駆除記録簿 食中毒・災害等危機管理マニュアル インシデント（アクシデント）レポート
生産・品質管理	検食簿 栄養管理報告書（栄養月報） 給食の満足度調査 喫食・残菜調査 作業工程・調理工程表 廃棄率調査 その他のアンケート調査	届出書類	給食開始届 特定給食運営状況票 給食施設の平面図 給食届出事項変更届 給食廃止（休止）届 栄養管理報告書（栄養月報） 防火管理者選任（解任）届出書
		その他	給食日誌 給食運営委員会記録

第2章
特定給食施設における栄養・食事管理

《本章で学ぶべき事柄》

① 特定給食施設における利用者への食事提供は，適切な栄養管理のもとで行われることが必要である．本章では，おもに栄養・食事管理のプロセスを学習する．

② 栄養・食事計画をすすめるために必要な基礎的技術を，具体例を確認しながら習得する．

③ 栄養・食事計画に対する評価の方法を学び，問題点を把握し，その改善目標を設定できる力をつける．

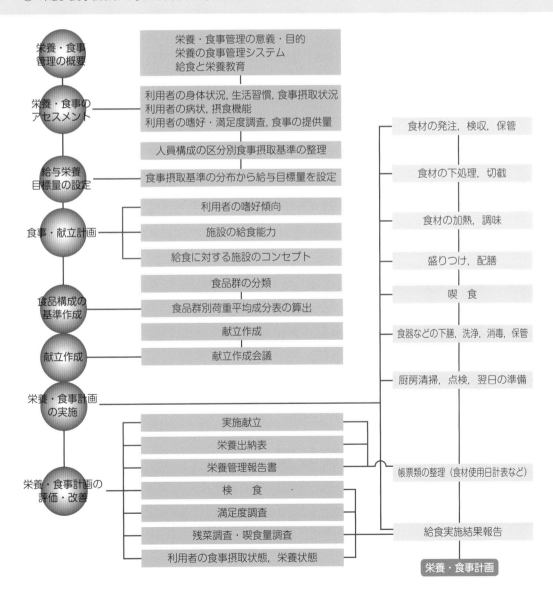

栄養・食事管理の概要
- 栄養・食事管理の意義・目的
- 栄養の食事管理システム
- 給食と栄養教育

栄養・食事のアセスメント
- 利用者の身体状況，生活習慣，食事摂取状況
- 利用者の病状，摂食機能
- 利用者の嗜好・満足度調査，食事の提供量

給与栄養目標量の設定
- 人員構成の区分別食事摂取基準の整理
- 食事摂取基準の分布から給与目標量を設定

食事・献立計画
- 利用者の嗜好傾向
- 施設の給食能力
- 給食に対する施設のコンセプト

食品構成の基準作成
- 食品群の分類
- 食品群別荷重平均成分表の算出
- 献立作成

献立作成
- 献立作成会議

栄養・食事計画の実施
- 食材の発注，検収，保管
- 食材の下処理，切截
- 食材の加熱，調味
- 盛りつけ，配膳
- 喫食
- 食器などの下膳，洗浄，消毒，保管
- 厨房清掃，点検，翌日の準備

栄養・食事計画の評価・改善
- 実施献立
- 栄養出納表
- 栄養管理報告書
- 検食
- 満足度調査
- 残菜調査・喫食量調査
- 利用者の食事摂取状態，栄養状態
- 帳票類の整理（食材使用日計表など）
- 給食実施結果報告

栄養・食事計画

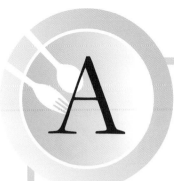

A 栄養・食事管理の概要

1 栄養・食事管理の意義と目的

　栄養・食事管理は，継続して食事をする特定多数の人たち（給食対象者，利用者）の健康の維持・増進，生活の質（QOL）の向上，心身の健全な発育・発達，疾病の予防や治療をはかり，さらに，給食を通じて食事や食生活についての正しい理解と望ましい習慣の形成をはたすことを目的としている．

　特定給食施設の栄養管理は，健康増進法に栄養管理の基準が示され，より徹底したものが求められるようになった．日本人の食生活は，国民健康・栄養調査による栄養素等の摂取レベルでは，平均的には著しく向上したといわれているが，ひとりひとりの食生活には過食，少食，偏食などの問題もうかがえる．このような現状をみるとき，"特定給食施設" における栄養・食事管理は，集団全体を対象とするポピュレーションアプローチに加えて，疾患や，食生活に問題をかかえる人たちを対象とするハイリスクアプローチの視点も必要となってきており，社会的にも大変重要であるといえる．

2 栄養・食事管理システム

　栄養・食事管理システムの構築にあたっては，各種の業務内容を標準化，体系化していくことが大切である．

　栄養・食事管理は，栄養アセスメントに基づいた栄養・食事計画による食事と栄養情報を提供し，食後の残菜調査等により喫食状況を把握するとともに，給食満足度や個々の栄養状態を評価し，その結果を再び計画へフィードバックさせるシステムづくりが重要であり，Plan（計画）－ Do（実施）－ Check（検証）－ Act（改善）を繰り返すことによって，利用者への栄養管理がより適切なものとなる．

　栄養・食事管理は，給食経営管理の中心的な業務であるが，ほかの章で学ぶ各種の管理と有機的に連携しあって，はじめて効果的に実施されることになる．

3 給食と栄養教育

　給食を通じて，利用者が食事や食生活についての正しい理解と望ましい習慣を形成できるように，教育・援助することが必要である．そのためには，利用者の健康状態や食生活がどのような状態であるかを知ることが基本である．そこから問題点を抽出

し，これに対する教育方針を見いだすことになる．

　なお，最近の特定給食における栄養教育は，利用者全般に対する教育に加えて個人に視点を当てた教育も重要になってきている．

（1）教育内容

a　健康人を対象とした場合

保育所・幼稚園の給食：手洗いの習慣，食事のしつけ，規則正しい食事のあり方，間食のとり方に関すること

小・中学校の給食(学校給食)：食品，栄養，衛生に関する正しい知識，望ましい食習慣の形成に関すること

学生食堂：望ましい食生活のあり方，食事に対する価値観の位置づけ，ダイエット，飲酒上の注意など

社員食堂(事業所給食)：若い女性の貧血対策，中高年社員の生活習慣病予防の食生活，望ましい食生活のあり方，誤った情報の是正など

寮食堂(独身者，単身赴任者)：朝食の重要性，食生活に関する正しい知識，外食の選択方法など

b　特殊な状況の人を対象とした場合

妊産婦，授乳婦：妊娠時の食事のとり方，妊娠時におけるつわりや妊娠高血圧症候群などへの対応および予防，授乳期の食事のとり方など

乳・幼児(乳児院，病院，保育所)：望ましい食習慣の形成，食事のしつけなど

高齢者(福祉施設給食)：誤った食習慣の是正，状況に応じた食事のとり方（寝たきりの場合，咀嚼障害・嚥下障害のある場合），生活習慣病予防の食生活など

c　病気の人を対象とした場合（病院給食）

入院患者：病気と食生活に関する知識，治療食の意義，治療のための食事のとり方など

（2）教育方法

　利用者を教育する方法として，面接や講習会などの言語による表現，ポスターやパンフレットなどの視覚に訴える表現，ビデオ，DVD などの視覚や聴覚に訴える表現などがある．次に，いくつかの具体例を述べる．

a　献立内容の紹介

　週間，月間の予定献立表は前もって配布したり掲示したりするが，当日の献立は食堂の入り口にサンプルケースを設け，実物を展示する．その場合，献立名を書いた札をわかりやすい位置に置き，エネルギー量およびたんぱく質，脂質などの栄養素量を明記する．さらに献立を紹介するコメントや栄養メモも書いておくとよい．

b　栄養相談

　栄養相談室を設置し，健康診断などの結果によって，食事に注意を要する利用者に対して個別に指導する．利用者（相談者）が勤務時間中に相談に来る場合は，職場で許可を得なければならないので，栄養士もこの点に配慮した時間の調整を行う．

c　料理教室，栄養講習会

　手の込んだ料埋より，簡単で誰でもできる栄養バランスや効率のよい料埋を選び，調理方法を教える．

　料理教室開催時に栄養講習会も同時に行うと効率的である．講習会は，単発で行ってもよいが，継続して行うほうが効果的である．その際，期間，回数，時間，場所（会場）などの内容をあらかじめ周知する必要がある．

d　栄養展（展示会）

　年に1〜2回程度，食と健康に関する認識を高めるために栄養展示会を開催するのも効果的である．ほかの部署との連携による健康フェア展などに便乗して行うのもよい．

　なお，事業所給食が直営の場合も委託の場合も，直属の上司や委託会社の担当責任者の許可が必要になるため，事前に計画案（企画書など）を提出し，了解を得てから栄養教育を行う．

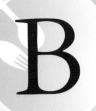

B 栄養・食事のアセスメント

1 利用者への栄養アセスメント

　栄養・食事計画は，給食利用者の個人を満足させる食事の提供を基本とし，生産効率を考慮して設定することが必要である．そのためには，利用者の栄養アセスメントをていねいに行い，利用者個人の状況を把握することが大切である．給食施設によって把握可能な情報に差があるが，施設の状況に応じた最善の対応が求められる（**図2-1**）．栄養アセスメントは，おおむね次の項目について行うとよい．

① **身体状況**：身長，体重，BMI，体脂肪率，腹囲など．とくに体重は，食事量の評価のため継続的観察が必要である．また，生化学的検査値，血圧，生活習慣，疾病の状況なども把握できるとよい．

② **身体活動量**：睡眠，座位・立位，歩行，頻繁に休みが必要な運動などの区分別に時間を測定し，活動量を算出して身体活動レベルを判定する．

③ **日常の食生活の状況**：食事摂取状況（給食と給食以外の食事），給食の全食事に対する寄与，栄養素等および食物摂取状況，施設の食事の利用状況など

④ **利用者の病状，摂食機能**：とくに病院や高齢者施設などにおいては，利用者の栄養状態や病状，咀嚼能力や嚥下能力，消化管機能など

図 2-1　栄養アセスメントから栄養管理計画

◎**食事を提供する対象集団の特性を把握**　利用者の栄養に関する詳しい情報を得られる環境〈栄養スクリーニング〉

・食事を提供する対象集団の性・年齢階級，身長，体重，身体活動レベルを把握する

（調査事例）

食事の計画のためにご協力ください

1）次のような行動をどの程度行っていますか．
　30分単位でお答えください．
　①睡眠　　　　　　　　　　　　（　　　）分
　②座位・立位の静的な活動　　　（　　　）分
　③ゆっくりとした歩行や家事　　（　　　）分
　④長時間持続可能な運動・労働　（　　　）分
　⑤頻繁に休みが必要な運動・労働（　　　）分

→ 日本人の食事摂取基準（2020年版）身体活動レベル別にみた活動内容と活動時間の代表例から，身体活動レベルを判断し，推定エネルギー必要量の算定に使用

2）性別（　男性　　　女性　）
3）年齢（　　　　　　　）歳

→ 食事摂取基準の性・年齢階級を区分

4）身長（　　　　　　　）cm
5）体重（　　　　　　　）kg

→ 体重（kg）÷身長（m）^{2}からBMI（kg/m^2）を算出し，エネルギー摂取の評価に活用．体重は，推定エネルギー必要量の計算に使用

2 利用者の嗜好・満足度調査

　給食利用者についての栄養アセスメントや，給食計画の評価には，各種調査が必要になる．調査の計画に当たり十分な準備を行い，予備調査を行うなどの綿密さが要求される．また，調査することが利用者への働きかけとなり，教育効果が期待できることもある．

　嗜好・満足度調査とは，利用者を対象に，食品や食事に対する嗜好，給食についての満足度や感想を知るために行うアンケート調査である．その結果を，献立作成や，栄養・食教育に反映させることで，給食の満足度の向上，残菜率の低下や栄養状態の改善につながる．

（1）嗜好調査

　栄養バランスや価格が考慮された献立でも，利用者の嗜好を満足させなければ効果は半減する．利用者の食嗜好（食の好み）をとらえ，おいしい給食を提供するためには嗜好調査は欠かせない．

a　嗜好調査の留意事項

① 調査の目的を明確にし，意図に沿った計画を立てる．
② 被調査者の協力体制を整える．
③ 現実に即した調査を行い，改善不可能な回答をさせるような質問は設けない．
④ 事実をふまえた回答を見込むことが大切である．
⑤ 調査結果はすみやかに集計し，できるだけ早く被調査者に知らせる．
⑥ 結果から改善策を考え，早速実行する．また，改善不可能な部分は理由をつけて公表する．

b　嗜好を決定している因子

　人間の嗜好は一生のうちで変化する．成長とともに変わったり，環境によっても変化する．一般的には次のような因子(要素)によって食嗜好は変化するといわれている．

① 性
② 年　齢
③ 出身地
④ 食習慣
⑤ 労働（身体活動レベル）の程度
⑥ 給食経験の有無
⑦ 宗教，文化
⑧ 食形態など

　喫食するときの嗜好の感情を決定する場合，どのようにして判断するかを**表 2-1** に示した．

c　嗜好調査の実際

　利用者の食嗜好の程度を知るために，料理別，食品別，調理法別に好みを質問し，

表 2-1　嗜好感情と料理

人　　間		嗜好感情	喫　食　評　価	
感　覚	器　官		料理内容	環　境
視　覚	眼	直　接	色彩, 仕上げ	色調, 容器
嗅　覚	鼻	直　接	香り, 風味	異臭の有無
味　覚	舌	直　接	舌ざわり,上手な味つけ	
聴　覚	耳	間　接	―	音質, 音量
触　覚	口　腔	直　接	歯ざわり, 歯切れ,食感	
温冷感	皮　膚	間　接	―	季節感
触　感	筋肉, その他	間　接	―	持った感じ, 座り心地
その他	―	直接, 間接	―	食空間（衛生, 雰囲気, サービス, BGM など）

（君羅　満ほか編：テキスト給食経営管理, 学建書院, 2010）

表 2-2　好き嫌いの程度を示す尺度

〈荒井氏による嗜好尺度〉

				好　き　　嫌　い					2点
			好　き		嫌　い				3点
		ひどく好き	少し好き	好きでも嫌いでもない（普通）	少し嫌い	ひどく嫌い			5点
	非常に好き	なかなかいける	いくらかいける		ちょっと嫌い	全然いけない	いただけない		7点
最も好き	大好き	大体好き	やや好き		やや嫌い	大体嫌い	大嫌い	最も嫌い	9点

〈吉川氏による食味尺度〉

最もうまい	なかなかうまい	かなりうまい	少しうまい	うまくもまずくもない	少しまずい	かなりまずい	ひどくまずい	最もまずい
9点	8	7	6	5	4	3	2	1　数値尺度

把握する方法がある．好き嫌いの程度を示す尺度を用いる場合は，荒井氏による嗜好尺度や，吉川氏による食味尺度などを参考にするとよい（**表 2-2**）．

（2）満足度調査

実施献立の料理について，主食，主菜，副菜の別，あるいはおもな食材料や調理法別に，分量やおいしさ，味つけ，盛りつけ，ボリューム，温度，食事環境などについて満足度などを質問し，総合的に食事への評価とニーズを把握する（**表 2-3**）．

3　食事の提供量

利用者の身体の状況，栄養状態，生活習慣等を定期的に把握し，これらに基づき，適当なエネルギー量および栄養素の量をみたす食事の提供をする．エネルギー量およ

表 2-3　　給食の満足度調査（例）

いつも○○カフェをご利用いただき，ありがとうございます．
当カフェでは，ご利用者様のニーズに合ったメニューづくりに取り組んでおります．
ご利用者様のご意見を伺いたく，アンケートへのご協力をお願いしております．
恐れ入りますが，ご意見やご感想などをお聞かせいただきますよう，
よろしくお願いいたします．

①ご来店日時　　　　　　　　　　　月　　　　　日　　　　曜日　　　　時頃
②カフェのご利用頻度　□ 毎日　□ 1週間のうち3〜4回　□ 1週間のうち1〜2回
③お召し上がりのメニュー

料理名	量	おいしさ	盛りつけ	味つけ	彩り	提供時間
麦ごはん	☑満足 / □やや満足 / □やや不満 / □不満	□満足 / ☑やや満足 / □やや不満 / □不満	□満足 / ☑やや満足 / □やや不満 / □不満	□満足 / ☑やや満足 / □やや不満 / □不満	□満足 / ☑やや満足 / □やや不満 / □不満	☑満足 / □やや満足 / □やや不満 / □不満
酢豚	☑満足 / □やや満足 / □やや不満 / □不満	☑満足 / □やや満足 / □やや不満 / □不満	□満足 / ☑やや満足 / □やや不満 / □不満	☑満足 / □やや満足 / □やや不満 / □不満	☑満足 / □やや満足 / □やや不満 / □不満	□満足 / □やや満足 / ☑やや不満 / □不満
野菜の ごま和え	□満足 / ☑やや満足 / □やや不満 / □不満	□満足 / ☑やや満足 / □やや不満 / □不満	□満足 / ☑やや満足 / □やや不満 / □不満	□満足 / ☑やや満足 / □やや不満 / □不満	□満足 / □やや満足 / ☑やや不満 / □不満	□満足 / ☑やや満足 / □やや不満 / □不満
デザート	□満足 / ☑やや満足 / □やや不満 / □不満	□満足 / □やや満足 / ☑やや不満 / □不満	□満足 / □やや満足 / ☑やや不満 / □不満	□満足 / □やや満足 / ☑やや不満 / □不満	□満足 / ☑やや満足 / □やや不満 / □不満	☑満足 / □やや満足 / □やや不満 / □不満

④ご意見，ご感想

び栄養素の量は，利用者の栄養状態等の状況をふまえ，定期的に見直すことになるので，利用者の食事量（盛りつけ量）だけでなく，摂取量を把握することが必要となる．個々人の摂取量は，個別に喫食量を調べたり，質問紙法（大部分，3/4，1/2，1/4 残した）などにより把握する．食事提供量・摂取量を知るために，残菜調査を実施することで，栄養量の摂取状況を把握できる．

　残菜調査は，食事提供量から残菜量（食べ残し量）を差し引くことで，食事摂取量を算出する．個人単位では把握可能であっても，学校や事業所等の集団においては把握が困難になることがある．その場合は，総残菜量を用いて平均的な食事摂取量を算出する．食事摂取量を把握するためには，利用者への盛りつけ量の把握が重要となる．盛りつけ量は，調理後のでき上がり重量をもとに算出しており，料理ごとに適切な重量把握が求められる．

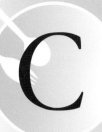

C 栄養・食事計画

　栄養計画は，栄養アセスメントで得られた情報・食事評価に基づき，食事摂取基準を用いて，食種数や給与栄養目標量を設定するが，対象集団が摂取するすべての食事を提供するのか，一部を提供するのかについて考慮して作成する．次に栄養計画に基づいて食事計画を立てる．すなわち，施設・設備条件，提供食数，提供価格も十分考慮して，具体的な予定献立を作成し，実施献立について実施給与栄養量を算出する．

1 給与栄養目標量の設定
（給与エネルギーと給与栄養素量の計画）

　給与栄養目標量は，利用者の満足度に配慮し複数設定することが望ましい．

　栄養アセスメントにより作成された人員構成表の区分別に給与栄養目標量を設定すると，利用者の栄養素等の満足度は高くなる．しかし食事提供の作業が複雑となり，生産効率は下がり，利用者への経済的負担を大きくすることになる．そして結果として総合的満足度は低下すると考えられる．

　基本的な考え方は，利用者の嗜好に配慮し，食欲を高揚させ，健康管理に貢献できることである．実際的には許容範囲を考慮して，目標量の種類は可能な範囲で少なくし，生産効率を大きく低下させない方法により（盛りつけ量の較差など），利用者個人の栄養的満足度を確保できるよう配慮する．

　特定給食施設では，「日本人の食事摂取基準」に基づいて給与栄養目標量の設定が行われており，そのうち監督官庁からの指示がある場合（病院，児童福祉施設）と，指示がない場合（例：事業所，高齢者施設など）がある．「日本人の食事摂取基準（2020年版）」（巻末**資料編**参照）を適用して，エネルギー，たんぱく質，脂質，ビタミン A・B$_1$・B$_2$・C，カルシウム，鉄，ナトリウム（食塩），食物繊維について考慮するとされているが，給与栄養目標量の設定において以下のように考えるとよい．

　① 利用者ごとの性別，年齢，身体活動レベル，身体状況を把握し，望ましいエネルギー量を決定する．

　② 利用者の望ましいエネルギー量の分布状況を確認し，実際に何種類の食事（エネルギーベース）を設定すれば適当かを検討する．最小値，最大値に対応できるよう±100〜150kcal の範囲でエネルギーの目標量を設定し，食事の種類（食種）を決定する．

　③ 食種ごとにたんぱく質，脂質，炭水化物の給与栄養目標量を設定する．たんぱ

く質は，推定平均必要量（EAR）を下回らず推奨量（RDA）以上，目標量（DG）の範囲内をめざして，利用者特性に応じて設定する．脂質，炭水化物は，目標量の範囲内をめざす．

④ 食種ごとにビタミン・ミネラルなどの食事摂取基準を確認し，おのおので幅を設定する．推定平均必要量（EAR）から耐容上限量（UL）の間であって，できる限り推奨量（RDA）や目標量（DG）をめざす．推定平均必要量が設定されず，目安量（AI）が示されている栄養素は，目安量をめざす．

具体的な作成方法を以下に示す．

（1）利用者の推定エネルギー必要量の確認

利用者の給与エネルギー目標量は，利用者の栄養アセスメントで得られる情報によって次のようなステップが推測される．

① 利用者の消費エネルギーが得られる場合には，消費エネルギーに相当する給与エネルギー目標量を設定する．

② 利用者の習慣的摂取エネルギーが得られる場合には，摂取エネルギーに相当する給与エネルギー目標量を設定する．

現状では，①消費エネルギーおよび②習慣的摂取エネルギーを的確に入手することは難しいことから，

③ 利用者の性，年齢，体重および身体活動レベルをもとに算出する推定エネルギー必要量を採用する．

推定エネルギー必要量は，

基礎代謝基準値（kcal/kg/ 日）×体重（kg）×身体活動レベル

により算出される（p.215 参照）．

なお，身体活動レベルⅠとⅡでは，300 ～ 400kcal の差がみられ，栄養アセスメントが重要である．

また，5kg の体重格差は，成人男性で約 200kcal の変化がみられ，エネルギー管理において体重の管理は大切である．

④ 利用者の性，年齢，身体活動レベルをもとに，日本人の食事摂取基準（2020 年版）で示されている参考表の推定エネルギー必要量を採用する．比較的多くの給食施設で採択が考えられるが，利用者の詳細な情報が得られず給与目標を設定することになり，食事の情報提供や体重などの自己管理を促すなど，経過観察，評価活動をていねいに行うことが必要である．

本書では，性別，年齢階級別，身体活動レベル別に日本人の食事摂取基準の区分に合わせて人員構成表を作成し，参考表の推定エネルギー必要量を用いて，給与エネルギー目標量の設定を例示する．

推定エネルギー必要量と合わせて，算出基準となっている参照体位，基礎代謝基準値を整理しておく．

（2）推定エネルギー必要量の分布から食種の設定

① 利用者の性，年齢，身体活動レベル別に整理して人員構成表を作成する（**表 2-4**）．
② 人員構成表での推定エネルギー必要量（資料編 p.256 参照）の分布を確認し，級の中央値から ±100 ～ 150kcal を目安に分類する（**表 2-5**）．

表 2-4　人員構成表（例）

性 別	年 齢	身体活動レベル	人数	参照体位		基礎代謝基準値	身体活動指数	エネルギー
				身長	体重			
男	18 ～ 29	Ⅰ低い	34	171.0	64.5	23.7	1.50	2,300
		Ⅱふつう	42	171.0	64.5	23.7	1.75	2,650
	30 ～ 49	Ⅰ低い	44	171.0	68.1	22.5	1.50	2,300
		Ⅱふつう	28	171.0	68.1	22.5	1.75	2,700
	50 ～ 64	Ⅰ低い	32	169.0	68.0	21.8	1.50	2,200
		Ⅱふつう	18	169.0	68.0	21.8	1.75	2,600
	65 ～ 74	Ⅰ低い	8	165.2	65.0	21.6	1.45	2,050
	75 以上	Ⅰ低い	4	160.8	59.6	21.5	1.40	1,800
	小計		210					
女	18 ～ 29	Ⅰ低い	46	158.0	50.3	22.1	1.50	1,700
		Ⅱふつう	32	158.0	50.3	22.1	1.75	2,000
	30 ～ 49	Ⅰ低い	42	158.0	53.0	21.9	1.50	1,750
		Ⅱふつう	21	158.0	53.0	21.9	1.75	2,050
	50 ～ 64	Ⅰ低い	28	155.8	53.8	20.7	1.50	1,650
	65 ～ 74	Ⅰ低い	10	152.0	52.1	20.7	1.45	1,550
	小計		179					
	総計		389					

表 2-5　推定エネルギー必要量の区分（例）

①エネルギー	②人数	①×②	③エネルギー合計	④人数合計	③／④	食種
1,550	10	15,500				
1,650	28	46,200				
1,700	46	78,200	220,600	130	1,697	A 1,700
1,750	42	73,500				（130 人）
1,800	4	7,200				
2,000	32	64,000				
2,050	29	59,450				B 2,150
2,200	32	70,400	373,250	171	2,183	（171 人）
2,300	78	179,400				
2,600	18	46,800				
2,650	42	111,300	233,700	88	2,656	C 2,650
2,700	28	75,600				（88 人）
総計	389					

ここでは 1,550 〜 2,700kcal の範囲で次の 3 区分にすることでエネルギーの給与目標量を設定できる.

　　食種A：1,700kcal（1,550 〜 1,800kcal），130 人

　　食種B：2,150kcal（2,000 〜 2,300kcal），171 人

　　食種C：2,650kcal（2,600 〜 2,700kcal），88 人

③ 食種別に人員構成表を栄養素を含めて整理し，食種別の栄養素の給与栄養目標量を決定する（**表 2-6**）.

　食種の区分に属する利用者の栄養素の範囲で推定平均必要量（EAR），推奨量（RDA）および目安量（AI）は最大値，耐容上限量（UL）は最小値を選定する．なお，目標量（DG）の範囲の下限値は最大値，上限値は最小値を選定する．このことにより食種に属する利用者全員の食事摂取基準を満たす給与栄養目標量の範囲を提示できる．

　「日本人の食事摂取基準（2020 年版）」（巻末**資料編**参照）を適用して食種別に設定した給与栄養目標量を**表 2-7** に示した.

（3）たんぱく質の給与栄養目標量の設定

　たんぱく質の目標量は％エネルギーで提示されており，あらかじめ範囲を重量表示にしておく必要がある．50 歳未満は 13 〜 20％，高齢者ではフレイルに配慮して下限値を高く設定しており，50 〜 64 歳は 14 〜 20％，65 歳以上は 15 〜 20％であることに注意が必要である.

　表 2-6 で示したなかで，女性，18 〜 29 歳，身体活動Ⅰ，1,700kcal でのたんぱく質の目標量は 13 〜 20％と示されている.

たんぱく質目標の下限値

　　= 1,700kcal × 0.13 ÷ 4 = 55.25 ≒ 56g（端数を切り上げて整数表示）

たんぱく質目標の上限値

　　= 1,700kcal × 0.20 ÷ 4 = 85g（端数を切り捨てて整数表示）

　この場合のたんぱく質目標の範囲は，56g 〜 85g になり，推奨量の 50g を大きく上回っている.

　食種Aでは，推定平均必要量の最大値が 50g，推奨量の最大値が 60g，目標量の下限値の最大値 68g，目標量の上限値の最小値 77g を給与栄養目標量として，代表値を目標範囲の中央値付近で 72g とする（**表 2-7**）.

　このことにより，食種Aに属する 130 人のたんぱく質の食事摂取基準を遵守できると考えられる.

　同様に食種Bでは，推定平均必要量を 50g，推奨量を 65g，目標量の下限値の最大値 77g，目標量の上限値の最小値 100g，代表値として 88g を設定する.

　食種Cでは，推定平均必要量を 50g，推奨量を 65g，目標量の下限値の最大値 91g，目標量の上限値の最小値 130g，代表値として 110g を設定する.

表 2-6　食種区分別利用者の栄養素の状況

食種	性別	年齢階級	身体活動レベル	人数(人)	エネルギー(kcal)	たんぱく質 必要量(g)	たんぱく質 推奨量(g)	たんぱく質 目標下限(g)	たんぱく質 目標上限(g)	脂質 目標下限(g)	脂質 目標上限(g)	炭水化物 目標下限(g)	炭水化物 目標上限(g)	食物繊維(g)	カルシウム 必要量(mg)	カルシウム 推奨量(mg)	カルシウム 耐容上限(mg)	鉄 必要量(mg)	鉄 推奨量(mg)	鉄 月経必要量(mg)	鉄 月経推奨量(mg)	鉄 耐容上限(mg)	ビタミンA 必要量(μgRAE)	ビタミンA 推奨量(μgRAE)	ビタミンA 耐容上限(μgRAE)	ビタミンB1 必要量(mg)	ビタミンB1 推奨量(mg)	ビタミンB2 必要量(mg)	ビタミンB2 推奨量(mg)	ビタミンC 必要量(mg)	ビタミンC 推奨量(mg)
食種A 1,700 (130人)	女	65-74	Ⅰ低い	10	1,550	40	50	59	77	35	51	194	251	17	550	650	2,500	5	6	—	—	40	500	700	2,700	0.9	1.1	1.0	1.2	80	100
	女	50-64	Ⅰ低い	28	1,650	40	50	58	82	37	55	207	268	18	550	650	2,500	5.5	6.5	9	11	40	500	700	2,700	0.9	1.1	1.0	1.2	85	100
	女	18-29	Ⅰ低い	46	1,700	40	50	56	85	38	56	213	276	18	550	650	2,500	5.5	6.5	8.5	10.5	40	450	650	2,700	0.9	1.1	1.0	1.2	85	100
	女	30-49	Ⅰ低い	42	1,750	40	50	57	87	39	58	219	284	18	550	650	2,500	5.5	6.5	9	10.5	40	500	700	2,700	0.9	1.1	1.0	1.2	85	100
	男	75以上	Ⅰ低い	4	1,800	50	60	68	90	40	60	225	292	20	600	700	2,500	6	7	—	—	50	550	800	2,700	1.0	1.2	1.1	1.3	80	100
食種B 2,150 (171人)	女	18-29	Ⅱふつう	32	2,000	40	50	65	100	45	66	250	325	18	550	650	2,500	5.5	6.5	8.5	10.5	40	450	650	2,700	0.9	1.1	1.0	1.2	85	100
	男	65-74	Ⅰ低い	8	2,050	50	60	77	102	46	68	257	333	20	600	750	2,500	6	7.5	—	—	50	600	850	2,700	1.1	1.3	1.2	1.5	80	100
	女	30-49	Ⅱふつう	21	2,050	40	50	67	102	46	68	257	333	18	550	650	2,500	5.5	6.5	9	10.5	40	500	700	2,700	0.9	1.1	1.0	1.2	85	100
	男	50-64	Ⅰ低い	32	2,200	50	65	77	110	49	73	275	357	21	600	750	2,500	6.5	7.5	—	—	50	650	900	2,700	1.1	1.3	1.2	1.6	85	100
	男	18-29	Ⅰ低い	34	2,300	50	65	75	115	52	76	288	373	21	650	800	2,500	6.5	7.5	—	—	50	600	850	2,700	1.2	1.4	1.3	1.6	85	100
	男	30-49	Ⅰ低い	44	2,300	50	65	75	115	52	76	288	373	21	600	750	2,500	6.5	7.5	—	—	55	650	900	2,700	1.2	1.4	1.3	1.6	85	100
食種C 2,650 (88人)	男	50-64	Ⅱふつう	18	2,600	50	65	91	130	58	86	325	422	21	600	750	2,500	6.5	7.5	—	—	50	650	900	2,700	1.1	1.3	1.2	1.5	85	100
	男	18-29	Ⅱふつう	42	2,650	50	65	87	132	59	88	332	430	21	650	800	2,500	6.5	7.5	—	—	50	600	850	2,700	1.2	1.4	1.3	1.6	85	100
	男	30-49	Ⅱふつう	28	2,700	50	65	88	135	60	90	338	438	21	600	750	2,500	6.5	7.5	—	—	55	650	900	2,700	1.2	1.4	1.3	1.6	85	100

表 2-7　食種別給与栄養目標量

食種	人数(人)	エネルギー(kcal)	たんぱく質 必要量(g)	たんぱく質 推奨量(g)	たんぱく質 目標下限(g)	たんぱく質 目標上限(g)	脂質 目標下限(g)	脂質 目標上限(g)	炭水化物 目標下限(g)	炭水化物 目標上限(g)	食物繊維(g)	カルシウム 必要量(mg)	カルシウム 推奨量(mg)	カルシウム 耐容上限(mg)	鉄 必要量(mg)	鉄 推奨量(mg)	鉄 耐容上限(mg)	ビタミンA 必要量(μgRAE)	ビタミンA 推奨量(μgRAE)	ビタミンA 耐容上限(μgRAE)	ビタミンB1 必要量(mg)	ビタミンB1 推奨量(mg)	ビタミンB2 必要量(mg)	ビタミンB2 推奨量(mg)	ビタミンC 必要量(mg)	ビタミンC 推奨量(mg)
A	130	1,700	50	60	68	77	40	51	225	251	20	600	700	2,500	9	11	40	550	800	2,700	1.0	1.2	1.1	1.3	85	100
B	171	2,150	50	65	77	100	52	66	288	325	21	650	800	2,500	9	10.5	40	650	900	2,700	1.2	1.4	1.3	1.6	85	100
C	88	2,650	65	65	91	130	60	86	338	422	21	650	800	2,500	6.5	7.5	50	650	900	2,700	1.2	1.4	1.3	1.6	85	100

（4）脂質の給与栄養目標量の設定

脂質の給与栄養目標量は，たんぱく質と同様に脂質の総エネルギーに占める割合（脂質％エネルギー）で示されている．

目標範囲は，各性別・年齢ともに 20 〜 30％である．

【例】1,700kcal の場合

脂質目標の下限値

= 1,700kcal × 0.20 ÷ 9 = 37.8 ≒ 38g（端数を切り上げて整数表示）

脂質目標の上限値

= 1,700kcal × 0.30 ÷ 9 = 56.6 ≒ 56g（端数を切り捨てて整数表示）

よって脂質の給与栄養目標量の範囲を 38 〜 56g とする．

なお，食種A（1,700kcal）での脂質の給与栄養目標量の範囲は，下限値の最大値 40g 〜上限値の最小値 51g となり（**表 2-7**），代表値として 45g を設定する．

（5）炭水化物・食物繊維の給与栄養目標量の設定

① 炭水化物の給与栄養目標量は，脂質と同様に炭水化物の総エネルギーに占める割合（炭水化物％エネルギー）で示されている．目標範囲は，各性別・年齢ともに 50 〜 65％未満としている．

【例】1,700kcal の場合

炭水化物目標の下限値

= 1,700kcal × 0.50 ÷ 4=212.5 ≒ 213g（端数を切り上げて整数表示）

炭水化物目標の上限値

= 1,700kcal × 0.65 ÷ 4=276.25 ≒ 276g（端数を切り捨てて整数表示）

よって炭水化物の給与栄養目標量の範囲を 213 〜 276g とする．

なお，食種A（1,700kcal）での炭水化物の給与栄養目標量の範囲は，下限値の最大値 225g 〜上限値の最小値 251g となり（**表 2-7**），代表値として 240g を設定する．

② 食物繊維の食事摂取基準は，現在の日本人の摂取量が理想的摂取量に比較して少ないことから目標量（下限）が設定されている．食物繊維の食事摂取基準の目標量は，男性の 18 〜 64 歳で 21g 以上，女性の 18 〜 64 歳で 18g 以上としている．

（6）ビタミンとミネラルの給与栄養目標量の設定

① ビタミンA

ビタミンA は，不足障害，過剰障害の双方の報告があり，食事摂取基準の推定平均必要量を下回らず，推奨量付近で耐容上限量に近づかない範囲で

給与栄養目標量を設定する．食種 A の場合，推奨量は，75 歳以上の男性で 800 μgRAE，18 ～ 29 歳女性が 650 μgRAE なので 800 μgRAE を下限値とし，上限量は男女とも同じなので 2,700 μgRAE を適用する．

② ビタミン B_1

食事摂取基準では，推定平均必要量を 0.45mg/1,000kcal，推奨量を 0.54mg/1,000kcal としており，耐容上限量は設定されていない．推奨量を超えるように配慮し，推定平均必要量に近くならないようにする．

給与栄養目標量は，食種別の推奨量の最大値を下限値として設定する．

【例】1,700kcal の場合

推定平均必要量：$1,700 \times 0.45/1,000 = 0.765 \fallingdotseq 0.77$

推奨量：$1,700 \times 0.54/1,000 = 0.918 \fallingdotseq 0.92$

よって給与栄養目標量を 1.0mg とする．

③ ビタミン B_2

食事摂取基準では，推定平均必要量を 0.50mg/1,000kcal，推奨量を 0.60mg/1,000kcal としており，耐容上限量は設定されていない．推奨量を超えるように配慮し，推定平均必要量に近くならないようにする．

給与栄養目標量は，食種別に推奨量の最大値を下限値として設定する．

【例】1,700kcal の場合

推定平均必要量：$1,700 \times 0.5/1,000 = 0.85$

推奨量：$1,700 \times 0.6/1,000 = 1.02$

よって給与栄養目標量を 1.1mg とする．

④ ビタミン C

食事摂取基準では，成人の男女ともに推定平均必要量を 85mg，推奨量を 100mg としており，給与栄養目標量は各区分ともに推奨量の 100mg として設定する．

⑤ カルシウム

カルシウムは日本人に不足しがちなミネラルであり，推定平均必要量を下回ることのないように配慮して，推奨量を給与栄養目標量とする．

⑥ 鉄

給与栄養目標量は，推奨量を基準とし，推定平均必要量に近づかないように配慮する．各区分別に推定平均必要量および推奨量を整理し，区分内で最大の推奨量を基準とする．成人の場合，女性（月経あり）の推奨量が男性より高値を示すことから，利用者に男女を含む場合には女性の食事摂取基準が適用される．

⑦ 食塩（ナトリウム）

食塩摂取量は過剰傾向にあり，食事摂取基準の目標量を下回るよう設定する．

29

2 献立計画

利用者が期待感をもてる食事づくりのために，あらかじめ利用者の特色と嗜好とを把握し，かつ，特定給食施設の状況（経済的条件，調理能力など）やコンセプトをふまえた食事計画（献立作成基準）をもつことは，大切である.

また，献立作成基準を具体的なよい献立に導くには，食品構成表が有用である.

（1）食品構成表の作成と役割 （図2-2）

給与栄養素等の目標量が決まり，特定給食施設の食事計画ができたら，これをみたすために，1人1日当たり，どのような食品（群）をどれくらい給与すればよいかという目安を食品群別に表にする．これを食品構成表という．この表を上手に使用することにより献立作成の作業を能率よく合理的に進めることができる.

a　食品構成表の意義

① 栄養的にバランスのとれた献立が立てやすい

給与栄養目標量の単位がkcal, g, mgなどで示されているのに対し，献立は食品の重量（g）で提示していることから，直接的なイメージにつながらない．そこで給与栄養目標量を食品の重量に変換することにより，食品構成表が献立作成の目安になる.

② 適正な量（ボリューム）の献立が立てやすい

あらかじめ目標量を適正な食事の食品の重量で示してあることから，献立作成において食品構成表の食品の重量を目安にすることにより，適正なボリュームの計画が容易になる.

③ 食材料費に見合った献立が立てやすい

食品の購入伝票をもとに，食品群別の荷重平均価格を設定しておくことにより，献立計画の時点で食材料費の検討ができる.

■ 食品群の分類

食品群の分け方には，6つの基礎食品，18の食品群などがあるが，栄養管理報告書にその項目がある場合には，同じ分類にしたほうが作業上都合がよい．ここでは，食品成分の特性から，28群に分類する（**表2-8**）.

図 2-2　食品構成表の役割

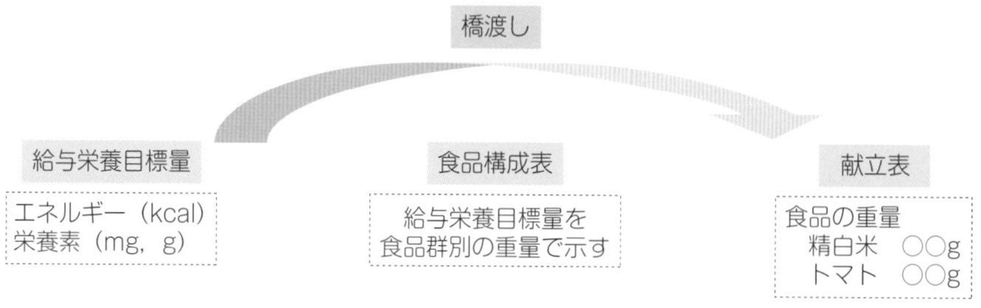

橋渡し

給与栄養目標量
エネルギー（kcal）
栄養素（mg, g）

食品構成表
給与栄養目標量を
食品群別の重量で示す

献立表
食品の重量
　精白米　○○g
　トマト　○○g

表 2-8		食品群別荷重平均成分表の食品分類表	

	食品群名		食品名 〔（　　　　　）内は，構成割合%，整数表示につき 100%にならない〕
1	穀類	1. 米類	こめ・精白米（100）
		2. パン類	食パン・市販品（100）
		3. 麺類	うどん・ゆで（37），中華めん・ゆで（30），マカロニ・スパゲッティ・乾（16），そば・ゆでほか（18）
		4. その他の穀類	小麦粉・薄力粉 1 等（50），パン粉・乾燥（32），大麦・七分つき押麦ほか（18）
2	種実類	5. 種実類	ごま・いり（71），ぎんなん（9），日本ぐり生ほか（20）
3	いも類	6. じゃがいも類	じゃがいも・塊茎・生（68），さといも・球茎・生（18），さつまいも・塊根・生ほか（14）
		7. こんにゃく	板こんにゃく・精粉こんにゃく（88），こんにゃく・しらたき（12）
4	砂糖類	8. 砂糖類	車糖・上白糖（79），いちご・ジャム・高糖度ほか（21）
5	菓子類	9. 菓子類	カスタードプリン（46），ゼリーオレンジ（20），ババロア（13），ゼリーコーヒー（10），カステラほか（13）
6	油脂類	10. 油脂類・動物	有塩バター（100）
		11. 油脂類・植物	大豆油（74），調合油（16），ソフトタイプマーガリン（10）
7	豆類	12. 豆類	木綿豆腐（35），絹ごし豆腐（21），生揚げ（9），糸引き納豆（9），油揚げ（7），豆乳・調整豆乳（5），焼き豆腐（5），いんげん豆・全粒・乾ほか（9）
8	魚介類	13. 魚介・生物	するめいか・生（10），まさば・生（9），さんま・生（8），しろさけ・生（8），まがれい・生（6），まだら・生（5），まいわし・生（5），さわら・生（4），くるまえび・養殖・生（4），くろまぐろ・赤身・生ほか（40）
		14. 塩蔵・缶詰	まあじ・開き干し・生（12），しろさけ・塩ざけ（9），しろさけ・新巻き・生（9），まぐろ・缶詰・油漬・フレーク・ライト（7），まぐろ・缶詰・味付け・フレーク（5），さんま・開き干し（5），まいわし・生干し（4），かつお・かつお節（4），いかなご・つくだ煮ほか（45）
		15. 水産ねり製品	さつまあげ（34），焼き竹輪（32），かまぼこ・蒸し（17），はんぺんほか（17）
9	肉類	16. 肉類・生物	豚・大型・もも・脂身つき・生（17），若鶏・むね・皮つき・生（16），若鶏・もも・皮つき・生（14），豚・大型・ばら・脂身つき・生（12），豚・ひき肉・生（9），豚・大型・ロース・脂身つき・生（8），若鶏・ひき肉生（6），牛肉・乳用肥育・もも・脂身つきほか（18）
		17. その他加工品	豚・ハム・プレス（36），豚・ソーセージ・ウインナー（26），豚・ハム・ロース（14），豚・ソーセージ・フランクフルト（12），豚・ベーコンほか（12）
10	卵類	18. 卵類	鶏卵・全卵・生（100）
11	乳類	19. 牛乳	普通牛乳（100）
		20. その他乳類	乳酸菌飲料・乳製品（35），ヨーグルト・脱脂加糖（30），乳酸菌飲料・非乳製品（23），乳酸菌飲料・殺菌乳製品（12）
12	野菜類	21. 緑黄色野菜	にんじん・根・皮なし・生（34），ほうれんそう・葉・生（24），トマト・果実・生（12），西洋かぼちゃ・果実・生（9），こまつな・葉・生（8），青ピーマン・果実・生（5），さやいんげん・若ざや・生ほか（8）
		22. 野菜漬物	だいこん・福神漬（10）だいこん・干しだいこん漬（21），はくさい・塩漬（15），きゅうり・塩漬（13），だいこん・ぬかみそ漬（12），なす・しば漬（7），のざわな・塩漬ほか（23）
		23. その他の野菜，きのこ類	キャベツ・結球葉・生（22），たまねぎ・りん茎・生（20），だいこん・根・皮むき・生（17），はくさい・結球葉・生（9），きゅうり・果実・生（7），もやし・ブラックマッペ・生（7），根深ねぎ・葉・軟白・生（5），レタス・結球葉・生（4），筍・水煮缶詰ほか（9）
13	果実類	24. 果実類	バナナ・生（24），温州みかん・じょうのう・普通・生（20），りんご・生（11），すいか・生（10），なつみかん・砂じょう・生（6），温州みかん・缶詰・果肉ほか（30）
14	藻類	25. 藻類	カットわかめ乾（23），利尻昆布・つくだ煮（11），まこんぶ・素干し（10），とさかのり赤とさか（10），とさかのり青とさか（10），てんぐさ・ところてん（9），ひとえぐさ乾（8），ひじき・ほしひじき（8），乾燥わかめ・素干しほか（12）
15	調味料類	26. 味噌	米みそ・淡色辛みそ（85），米みそ・赤色辛みそ（16）
		27. 他の調味料	しょうゆ・濃口（48），トマトケチャップ（17），マヨネーズ・全卵型（12），穀物酢（6），本みりん（6），カレールーほか（11）
16	調理済み流通食品類	28. 調理済み流通食品	コロッケポテトタイプフライ用冷凍（41），ハンバーグ冷凍（30），シュウマイ冷凍（15），餃子冷凍ほか（14）

※きのこはその他の野菜に含む．なお，マヨネーズは他の調味料に含むので注意．

b　食品群別荷重平均成分表の作成

　食品群別荷重平均成分表とは，食品に含まれる栄養素の特徴によりいくつかの食品群に分類し，それらの群の食品成分値を100g当たりで示した表をいい，食品構成の作成，栄養出納表の作成などに用いる．施設によって，また，同じ施設でも季節によって食品の使用量は異なるので，特定給食施設ごとに一定期間の食品の純使用量をまとめ，食品群別の荷重平均成分値を算出して表を作成する（**表 2-9**）．

■ 食品群別荷重平均成分表の算出法（**表 2-10**）

　① 年間（一定期間）の各食品の純使用量を集計する．

　② 各食品の純使用量のエネルギーおよび栄養素の成分値を算出する．

　③ 各食品群内で重量，エネルギーおよび栄養素の合計を算出する．

　④ 各食品群別の重量合計値で合計成分値を除して100を乗じ，その食品群の荷重平均成分値とする．

c　食品構成表の作成

■ 作成上の留意事項

　① 給与栄養目標量をみたしている．

　② 食事計画の条件を十分にみたしている．

　③ 利用者の嗜好，あるいは料理としての食味を考慮する．

　④ 食材料の側面（食材料費，食品群の設定など）についての検討をする．

■ 食品構成の具体的作成手順

　① 特定給食施設の給与栄養目標量をみたすために，**表 2-11** をもとに，おおまかな栄養配分を決める．

　② 食品群別の配分を決める．これには，次に説明する決め方と，過去の食品使用量の平均値をもとに，改善すべき目標値も含めて配分を決める方法とがある．

　③ 食品群別荷重平均単価表から，必要な食材料費を算出し，予算との関係を検討する．

■ 食品構成の作成例（食種 B の場合）

　先に算出した給与栄養目標量（**表 2-7**）をもとに，手順に沿って食品構成を作成する．ここでは食種B（給与エネルギー目標量 2,150kcal）を例に説明する．

　① **穀類の数量を決める**（**表 2-12**）

　　　穀類は主食として摂取され，日本人の平均的な食生活の実情をふまえて，ここでは穀類エネルギー比を45%とすると，穀類によって摂取されるエネルギーは 2,150kcal×45/100 = 968kcal となる．

　　　穀類のうち，主食の3食を何にするか，食習慣などを参考にして決める．ここではごはんとして，精白米を1日260g摂取すると 889kcal（342×260/100）になる．付け合わせにめん類を15g使用すると，23kcal（152×15/100），また，その他の穀類5gで18kcal（354×5/100）となる．これらを合計すると930kcalで，目標量 2,150kcal に対して穀類エネルギー比は43.2%となる．

　　　エネルギーのほかに，たんぱく質，脂質量を算出しておく．

表 2-9　食品群別荷重平均成分表 (可食部 100g 当たり)

[日本食品標準成分表 2020 年版 (八訂) により作成]

食品群名		エネルギー kcal	たんぱく質 CAA*1 g	たんぱく質 g	脂肪酸 TG 当量*2 g	脂質 g	利用可能炭水化物*3 g	食物繊維 g	炭水化物 g	カルシウム mg	鉄 mg	ビタミン A μg	ビタミン B1 mg	ビタミン B2 mg	ビタミン C mg	食塩相当量 g
1. 穀類	1. 米類	342	5.3	6.1	0.8	0.9	78.1	0.5	77.6	5	0.8	0	0.08	0.02	0	0.0
	2. パン類	248	7.4	8.9	3.7	4.1	44.1	4.2	46.4	22	0.5	0	0.07	0.05	0	1.2
	3. 麺類	152	4.9	5.3	0.7	0.8	30.6	2.7	32.8	13	0.5	0	0.05	0.02	0	0.2
	4. その他の穀類	354	9.5	10.8	2.9	3.3	68.4	4.4	71.2	25	0.9	0	0.14	0.04	0	0.4
2. 種実類	5. 種実類	474	14.8	15.4	36.8	38.7	16.3	9.9	23.6	857	7.3	3	0.42	0.18	9	0.0
3. いも類	6. じゃがいも類	67	1.2	1.7	0.0	0.1	11.9	6.8	18.6	10	0.4	0	0.09	0.03	24	0.0
	7. こんにゃく	5	0.1	0.1	0.0	0.0	0.1	2.3	2.4	47	0.4	0	0.00	0.00	0	0.0
4. 砂糖類	8. 砂糖類	361	0.1	0.1	0.0	0.0	91.5	0.3	91.7	3	0.0	0	0.00	0.00	2	0.0
5. 菓子類	9. 菓子類	138	4.4	4.8	4.1	4.8	22.2	0.1	21.5	51	0.4	69	0.04	0.13	8	0.1
6. 油脂類	10. 油脂類・動物	700	0.5	0.6	74.5	81.0	6.8	0.0	0.2	15	0.1	520	0.01	0.03	0	1.9
	11. 油脂類・植物	868	0.0	0.0	95.2	98.3	3.1	0.0	0.1	1	0.0	3	0.00	0.00	0	0.1
7. 豆類	12. 豆類	126	9.5	10.2	6.9	7.5	5.6	3.1	7.5	122	2.2	0	0.14	0.10	0	0.0
8. 魚介類	13. 魚介・生物	134	18.9	22.3	4.5	5.6	4.6	0.0	0.1	17	0.9	42	0.10	0.15	1	0.2
	14. 塩蔵・缶詰	227	22.3	26.7	6.1	8.0	20.9	0.0	14.6	230	1.8	4	0.08	0.21	0	3.5
	15. 水産ねり製品	116	11.5	11.9	1.8	2.2	13.5	0.0	12.6	32	0.7	0	0.03	0.06	0	2.0
9. 肉類	16. 肉類・生物	205	16.1	18.6	14.4	15.1	3.1	0.0	0.2	4	0.7	14	0.38	0.17	2	0.1
	17. その他の加工品	236	12.3	14.2	18.2	19.2	6.0	0.0	3.3	7	0.8	2	0.47	0.15	33	2.1
10. 卵類	18. 卵類	142	11.3	12.2	9.3	10.2	3.4	0.0	0.4	46	1.5	210	0.06	0.37	1	0.4
11. 乳類	19. 牛乳	61	3.0	3.3	3.5	3.8	5.3	0.0	4.8	110	0.0	38	0.04	0.15	1	0.1
	20. その他の乳類	77	1.7	1.9	0.1	0.1	17.4	0.0	17.9	61	0.0	61	0.02	0.07	1	0.1
12. 野菜類	21. 緑黄色野菜	28	1.0	1.4	0.1	0.2	4.6	2.4	7.0	41	0.9	381	0.08	0.10	24	0.0
	22. 野菜漬物	32	1.3	1.5	0.1	0.1	5.2	2.7	7.6	65	0.7	36	0.10	0.06	16	2.7
	23. その他の野菜	21	0.8	1.2	0.0	0.1	3.9	1.6	5.1	28	0.3	5	0.03	0.03	17	0.0
13. 果実類	24. 果実類	63	0.5	0.7	0.0	0.1	14.7	0.9	15.6	10	0.3	35	0.06	0.03	18	0.0
14. 藻類	25. 藻類	128	7.7	9.4	0.9	1.7	8.4	25.4	34.1	565	3.2	225	0.13	0.27	9	10.5
15. 調味料類	26. 味噌	181	11.1	12.6	5.8	5.9	18.6	4.8	21.8	105	4.0	0	0.03	0.10	0	12.5
	27. 他の調味料	204	3.9	4.9	12.5	13.1	16.4	1.0	16.5	28	1.3	11	0.05	0.10	1	8.9
16. 調理済流通食品	28. 調理済流通食品	181	7.1	8.3	7.5	8.6	20.9	1.0	19.4	24	1.0	37	0.15	0.09	4	0.9

*1 たんぱく質 CAA：アミノ酸組成によるたんぱく質, *2 脂肪酸 TG 当量：脂肪酸のトリアシルグリセロール当量, *3 利用可能炭水化物：差引利用可能炭水化物

表2-10　食品群別荷重平均成分値の計算 （例：緑黄色野菜）

年間使用量集計表	1月	2月	3月	4月	5月	6月	7月	8月	9月	10月	11月	12月	年間純使用量	群別構成割合
にんじん 根 皮なし 生	647	789	1,035	1,080	1,049	1,053	1,098	919	749	817	816	860	10,912	34.1
ほうれんそう 葉 通年平均 生	883	890	854	657	428	382	292	361	509	618	836	938	7,648	23.9
赤色トマト 果実 生	218	253	251	324	356	365	401	407	375	310	253	263	3,776	11.8
西洋かぼちゃ 果実 生	347	374	179	118	108	103	109	148	254	333	406	401	2,880	9.0
こまつな 葉 生	253	259	267	251	236	229	187	184	178	188	214	210	2,656	8.3
青ピーマン 果実 生	75	91	112	111	104	184	230	237	216	156	122	90	1,728	5.4
さやいんげん 若ざや 生	171	179	210	259	253	234	249	193	168	153	160	171	2,400	7.5
合　計	2,594	2,835	2,908	2,800	2,534	2,550	2,566	2,449	2,449	2,575	2,807	2,933	32,000	100

※年間または特定の期間の実施献立の純使用量を食品別に集計し、食品群別の構成割合で食品群別の群内影響度合いを確認しておく。

食品名	年間純使用量 kg	エネルギー kcal	たんぱく質 CAA*1 g	たんぱく質 g	脂肪酸 TG当量*2 g	脂質 g	利用可能炭水化物*3 g	食物繊維*3 g	炭水化物 g	カルシウム mg	鉄 mg	ビタミン A µg	B1 mg	B2 mg	C mg	食塩 g
にんじん	10,912	3,274	65.5	87.3	10.9	10.9	676.5	261.9	949.3	2,837	21.8	75,293	7.64	6.55	655	-0.9
ほうれんそう	7,648	1,377	130.0	168.3	15.3	30.6	7.6	214.1	237.1	3,748	153.0	26,768	8.41	15.30	2,677	0.0
赤色トマト	3,776	755	18.9	26.4	3.8	3.8	132.2	37.8	177.5	264	7.6	1,699	1.89	0.76	566	0.0
西洋かぼちゃ	2,880	2,246	34.6	54.7	5.8	8.6	506.9	100.8	593.3	432	14.4	9,504	2.02	2.59	1,238	0.0
こまつな	2,656	345	34.5	39.8	2.7	5.3	21.2	50.5	63.7	4,515	74.4	6,906	2.39	3.45	1,036	0.0
青ピーマン	1,728	346	12.1	15.6	1.7	3.5	51.8	39.7	88.1	190	6.9	570	0.52	0.52	1,313	0.0
さやいんげん	2,400	552	31.2	43.2	2.4	2.4	72.0	57.6	122.4	1,152	16.8	1,176	1.44	2.64	192	0.0
合計（年間純使用量）当たり	32,000	8,895	326.8	435.3	42.6	65.1	1468.2	762.4	2231.4	13,138	294.9	121,916	24.31	31.81	7,677	-0.9
緑黄色野菜類荷重平均成分値（可食部100 g当たり）	100	28	1.0	1.4	0.1	0.2	4.6	2.4	7.0	41	0.9	381	0.08	0.10	24	0.0

※食品群の年間純使用量に応じて栄養計算を行い、食品群別の食品および栄養素の合計を食品群別の合計値で除して100を乗じることにより、食品群100g当たりの荷重平均成分値が得られる。
*1 たんぱく質 CAA：アミノ酸組成によるたんぱく質，*2 脂肪酸 TG当量：脂肪酸のトリアシルグリセロール当量，*3 利用可能炭水化物：差引利用可能炭水化物

表 2-11		年齢区分別摂取栄養素量（穀類を含む）の比率の目安	

区　　　分	成人食	学齢児食	幼児食
穀類エネルギー比率 穀類エネルギー÷総エネルギー×100	60%以下	55%以下	50%以下
脂肪エネルギー比率 脂肪量（g）×9kcal÷総エネルギー×100	20〜30%	20〜30%	20〜30%
たんぱく質エネルギー比率 たんぱく質（g）×4kcal÷総エネルギー×100	13〜20% （50歳未満）	13〜20%	13〜20%
動物性たんぱく質比率 動物性たんぱく質÷総たんぱく質×100	40〜50%	45〜50%	50%程度

表 2-12		穀類の算出

食品群	可食部 重量 g	エネル ギー kcal	たんぱく質 CAA g	たんぱく 質 g	脂肪酸 TG当量 g	脂質 g	利用可能 炭水化物 g	食物 繊維 g	炭水 化物 g
1. 米類	260	889	13.8	15.9	2.1	2.3	203.1	1.3	201.8
2. パン類	0	0	0.0	0.0	0.0	0.0	0.0	0.0	0.0
3. 麺類	15	23	0.7	0.8	0.1	0.1	4.6	0.4	4.9
4. その他の穀類	5	18	0.5	0.5	0.1	0.2	3.4	0.2	3.6
合計－穀類	280	930	15.0	17.2	2.3	2.6	211.1	1.9	210.3

表 2-13		動物性たんぱく質食品の算出

食品群	可食部 重量 g	エネル ギー kcal	たんぱく質 CAA g	たんぱ く質 g	脂肪酸 TG当量 g	脂質 g	利用可能 炭水化物 g	炭水 化物 g	カルシ ウム mg	鉄 mg
13. 魚介・生物	70	94	13.2	15.6	3.2	3.9	3.2	0.1	12	0.6
14. 塩蔵・缶詰	10	23	2.2	2.7	0.6	0.8	2.1	1.5	23	0.2
15. 水産ねり製品	5	6	0.6	0.6	0.1	0.1	0.7	0.6	2	0.0
16. 肉類・生物	70	144	11.3	13.0	10.1	10.6	2.2	0.1	3	0.5
17. その他加工品	20	47	2.5	2.8	3.6	3.8	1.2	0.7	1	0.2
18. 卵類	80	114	9.0	9.8	7.4	8.2	2.7	0.3	37	1.2
19. 牛乳	160	98	4.8	5.3	5.6	6.1	8.5	7.7	176	0.0
20. その他乳類	20	15	0.3	0.4	0.0	0.0	3.5	3.6	12	0.0
合計－動物性	435	541	43.9	50.2	30.6	33.5	24.1	14.6	266	2.7

② 動物性たんぱく質食品の数量を決める（表 2-13）

　　たんぱく質給与栄養目標量の下限が77g，上限が100g（p.25 表 2-7 参照）なので，たんぱく質の目標量を86g（エネルギーで16%）とし，動物性たんぱく質比を50%とすると，動物性の食品から43g程度（86×50/100）のたんぱく質を摂取するのが望ましいことになる．嗜好にもよるが，栄養上各食品群（魚介類，肉類，卵類，乳類）をバランスよく使用し，さらにカルシウム源としての乳類や小魚をとりたい．

表 2-14　野菜類，果実類，いも類などの算出

食品群	可食部重量 g	エネルギー kcal	たんぱく質 CAA g	たんぱく質 g	脂肪酸 TG 当量 g	脂質 g	利用可能炭水化物 g	食物繊維 g	炭水化物 g	カルシウム mg	鉄 mg	ビタミン A μg	ビタミン C mg
6. じゃがいも類	80	54	1.0	1.4	0.0	0.1	9.5	5.4	14.9	8	0.3	0	19
7. こんにゃく	10	1	0.0	0.0	0.0	0.0	0.0	0.2	0.2	5	0.0	0	0
21. 緑黄色野菜	180	50	1.8	2.5	0.2	0.4	8.3	4.3	12.6	74	1.6	686	43
22. 野菜漬物	10	3	0.1	0.2	0.0	0.0	0.5	0.3	0.8	7	0.1	4	2
23. その他の野菜	200	42	1.6	2.4	0.0	0.2	7.8	3.2	10.2	56	0.6	10	34
24. 果実類	150	95	0.8	1.1	0.0	0.2	22.1	1.4	23.4	15	0.5	53	27
25. 藻類	18	23	1.4	1.7	0.2	0.3	1.5	4.6	6.1	102	0.6	41	2
合計－いも類，野菜，果実，藻類	648	268	6.7	9.3	0.4	1.2	49.7	19.4	68.2	267	3.7	794	127

表 2-15　調味料類の算出

食品群	可食部重量 g	エネルギー kcal	たんぱく質 CAA g	たんぱく質 g	脂肪酸 TG 当量 g	脂質 g	食塩 g
26. 味噌	6	11	0.7	0.8	0.3	0.4	0.8
27. 他の調味料	20	41	0.8	1.0	2.5	2.6	1.8
合計－味噌，調味料	26	52	1.5	1.8	2.8	3.0	2.6

表 2-16　豆・大豆，種実類の算出

食品群	可食部重量 g	エネルギー kcal	たんぱく質 CAA g	たんぱく質 g	脂肪酸 TG 当量 g	脂質 g	利用可能炭水化物 g	食物繊維 g	炭水化物 g	カルシウム mg	鉄 mg
5. 種実類	15	71	2.2	2.3	5.5	5.8	2.4	1.5	3.5	129	1.1
12. 豆類	120	151	11.4	12.2	8.3	9.0	6.7	3.7	9.0	146	2.6
合計－豆・大豆，種実類	135	222	13.6	14.5	13.8	14.8	9.1	5.2	12.5	275	3.7

　計算の結果，動物性たんぱく質の合計 43.9g を得ることになる．穀類のたんぱく質量 15g と合わせると 58.9g となり，残りのたんぱく質 27.1g（86 － 58.9）となり，これをほかの植物性食品から摂取することにする．

③ 野菜類，果実類，いも類，藻類から摂取するビタミンA，ビタミンCを算出する（表 2-14）

　たんぱく質性食品の算出が途中であるが，ビタミン類の摂取に大切な野菜類，果実類，いも類の使用量を決めておく．これらの食品からのエネルギー，たんぱく質を計算した結果，6.7 となる．

④ 調味料類を献立内容から計算する（表 2-15）

　調味料を献立内容から 26g と考えて，たんぱく質 1.5g を計算に加える．

⑤ 残りのたんぱく質 18.9g（27.1 － 6.7 － 1.5）を豆類から摂取する（表 2-16）

表 2-17　油脂類，砂糖類の算出

食品群	可食部重量 g	エネルギー kcal	脂肪酸 TG 当量 g	脂質 g	利用可能炭水化物 g	炭水化物 g
8.　砂糖類	10	36	0.0	0.0	9.2	9.2
10.　油脂類・動物	0	0	0.0	0.0	0.0	0.0
11.　油脂類・植物	11	95	10.5	10.8	0.3	0.0
合計－砂糖，油脂類	21	131	10.5	10.8	9.5	9.2

微量栄養素をみたすためにも，やや多く摂取することにして種実類を含めて大豆製品，その他の豆類の使用量を考える．

⑥ **油脂，砂糖類の量を決める（表 2-17）**

脂質の給与栄養目標量の範囲は，52g ～ 66g であるから，範囲の中央付近で 60g とする．①穀類から⑤豆類までの食品から摂取される脂質を合計すると 49.9g（2.3 + 30.6 + 0.4 + 2.8 + 13.8）なので，残り 10.1g（60 － 49.9）を油脂として考えられる．

脂質摂取に際して，質的配慮（質的に望ましい摂取割合については，日本人の食事摂取基準を参考にする）を行うことが大切であるから，嗜好や献立計画をふまえながら食品の使用に注意する．ここでは動物性油脂類をとくに示さずに，植物性油脂類を 11g（95kcal）とする．

砂糖類は，実際の献立では日常 10g 程度を使用することにより，10g として 36kcal をエネルギーに加える．

⑦ **エネルギーを合計する**

①930 ＋②541 ＋③268 ＋④52 ＋⑤222 ＋⑥（95 ＋ 36）＝ 2,144kcal

⑧ **すべての栄養素等の量を合計して調整する**

以上のように計算したものを，食品構成表（**表 2-18-1**）に転記し，残りの欄の栄養素等の量もすべて計算して合計する．給与栄養素等の目標量と比較して，過不足の量について，現実的な献立の状況をふまえて調整する．なお，ここでは菓子類，調理済み流通食品類は算出しなかった．

食品中のビタミン類が調理によって損失する割合は，食品の種類や個体差，調理方法などによってかなり幅があるが，調理後食品成分値および調理による成分変化率などを活用し，摂取時の食品成分値によって栄養管理ができるよう配慮が必要である．

参考として，**表 2-18-2** に昼食 1 食分の食品構成表を示した．なお，**表 2-18-1**，**2** のエネルギー産生栄養素バランスは p.40 に掲載した．

⑨ **食材料費を確認する**

⑧までで満足できる状態になったら，食材料費の予算に見合うか確認する．さきの食品群別荷重平均成分表の作成方法と同様にして，各施設で食品群別荷重平均単価表をつくっておくと，より便利である．この場合，廃棄率のある食品群は，当然総使用量の価格を使用する．

表2-18-1　食品構成表

（日本食品標準成分表2020年版（八訂）により作成）

食品群名	可食部重量 g	エネルギー kcal	たんぱく質CAA*1 g	たんぱく質 g	脂肪酸TG当量*2 g	脂質 g	利用可能炭水化物*3 g	食物繊維 g	炭水化物 g	カルシウム mg	鉄 mg	ビタミンA µg	B1 mg	B2 mg	C mg	食塩相当量 g
穀類																
1. 米類	260	889	13.8	15.9	2.1	2.3	203.1	1.3	201.8	13	2.1	0	0.21	0.05	0	0.0
2. パン類	0	0	0.0	0.0	0.0	0.0	0.0	0.0	0.0	0	0.0	0	0.00	0.00	0	0.0
3. 麺類	15	23	0.7	0.8	0.1	0.1	4.6	0.4	4.9	2	0.1	0	0.01	0.00	0	0.0
4. その他の穀類	5	18	0.5	0.5	0.1	0.2	3.4	0.2	3.6	1	0.0	0	0.01	0.00	0	0.0
2. 種実類																
5. 種実類	15	71	2.2	2.3	5.5	5.8	2.4	1.5	3.5	129	1.1	0	0.06	0.03	1	0.0
3. いも類																
6. じゃがいも類	80	54	1.0	1.4	0.0	0.1	9.5	5.4	14.9	8	0.3	0	0.07	0.02	19	0.0
7. こんにゃく	10	1	0.0	0.0	0.0	0.0	0.0	0.2	0.2	5	0.0	0	0.00	0.00	0	0.0
4. 砂糖類																
8. 砂糖類	10	36	0.0	0.0	0.0	0.0	9.2	0.0	9.2	0	0.0	0	0.00	0.00	0	0.0
5. 菓子類																
9. 菓子類	0	0	0.0	0.0	0.0	0.0	0.0	0.0	0.0	0	0.0	0	0.00	0.00	0	0.0
6. 油脂類																
10. 油脂類・動物	0	0	0.0	0.0	0.0	0.0	0.0	0.0	0.0	0	0.0	0	0.00	0.00	0	0.0
11. 油脂類・植物	11	95	0.0	0.0	10.5	10.8	0.3	0.0	0.3	0	0.0	0	0.00	0.00	0	0.0
7. 豆類																
12. 豆類	120	151	11.4	12.2	8.3	9.0	6.7	3.7	9.0	146	2.6	0	0.17	0.12	0	0.0
8. 魚介類																
13. 魚介・生物	70	94	13.2	15.6	3.2	3.9	3.2	0.0	0.1	12	0.6	29	0.07	0.11	1	0.1
14. 塩蔵・缶詰	10	23	2.2	2.7	0.6	0.8	2.1	0.0	1.5	23	0.2	0	0.01	0.02	0	0.4
15. 水産ねり製品	5	6	0.6	0.6	0.1	0.1	0.7	0.0	0.6	2	0.0	0	0.00	0.00	0	0.1
9. 肉類																
16. 肉類・生物	70	144	11.3	13.0	10.1	10.6	2.2	0.0	0.1	3	0.5	10	0.27	0.12	1	0.1
17. その他加工品	20	47	2.5	2.8	3.6	3.8	1.2	0.0	0.7	1	0.2	7	0.09	0.03	7	0.4
10. 卵類																
18. 卵類	80	114	9.0	9.8	7.4	8.2	2.7	0.0	0.3	37	1.2	168	0.05	0.30	0	0.3
11. 乳類																
19. 牛乳	160	98	4.8	5.3	5.6	6.1	8.5	0.0	7.7	176	0.0	61	0.06	0.24	2	0.2
20. その他乳類	20	15	0.3	0.4	0.3	0.4	3.5	0.0	3.6	12	0.0	0	0.00	0.01	0	0.0
12. 野菜類																
21. 緑黄色野菜	180	50	1.8	2.5	0.2	0.4	8.3	4.3	12.6	76	1.6	686	0.14	0.18	43	0.0
22. 野菜漬物	10	3	0.1	0.2	0.0	0.0	0.5	0.3	0.8	7	0.1	4	0.01	0.01	2	0.3
23. その他の野菜	200	42	1.6	2.4	0.0	0.2	7.8	3.2	10.2	56	0.6	10	0.06	0.06	34	0.0
13. 果実類																
24. 果実類	150	95	0.8	1.1	0.0	0.2	22.1	1.4	23.4	15	0.5	53	0.09	0.05	27	0.0
14. 藻類																
25. 藻類	18	23	1.4	1.7	0.2	0.3	1.5	4.6	6.1	102	0.6	41	0.02	0.05	2	1.9
15. 調味料類																
26. 味噌	6	11	0.7	0.8	0.3	0.4	1.1	0.3	1.3	6	0.6	0	0.00	0.01	0	0.8
27. 他の調味料	20	41	0.8	1.0	2.5	2.6	3.3	0.2	3.3	6	0.3	2	0.01	0.02	0	1.8
16. 調理済食品																
28. 調理済流通食品	0	0	0.0	0.0	0.0	0.0	0.0	0.0	0.0	0	0.0	0	0.00	0.00	0	0.0
合　計	1,545	2,144	80.7	93.0	60.4	65.9	307.9	27.0	319.4	836	12.8	1,064	1.41	1.43	139	6.4
給与栄養目標量		2,150	77〜100		52〜66		300	21	300	800	10.5	900	1.4	1.6	100	6.5未満

*1 たんぱく質CAA：アミノ酸組成によるたんぱく質，*2 脂肪酸TG当量：脂肪酸のトリアシルグリセロール当量，*3 利用可能炭水化物：差引利用可能炭水化物

表 2-18-2　食品構成表（昼食）

[日本食品標準成分表 2020 年版（八訂）により作成]

食品群名	可食部重量 g	エネルギー kcal	たんぱく質CAA*1 g	たんぱく質 g	脂肪酸TG当量*2 g	脂質 g	利用可能炭水化物*3 g	食物繊維 g	炭水化物 g	カルシウム mg	鉄 mg	ビタミンA μg	ビタミンB1 mg	ビタミンB2 mg	ビタミンC mg	食塩相当量 g
1. 穀類																
1. 米類	85	291	4.5	5.2	0.7	0.8	66.4	0.4	66.0	4	0.7	0	0.07	0.02	0	0.0
2. パン類	0	0	0.0	0.0	0.0	0.0	0.0	0.0	0.0	0	0.0	0	0.00	0.00	0	0.0
3. 麺類	5	8	0.2	0.3	0.0	0.0	1.5	0.1	1.6	1	0.0	0	0.00	0.00	0	0.0
4. その他の穀類	5	18	0.5	0.5	0.1	0.2	3.4	0.2	3.6	1	0.0	0	0.01	0.00	0	0.0
2. 種実類																
5. 種実類	5	24	0.7	0.8	1.8	1.9	0.8	0.5	1.2	43	0.4	0	0.02	0.01	0	0.0
3. いも類																
6. じゃがいも類	25	17	0.3	0.4	0.0	0.0	3.0	1.7	4.7	3	0.1	0	0.02	0.01	6	0.0
7. こんにゃく	5	0	0.0	0.0	0.0	0.0	0.0	0.1	0.1	2	0.0	0	0.00	0.00	0	0.0
4. 砂糖類																
8. 砂糖類	5	18	0.0	0.0	0.0	0.0	4.6	0.0	4.6	0	0.0	0	0.00	0.00	0	0.0
5. 菓子類																
9. 菓子類	0	0	0.0	0.0	0.0	0.0	0.0	0.0	0.0	0	0.0	0	0.00	0.00	0	0.0
6. 油脂類																
10. 油脂類・動物	0	0	0.0	0.0	0.0	0.0	0.0	0.0	0.0	0	0.0	0	0.00	0.00	0	0.0
11. 油脂類・植物	3	26	0.0	0.0	2.9	2.9	0.1	0.0	0.0	0	0.0	0	0.00	0.00	0	0.0
7. 豆類																
12. 豆類	30	38	2.9	3.1	2.1	2.3	1.7	0.9	2.3	37	0.7	0	0.04	0.03	0	0.0
8. 魚介類																
13. 魚介・生物	30	40	5.7	6.7	1.4	1.7	1.4	0.0	0.0	5	0.3	13	0.03	0.05	1	0.1
14. 塩蔵・缶詰	4	9	0.9	1.1	0.2	0.3	0.8	0.0	0.6	9	0.1	0	0.00	0.01	0	0.1
15. 水産ねり製品	2	2	0.2	0.2	0.0	0.0	0.3	0.0	0.3	1	0.0	0	0.00	0.00	0	0.0
9. 肉類																
16. 肉類・生物	30	62	4.8	5.6	4.3	4.5	0.9	0.0	0.1	1	0.2	4	0.11	0.05	1	1.0
17. その他の加工品	7	17	0.9	1.0	1.3	1.3	0.4	0.0	0.2	0	0.1	0	0.03	0.01	2	0.1
10. 卵類																
18. 卵類	25	36	2.8	3.1	2.3	2.6	0.9	0.0	0.1	12	0.4	53	0.02	0.09	0	0.1
11. 乳類																
19. 牛乳	50	31	1.5	1.7	1.8	1.9	2.7	0.0	2.4	55	0.0	19	0.02	0.08	1	0.1
20. その他の乳類	10	8	0.2	0.2	0.0	0.0	1.7	0.0	1.8	6	0.0	6	0.00	0.01	0	0.0
12. 野菜類																
21. 緑黄色野菜	70	20	0.7	1.0	0.1	0.1	3.2	1.7	4.9	29	0.6	267	0.06	0.07	17	0.0
22. 野菜漬物	0	0	0.0	0.0	0.0	0.0	0.0	0.0	0.0	0	0.0	0	0.00	0.00	0	0.0
23. その他の野菜	90	19	0.7	1.1	0.0	0.1	3.5	1.4	4.6	25	0.3	5	0.03	0.03	15	0.0
13. 果実類																
24. 果実類	60	38	0.3	0.4	0.1	0.1	8.8	0.5	9.4	6	0.2	21	0.04	0.02	11	0.0
14. 藻類																
25. 藻類	7	9	0.5	0.7	0.1	0.1	0.6	1.8	2.4	40	0.2	16	0.01	0.02	1	0.7
15. 調味料類																
26. 味噌	2	4	0.2	0.3	0.1	0.1	0.4	0.1	0.4	0	0.1	0	0.00	0.00	0	0.3
27. 他の調味料	8	16	0.3	0.4	1.0	1.0	1.3	0.1	1.3	2	0.1	1	0.00	0.01	0	0.7
16. 調理済流通食品																
28. 調理済流通食品	0	0	0.0	0.0	0.0	0.0	0.0	0.0	0.0	0	0.0	0	0.00	0.00	0	0.0
合　計	563	751	28.8	33.8	20.2	21.9	108.4	9.5	112.6	284	4.5	399	0.51	0.52	54	2.2
給与栄養目標量		750	30	30	21	21	105	7.4	105	280	3.7	315	0.49	0.56	35	2.27

*1 たんぱく質 CAA：アミノ酸組成によるたんぱく質．　*2 脂肪酸 TG 当量：脂肪酸のトリアシルグリセロール当量．　*3 利用可能炭水化物：差引利用可能炭水化物

＜エネルギー産生栄養素バランス＞

表 2-18-1　食品構成表　※参考指標

		目安	八訂成分値による	七訂方式
			（八訂成分値によるエネルギー算定項目による比率）	（八訂成分値の七訂方式比率）合成のエネルギー
	エネルギー		2,144kcal	2,243kcal
エネルギー産生	たんぱく質エネルギー比率	13〜20%	15.1%	16.6%
栄養素バランス	脂質エネルギー比率	20〜30%	25.4%	26.4%
%エネルギー	炭水化物エネルギー比率	50〜65%	59.5%	57.0%
栄養比率	穀類エネルギー比率	40〜50%	43.4%	
	動物性たんぱく質比率	40〜50%	54.4%	

表 2-18-2　食品構成表（昼食）※参考指標

		目安	八訂成分値による	七訂方式
			（八訂成分値によるエネルギー算定項目による比率）	（八訂成分値の七訂方式比率）合成のエネルギー
	エネルギー		751kcal	783kcal
エネルギー産生	たんぱく質エネルギー比率	13〜20%	15.3%	17.3%
栄養素バランス	脂質エネルギー比率	20〜30%	24.2%	25.2%
%エネルギー	炭水化物エネルギー比率	50〜65%	60.5%	57.5%
栄養比率	穀類エネルギー比率	40〜50%	42.2%	
	動物性たんぱく質比率	40〜50%	59.0%	

注）エネルギー産生栄養素バランスの八訂成分値と七訂方式
　八訂成分値方式：八訂成分値のエネルギー算定項目の「アミノ酸組成によるたんぱく質（g）」に4kcalを乗じてたんぱく質エネルギーとし，「脂肪酸のトリアシルグリセロール当量（g）」に9kcalを乗じて脂質エネルギーとして「八訂成分値のエネルギー」に対する比率を算出した．炭水化物エネルギー比は，100%からたんぱく質エネルギー比と脂質エネルギー比を差し引いて算出した．
　七訂方式：八訂成分値の「たんぱく質」×4kcal，「脂質」×9kcal，「炭水化物」×4kcal（これらは七訂成分表でエネルギー計算に用いていた栄養素項目）によるエネルギーを合計してエネルギー産生栄養素バランスを算出するエネルギーとした．便宜的ではあるが，これまでの栄養価計算結果との継続的な比較検討に供する．

　このように食品構成表を利用して作成した特定給食施設の献立表は，利用者の栄養管理のみならず予定献立として，施設長あるいは給食管理責任者の決裁を経たあと，食材料購入の計画へと仕事が進む．また，後述する食材料管理との関連も出てくる．さらに調理作業の指示書にもなることから作業管理とも密接に関係する．このように，献立計画は給食全体の計画であり，よりよい献立計画を立てることは，給食経営管理上，非常に大切である．

（2）献立作成上の留意事項

■ 好ましい献立の条件
　① 給与栄養目標量（目標範囲）および栄養素等の比率配分をみたしている．
　② ①をもとにした食品構成を充足している（または献立作成基準をみたしている）．
　③ 1日の使用食品数は各食品群から多くの種類を摂取することが望ましい．栄養バランスがとれるだけでなく，献立のマンネリ化を防ぐためにも必要である．
　④ 利用者の嗜好が尊重されている．

栄養指導（教育）上のかねあいを上手にすることも大切である．

⑤ 食材料費がその予算内に収まっている．

⑥ 変化と調和，季節感があり，量・質ともに満足できるものである．

⑦ 衛生上，安全性を保つことができるものである．

⑧ 給食施設における調理作業上の諸条件に適合したものである．

（3）朝，昼，夕 3 食の配分（日内配分）

1 日の栄養素等の目標量（目標値）の 3 食の配分率は，利用者の食習慣や労働状態，栄養学的見地などによって決められる．その目安として，主食と副食を合わせて 1:1.5:1.5 の配分比率あるいは昼食で 1 日の 35 % など，朝食に対して昼，夕食がやや多くなる配分比率がよく使用されているが，絶対的なものではなく，施設ごとの利用者の特性に配慮した配分が重要である．

（4）献立計画の立案

a　予定献立表を作成する目的

① 使用食品や料理を変えて献立に適度の変化をつける．

② 食材料を合理的，計画的に購入する．

③ 利用者へあらかじめ知らせる．

b　献立計画の立案方法

1 食ごとの献立を決める前に，施設としての給食の目的などを考慮し，おおまかな計画を立てる．使用食品の購入，保管，人員配置など，合理的な管理が可能になる．

年間計画では伝統的な行事食献立を取り入れる（**表 2-19**）．献立に季節感を出し，変化をつけることができる．施設ごとに行事食，休日の状況などを考慮し，給食の年間スケジュールを立てる．長期にわたる献立計画ができない場合でも，1 か月単位の予定献立計画表は必要である．

表 2-19　おもな行事食献立（例）

	行事食	内　容		行事食	内　容
1 月	正月料理 七草 鏡開き	雑煮，おせち料理，屠蘇（とそ） 七草粥 お汁粉	7 月	七夕	そうめん，冷麦，酢の物
			8 月	土用丑の日 お盆	うなぎかば焼き 精進揚げ，精進料理
2 月	節分	いわし丸干し，福豆，太巻きずし	9 月	敬老の日 十五夜 秋分の日	赤飯，長寿お祝い膳，和菓子 さといも味噌田楽，月見だんご おはぎ
	バレンタインデー	チョコレート菓子			
3 月	ひなまつり 春分の日	ちらしずし，蛤汁，ひなあられ ぼたもち	10 月	体育の日 ハロウィーン	栗ご飯，松茸ご飯，紅白饅頭 かぼちゃ料理
4 月	花祭り	甘茶	11 月	七五三	祝い料理，千歳飴
	花見の料理	松花堂弁当，桜もち，花見だんご	12 月	冬至 クリスマス 大晦日	かぼちゃの煮物，いとこ煮，ゆず ローストチキン，クリスマスケーキ 年越しそば
5 月	子どもの日	柏もち，ちまき			
6 月	むし歯予防デー	噛み噛み（カミカミ）料理	その他		誕生日，創立記念日など

41

表 2-20		献立計画例							
		月	火	水	木	金	月	火	水
主　食		ごはん	ごはん	ごはん	ごはん	ごはん	ごはん	ごはん	ごはん
主　菜	料理様式	洋	和	和	中華	洋	和	中華	和
	主食品	鶏肉	魚類	卵類	豚肉	魚類	豚肉	鶏肉	魚類
	調理操作	煮る	焼く	煮る	揚げる	焼く	煮る	揚げる	煮る
副菜・汁	豆　腐		○	○			○		○
	海草類	○		○		○		○	
	いも類				○	○			○

　月別，週間計画では，使用食品や調理法の面から重複を避け，頻度を考慮し，変化をつけることを目的とする．

① 主食を決める．食品構成をもとに，ごはん，パン，めん類などを決める．ごはんもの（チャーハン，カレーライスなど）が好まれる場合でも間隔を空ける．

② 主菜を決める．おもなたんぱく質性食品，料理様式（和風，洋風，中華風），調理操作（焼く，炒める，煮る，揚げる，蒸すなど）が重ならないように，あらかじめ概略を組み入れてから具体的な献立計画に入るとよい（**表 2-20**）．

③ ①，②に従って1食ずつ主食，主菜の料理名を決めていく．

④ 副菜，汁物を決める．献立として主食，主菜の料理と合うもので，主菜に不足している食品を使用する．

　味の組み合わせ（塩味のほかに酸味，辛味など）や料理の色彩，盛りつけ，食器などにも考慮する．料理名を決めたら使用する食品として表に○印をつける．食品構成の重量も考え，それらの食品を取り入れた料理名にすることもある．

（5）パターン別献立の種類（供食方法の違いによる要点）

a　定食献立（単一献立給食）

　利用者には選択の余地がない献立であるので，多数の人の嗜好に合ったものにする．利用者を主体に考えるならば，今後，次に述べる方向に進みたいものである．

b　複数献立（選択メニュー）

　2種類以上の定食献立が提供されるので，利用者に選択の楽しみを与える．ただし，定食以外の単品献立（うどん，そばなど）は栄養素等のバランスが崩れないように，ほかの料理や食物を組み合わせたものにして提供したい．

　複数の献立を作成する場合は，給与エネルギーや栄養素量に差をつけたり，料理様式（和風，洋風，中華風）を変えたり，料理の組み合わせなどに利用者の嗜好を取り入れて献立に特徴を出す．

c　カフェテリア方式（献立）

　主菜，副菜，汁物というように，それぞれの料理のなかから1品ずつ，利用者の好みで選ぶ方式と，さらに選択を自由にして，多数の単品料理のなかから利用者の好み

により組み合わせて選択できる方式がある.

　最近では，利用者が満足できるようにこの方式を取り入れる施設が増えてきているが，とくに後者の場合は，栄養素などの摂取が過不足にならないように，利用者への栄養教育が重要になる．また，提供者側にとっても，栄養管理がむずかしいばかりでなく，料理が残ったり，調理作業員数が多くなるなど経費が増すことになる．また，1食分として望ましい献立を提示したり，利用者が望ましい組み合わせができるように，料理を用意することも必要である．

d　バイキング方式（献立）

　多くの種類の料理から，利用者の好みで皿に取り分けて食する方式である．人件費などの費用が抑制できるので，カフェテリア方式より経営費は安くなるのが一般的である．

（6）予定献立表の作成

　食事内容を具体的に表す計画表で，一般的には，献立名（料理名），食品名，1人当たり純使用量，栄養素量，総使用量，価格，調理方法の指示などを記入する．献立表の様式はいろいろあるが，栄養管理に便利で，誰にもわかりやすいものがよい．

　とくに，献立立案の段階では献立の評価に利用できる項目を設定しておくことも大切である．最近では，コンピュータによる処理が普及しているので，出力項目が多くても日常の作業量は変わらないと考えられる（**表 2-21**）．

　前述の留意事項と献立計画をふまえて作成するが，食材料の重量は重量目安表などを利用し，できるだけ正確に記入する．

■ 献立表の記入方法

① 献立名の記載順序（例：主食，主菜，副菜，香の物，汁物，デザート，飲み物）は一定方式にする．

② 盛りつけの食器ごとに料理名を具体的に記入し，付け合わせも同様に記入する．

③ 食材料名は，調理手順に従っておもな食材料から使用するものをすべて記入し，部位（鶏もも肉など）まで明記する．

④ 1人分の純使用量は，少量使用するものを除き，大部分を五進法で整数（35，120 など）にして記入する．調味料（塩，こしょうなど）は，小数点以下まで詳しく明記する．

⑤ 栄養価計算は，食品成分表に基づき記入する．だし汁のかつお節など実際に食べないものは，使用量のみ記入し，栄養価計算はせず，－印を欄に記入する．

⑥ 食品成分表に記載のない食品は，栄養的に類似した食品を選んで計算し，その旨を記入する．

⑦ 調理加工食品類（既製品）は，食品成分表に掲載されているもの以外は，その食材料の構成割合を確かめ，原材料の目安量を記入し，それぞれの栄養素量を計算する．

⑧ 発注量（注文量，総使用量）を算出するには，廃棄率を考慮する．施設ごとに

表2-21　予定献立表（例）

献　立　表　　　主菜名　（和風ハンバーグ）

実施日：令和　　年　　月　　日　　　　記入者 No.　　　　氏名

料理	食品名	可食部重量 (g)	エネルギー (kcal)	たんぱく質<質 CAA*1 (g)	たんぱく質<質 (g)	脂肪酸 TG当量*2 (g)	脂質 (g)	利用可能炭水化物*3 (g)	食物繊維 (g)	炭水化物 (g)	カルシウム (mg)	鉄 (mg)	A (μg)	B1 (mg)	B2 (mg)	C (mg)	食塩 (g)
ごはん	精白米	85	291	4.5	5.2	0.7	0.8	66.4	0.4	66.0	4	0.7	0	0.07	0.02	0	0.0
	水	115	0	0.0	0.0			0.0	0.0	0.0	0	0.0	0	0.00	0.00	0	0.0
和風ハンバーグ	ぶたひき肉	70	146	11.1	12.4	11.3	12.0	1.6	0.0	0.1	4	0.7	6	0.48	0.15	1	0.1
	木綿豆腐	30	22	2.0	2.1	1.4	1.5	0.3	0.3	0.5	28	0.5	0	0.03	0.01	0	0.0
	たまねぎ	30	10	0.2	0.3	0.0	0.0	2.1	0.5	2.5	5	0.1	0	0.01	0.00	2	0.0
	にんじん	10	3	0.1	0.1	0.0	0.0	0.6	0.2	0.9	3	0.0	69	0.01	0.01	0	0.0
	調合油	2	18	0.0	0.0	1.9	2.0	0.0	0.0	0.0	0	0.0	0	0.00	0.00	0	0.0
	鶏卵	15	21	1.7	1.8	1.4	1.5	0.5	0.0	0.1	7	0.2	32	0.01	0.06	0	0.1
	パン粉 乾燥	5	18	0.6	0.7	0.3	0.3	3.1	0.2	3.2	2	0.1	0	0.01	0.00	0	0.1
	普通牛乳	15	9	0.5	0.5	0.5	0.6	0.8	0.0	0.7	17	0.0	6	0.01	0.02	0	0.0
	食塩	0.3	0	0.0	0.0	0.0	0.0	0.0	0.0	0.0	0	0.0	0	0.00	0.00	0	0.3
	しそ 葉	1	0	0.2	0.2	0.0	0.0	0.1	0.1	0.1	2	0.0	9	0.00	0.00	0	0.0
	ぽん酢しょうゆ	7	4	0.2	0.2	0.0	0.0	0.7	0.0	0.8	1	0.1	0	0.00	0.00	0	0.5
付合せ	ミニトマト	40	12	0.3	0.4	0.0	0.0	2.2	0.6	2.9	5	0.2	32	0.03	0.02	13	0.0
	じゃがいも	50	26	0.7	0.9	0.0	0.1	3.1	4.9	8.0	2	0.5	0	0.04	0.02	14	0.0
	菜の花	50	17	1.8	2.2	0.1	0.1	1.3	2.1	2.9	80	1.5	90	0.08	0.14	65	0.0
	干しひじき	3	5	0.3	0.4	0.1	0.2	0.2	1.6	1.8	30	0.2	11	0.00	0.01	0	0.1
	まぐろフレーク ライト	15	11	2.0	2.4	0.5	0.7	0.0	0.0	0.1	1	0.1	2	0.00	0.01	0	0.1
	マヨネーズ全卵型	4	27	0.1	0.1	2.9	3.0	0.3	0.0	0.1	1	0.0	1	0.00	0.00	0	0.1
	こいくちしょうゆ	1	1	0.1	0.1	0.0	0.0	0.1	0.0	0.1	0	0.0	0	0.00	0.00	0	0.1
	上白糖	1	4	0.0	0.0	0.0	0.0	1.0	0.0	1.0	0	0.0	0	0.00	0.00	0	0.0
	ごま いり	1	6	0.2	0.3	0.5	0.5	0.1	0.1	0.2	12	0.1	0	0.00	0.00	0	0.0
なす	なす	30	5	0.2	0.3	0.0	0.0	0.9	0.7	1.5	5	0.1	2	0.02	0.02	1	0.0
	調合油	1	9	0.0	0.0	1.0	1.0	0.0	0.0	0.0	0	0.0	0	0.00	0.00	0	0.0
味噌汁	ぶなしめじ	30	8	0.7	0.8	0.1	0.2	0.5	1.1	2.2	0	0.2	0	0.05	0.05	0	0.0
	ねぎ 葉	4	1	0.0	0.1	0.0	0.0	0.2	0.1	0.2	2	0.0	8	0.00	0.00	0	0.0
	かつお昆布だし	130	3	0.4	0.4	0.0	0.0	0.4	0.0	0.5	4	0.0	0	0.01	0.01	0	0.1
	淡色辛みそ	8	15	0.8	1.0	0.4	0.5	1.5	0.4	1.7	8	0.3	0	0.00	0.01	0	1.0
果物	キウイフルーツ 黄肉種	40	25	0.4	0.4	0.1	0.1	5.4	0.6	6.0	7	0.1	0	0.01	0.01	56	0.0
麦茶	麦茶 浸出液	120	1	0.0	0.0	0.0	0.0	0.0	0.0	0.4	2	0.0	0	0.00	0.00	0	0.0
	計（摂取量）	913.3	718	28.5	33.0	22.9	24.4	94.8	13.7	103.7	230	5.6	269	0.86	0.57	155	2.6
	給与栄養目標量	750		30	30		21	105	7.4	105	280	3.7	315	0.49	0.56	35	2.27
	EAR（推定平均必要量）～UL（耐容上限量）またはDGの下限～上限	675～820		27～35	30	19～23	21	101～113		101～113	228～875	3.2～13	215～900	0.42～	0.43～	30～	（3.5以下）

食品群別集計表

	群名	重量	食品構成 g/食
1	米類	85	85
2	パン類	0	0
3	麺類	0	5
4	他の穀類	5	5
5	種実類	1	5
6	いも類	50	25
7	こんにゃく	0	5
8	砂糖類	1	5
9	菓子類	0	0
10	油脂動物	0	0
11	油脂植物	3	3
12	豆類	30	30
13	魚介類	0	30
14	魚塩蔵缶詰	15	4
15	水産練製品	0	2
16	肉類	70	30
17	肉加工品	0	7
18	卵類	15	25
19	乳	15	50
20	乳製品	0	10
21	緑黄色野菜	105	70
22	漬物	0	0
23	他の野菜・茸	90	90
24	果実類	40	60
25	藻類	3	7
26	味噌	8	2
27	調味料類	142.3	8
28	調理済食品	0	0

エネルギー産生栄養素バランス	
%たんぱく質／E	15.9%
%脂質／E	28.7%
%炭水化物／E	55.4%
穀類エネルギー比	40.5%
動物性たんぱく質比	15.3%

廃棄率を測定，記録し，食品ごとに平均して表にしておくと便利である．計算方法を以下に示す．〔発注係数を用いた算出も可能である（p.61 参照）．〕

$$総使用量 ＝ 1 人分純使用量(g) × 食数 ÷ 可食部率 × 100$$
$$（可食部率 ＝ 100 － 廃棄率）$$

なお，発注量は，一般的には，小数第 2 位を切り上げて kg 単位とする．

⑨ 備考欄に調理方法を箇条書きにすると，調理作業の指示書になる．

（7）献立作成会議の開催

予定献立を立てたら，栄養士のほかに調理師や関係者を加えて，献立作成会議を開く．よりよい給食を提供するために関係者の提案は大切である．

（8）実施献立

実施献立とは，決裁された予定献立表に基づいて，定められた日時に実施された献立をいう．変更されたものがあれば赤字で訂正する．通常，食品重量が予定献立の ± 10％以上であれば，栄養価の訂正も行う．実施献立は，栄養出納表作成，栄養管理報告の作成のもとになり，保管することで記録書ともなる．予定献立表を訂正し，実施献立とすることが多いが，最近では，コンピュータによる献立作成が普及しているので，別に実施献立をつくる施設も多くなってきた．

（9）献立作成の合理化

給食における献立作成業務は大きな割合を占める．したがって，その業務部分をいかに合理化し，目的を達成するかは大きな課題である．そのためには，献立評価を確実に行い，それをもとに標準化すると有効である．合理化のための手段として次のような方法が検討できる．

a　サイクルメニュー

一定の期間（2 週間，4 週間，3 か月など）を 1 サイクルとして重複しないように献立作成したものを，繰り返し使用する．季節によって旬の食材料や季節のメニューを取り入れたり，同じ曜日に同じメニューにならないようにしたりして利用者の満足度を高める工夫をする．

サイクルメニューの導入により献立作成業務が能率的に行われるだけでなく，食品の計画的購入や調理作業の標準化がしやすくなり，調理作業の合理化も期待できる．

b　コンピュータ化

近年，多くの施設が献立作成を含めた栄養管理業務やほかの給食経営管理業務にコンピュータを導入している．それとともに，プログラムも各種開発されている．市販のソフト（アプリケーション）を利用する場合は施設の状況に一番適しているものを選ぶ．

サイクルメニューや食材料別，食事形態別料理をファイルしたコンピュータシステムを導人すると献立作成が時間的に短縮できる．また，献立の部分的修止，栄養計算を正確に迅速に行うことができる．さらに，システム化した献立ファイルを使うことにより，食材料の発注業務，在庫管理，食数管理，実施献立の作成，栄養出納などにつなげることが可能となり，事務管理の合理化が期待できる．

3　個別対応の方法

　特定給食施設は，性・年齢階級・身体活動レベルや，身長・体重の異なる多数の「個人」を対象としたものである．栄養管理においては，それらすべての「個人」に対応した食事を提供するのが望ましい．しかしながら，実際にはむずかしいので，可能なかぎり食事の種類を集約して，すべての利用者に対して，適切な許容範囲内での食事を提供することで対応することになる．すなわち提供する食事の種類や食事量を複数用意することで個別対応ができるようにする．

　また，利用者自身が食事を選択する場合は，自分で適正な食事内容，量を選択できるような栄養教育，適正な食事を選択するための料理の種類，盛りつけ量を考慮した食事の提供が必要であり，献立や料理の栄養成分表示と利用者がそれを活用できることも大切である．

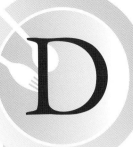

栄養・食事計画の実施, 評価, 改善

1 利用者の状況に応じた食事の提供とPDCAサイクル

　特定多数人に対する栄養管理のために適切な食事を提供するには, 栄養・食事のアセスメント − Plan（計画）− Do（実施）− Check（検証）− Act（改善）に基づいて食事摂取基準を用いることが必要であり, PDCAサイクルを回すことによって, 利用者への栄養管理がより適切なものとなる.

　すなわち, このPDCAサイクルは, 栄養アセスメント（食事を提供する対象集団の特性把握・食事摂取量評価）により得られた情報をもとに, Plan 食事評価に基づき食事摂取基準を用いて, 栄養計画（提供する食種数や給与栄養目標量）を決定し, 具体的な予定献立を作成する. → Do 栄養・食事計画に従って, 適切な品質管理のもとで調製された食事を提供するとともに, みずから食事の選択ができるように栄養情報を提供する. → Check 利用者の食事摂取量の把握や栄養状態を評価・検証する. → Act 一定期間ごとに評価・検証の結果と対象集団の特性の見直しにより栄養・食事計画を見直す. → Plan 次の計画にフィードバック, となる.

2 栄養教育教材としての給食の役割

　近年, とくに中高年男性における生活習慣病や, 若年女性の潜在的な貧血症, 日常の食生活が不適正な人の増加など, 事業所給食利用者にも栄養教育が必要になっている. 給食における栄養・食事管理は, 前述のとおりPDCAサイクルにしたがって展開される. このように給食を通して継続的に適切な食事と栄養情報の提供を繰り返し行うことで, 利用者ひとりひとりが自分の適正な食事量を知り, 望ましい食物選択ができるようになる. 利用者が給食を通じて食事や食生活についての正しい理解と望ましい習慣を形成できるように, 提供者は教育・援助することが必要である.

3 適切な食品・料理選択のための情報提供

　給食利用者に対して望ましい食習慣を形成するために, あるいはカフェテリア方式・バイキング方式において適正な食事を選択するために, 給食を通してつぎのような情報提供を行う.

① 個人別のエネルギー量，栄養素量の提示

② 献立や料理の栄養成分表示

③ 1食分としての望ましい料理の組み合わせの掲示

④ 栄養成分表示の活用方法

⑤ 食品，栄養，料理に関する一般的な情報

⑥ 疾病，とくに生活習慣病予防のための栄養情報

4 評価と改善

栄養・食事管理の評価は，栄養計画，食事計画が計画どおりに実施・運営されたか，給食を実施した結果どうであったか，実施上問題点はなかったかについて検討することである．評価は，提供する側からだけでなく，利用者が提供された食事をどう評価するか，さらに，利用者の栄養状態の評価なども含め総合的に行う．その結果をもとに，次の栄養計画，食事内容の改善につなげていくことが必要である．

（1）給食を提供する側からの評価

a 実施献立の評価

実施献立については，おおむね2～4週間ごと，もしくは献立のサイクルごとで，実施給与栄養量を確認する．その際，平均値だけではなく1食もしくは1日の献立の値が，各栄養素等が計画段階に設定された，望ましい給与栄養目標量の幅（範囲）に収まっていたかも確認する．また，食品群別給与量についても同様の確認を行う．ただし，食品群別給与量については，同一の食品群内であってもおのおのの食品に含まれる栄養素量が大きく異なっていることも多いため，柔軟な対応が必要である．評価の結果，明らかに問題であると確認された食事計画（献立内容）については，適切な内容となるよう，早急に修正・調整を行う．

b 栄養出納表

栄養出納表とは，毎日の実施献立の使用食品量を一定期間出納表に記入して，食品群別荷重平均成分表によって実施給与栄養素量を算出したものである．栄養出納表の例を**表2-22**，あわせてその記入要領を**表2-23**に示した．表を作成することで次のことを判定し評価する．

■ 評価内容

① 食品構成に基づいて献立が作成されているか．

② 幅広く食品を使用し，バランスがとれているか．

③ 給与栄養素等の目標量をみたしているか．

栄養出納表による食品群別給与量が食品構成と大幅に異なっている場合は，実態に合った食品構成表につくり直すことも必要である．また，食品構成の理論的設定の諸条件（食材料費なども含む）に変化があれば，実態に合わせてつくり直す．

c　特定給食施設栄養管理報告

　特定給食施設においては，施設管理者が健康増進法施行細則第 6 条に基づいて，食事給与の実態（栄養管理報告）を所轄の保健所長に 2 部提出しなければならない．栄養管理報告書の内容は各自治体で多少異なるが，基本的に大差はない．東京都の栄養管理報告書（**表 2-24**）を示した．

　このようにして作成した栄養管理報告書を評価することにより，栄養管理の状況を定期的に把握することができるので，監督官庁への報告だけではなく，給食施設においても活用できる．

d　検　食

　特定給食施設では，施設長または給食責任者が配食ごとに，提供前に試食・検討することを検食という．その内容を検食簿（**表 2-25, 2-26**）に記入して保管し，栄養管理上の参考にする．入院時食事療養（Ⅰ）の病院では，医師，管理栄養士または栄養士による検食を毎食行い，その所見を検食簿に記入すると定められている．

■ 検食の目的

　① 献立の実際量と質が適当であるか．

　② 嗜好的（盛りつけ，味つけなど）に適当であるか．

　③ 衛生的に取り扱われているか．

（2）利用者側の評価，利用者の栄養状態の評価

　食事を提供することにより，利用者にどのような影響を与えたかを知ることは，給食の改善向上のために非常に大切である．そのためには，できるだけ多くの資料を適切な方法で集める必要がある．

a　満足度調査

　利用者を対象に定期的に給食の満足度調査を実施し，提供する食事に対する利用者の評価を確認する．調査には食事内容のほか，食事サービス，栄養情報提供なども含まれる．満足度は給食の品質とも大きくかかわり，調査結果より不備な点があれば改善していく（**表 2-27**）．

b　残菜調査，喫食量調査による評価

　給食実施後，食べられずに残った残菜などの量を調べることにより，給食の味，品質など反省の材料として用いるとともに，利用者の摂取状態や嗜好傾向を把握することができる（**表 2-28, 2-29**）．秤量調査や質問紙法（大部分，3/4, 1/2, 1/4 残した）などにより，何をどのくらい，なぜ残したかなどを知ることができるが，残菜量が多いほど給食効果は低い（摂取栄養素量減少など）ことになる．したがって残菜が出ないような工夫が必要である．また，残菜は利用者にとって食事量が多いことが原因の場合もあるので，その理由を知り改善することが重要である．選択食の場合，どのような内容のものを選択しているかも知ることも大切である．

表2-22 栄養出納表（例）

食品群名	食品構成目標	献立1	献立2	献立3	献立4	献立5	献立6	献立7	献立8	献立9	献立10	合計 g	平均重量 g	エネルギー kcal	たんぱく質<CAA*1 g	たんぱく質< g	脂肪酸TG当量*2 g	脂質 g	利用可能炭水化物*3 g	食物繊維 g	炭水化物 g	カルシウム mg	鉄 mg	ビタミンA μg	B1 mg	B2 mg	C mg	食塩 g
穀類 1. 米類	85	85	85	85	85	85	85	85	85	85	85	850	85.0	291	4.5	5.2	0.7	0.8	66.4	0.4	66.0	4	0.7	0	0.07	0.02		0.0
2. パン類	0	0	0	0	0	0	0	0	0	0	0	0	0.0	0	0.0	0.0	0.0	0.0	0.0	0.0	0.0	0	0.0	0	0.00	0.00		0.0
3. 麺類	5							20				20	2.0		0.1	0.1	0.0	0.0	0.6	0.1	0.7	0	0.0	0	0.00	0.00		0.0
4. その他の穀類	5		6		6	5		5	5			11	1.1	4	0.1	0.1	0.0	0.0	0.3	0.2	0.4	14	0.1	0	0.01	0.00		0.0
種実類 5. 種実類	5					1.5	3	1	5			16	1.6	9	0.2	0.2	0.6	0.6	0.3	0.9	2.6	1	0.1	0	0.01	0.00		0.0
いも類 6. じゃがいも類	25	50	18				14			5	60	137.5	13.8	8	0.2	0.2	0.0	0.0	1.6	0.9	5.3	1	0.1	0	0.01	0.00		0.0
7. こんにゃく	5											0	0.0	0	0.0	0.0	0.0	0.0	0.0	0.0	0.0	0	0.0	0	0.00	0.00		0.0
砂糖類 8. 砂糖類	5		15		2	5.9	14	2	2	16		57.9	5.8	21	0.0	0.0	0.0	0.0	5.3	0.0	5.3	5	0.0	0	0.00	0.00		0.0
菓子類 9. 菓子類												0	0.0	0	0.0	0.0	0.0	0.0	0.0	0.0	0.0	0	0.0	0	0.00	0.00		0.0
油脂類 10. 油脂類・動物	3	5	3		3	1	5		2		2	5	0.5	4	0.0	0.0	0.4	0.4	0.0	0.0	0.0	0	0.0	3	0.00	0.00		0.0
11. 油脂類・植物	3	5	3	4	4	1	2	4	5	3		31	3.1	27	0.0	0.0	3.0	3.0	0.1	0.0	0.1	0	0.0	0	0.00	0.00		0.0
豆類 12. 豆類	30	15	90	90	145	80	5	20	40	150		525	52.5	66	5.0	5.4	3.6	3.9	2.9	1.6	3.9	64	1.2	8	0.07	0.05		0.1
魚介類 13. 魚介・生物	30		90		15	70	5	20	150			180	18.0	24	3.4	4.0	0.8	1.0	0.8	0.0	0.8	8	0.2	8	0.02	0.03		0.0
14. 塩蔵・缶詰	4		5	5	15		20	15			20	55	5.5	12	1.2	1.5	0.4	0.4	1.1	0.0	1.1	13	0.1	10	0.00	0.01		0.2
15. 水産ねり製品	2					76.2	70						12.8															
肉類 16. 肉類・生物	30	80		30	165	70	80	40	70	40	70	410	41.0	84	6.6	7.6	5.9	6.2	1.3	0.0	0.1	2	0.3	6	0.16	0.07		0.0
17. その他の加工品	7											0	0.0	0	0.0	0.0	0.0	0.0	0.0	0.0	0.0	0	0.0	0	0.00	0.00		0.0
卵類 18. 卵類	25		20		50	20	90		20	11		161	16.1	23	1.8	2.0	1.5	1.6	0.1	0.0	0.1	7	0.2	34	0.01	0.36		0.1
乳類 19. 牛乳	50		70	50			60		60	60	50	250	25.0	15	0.8	0.8	0.9	1.0	1.3	0.0	1.3	28	0.0	10	0.01	0.34		0.0
20. その他の乳類	10	35			50		5		13	3		128	12.8	12	0.2	0.2	2.3	2.3	2.2	0.0	2.3	8	0.0	8	0.00	0.01		0.0
野菜類 21. 緑黄色野菜	70	230	140	60	165	76.2	80	155	50	110		1126.2	112.6	32	1.1	1.6	0.1	0.2	5.2	2.7	7.9	47	1.0	429	0.09	0.11	27	0.0
22. 野菜漬物	70	95	95	97	41	82	100	127	90	79	50	856	85.6	18	0.7	1.0	0.0	0.1	3.3	1.4	4.4	24	0.3	4	0.03	0.30		0.0
23. その他の野菜	90	80	22	80	90	42.5	60	60	13	70.5	50	518	51.8	33	0.3	0.4	0.1	0.1	7.6	0.5	8.1	5	0.2	18	0.03	0.33		0.0
果実類 24. 果実類	60	80	80	90	0.8	4	6	7	0.8	13	70.5	104	10.4	1	0.1	0.1	0.0	0.0	0.3	0.3	0.4	6	0.1	2	0.01	0.02	9	0.0
藻類 25. 藻類	7	0.6		5								17	1.7	4	0.2	0.2	0.0	0.0	0.4	0.2	0.9	6	0.1	2	0.01	0.02		0.2
調味料 26. 味噌	8	12.81	18.8	36.5	3.02	22.9	9.5	21.33	14.3	21.9	15.21	176.27	17.6	36	0.7	0.9	2.2	2.3	2.9	0.1	2.9	5	0.2	2	0.01	0.02		1.6
27. 他の調味料												20	2.0	4	0.1	0.2	0.2	0.2	0.4	0.0	0.4	1		1	0.00	0.00		0.2
調理済 28. 調理済流通												20	2.0	4														
合計	563	709.8	565.4	484.5	639.0	453.5	506.0	522.3	589.3	535.7	555.7	5561.3	556.1	728	27.3	31.7	20.3	21.9	105.0	8.4	108.6	233	4.7	517	0.52	0.47	55	2.2
給与栄養目標量														750	30	30	21	21	105	7.4	105	280	3.7	315	0.49	0.56	35	2.27
範囲														675～820	27～35		19～23		101～113		～113	228～875	3.2～13	215～900	0.42～	0.43～	30～	未満

補正比率

範囲：EAR（推定平均必要量）～UL（耐容上限量）または目標の下限～上限

穀類エネルギー比：40.9%
動物性たんぱく質比：51.3%

エネルギー産生栄養素バランス
%たんぱく質／E：15.0%
%脂質／E：25.1%
%炭水化物／E：59.9%

%たんぱく質CAA／E：15.0%
%脂質／E：25.1%
%炭水化物／E：59.9%

*1 たんぱく質CAA：アミノ酸組成によるたんぱく質，　*2 脂肪酸TG当量：脂肪酸のトリアシルグリセロール当量，　*3 利用可能炭水化物：差引利用可能炭水化物

表 2-23	栄養出納表記入要領

1. 「**食品構成**」欄には，給与栄養素等の基準量をみたすために設定した定食（最も食数の多いもの）の食品構成を記入する．
2. 「**1 人 1 日当たりの純使用量**」欄には，定食の献立表に記入してある純使用量を各食品群に従って分類し記入する．
　　なお，食品群分類の調理加工食品類には日本食品標準成分表に掲載されているもののみを記入し，他の調理済み加工食品（既製品）などの加工食品を使用した場合は，その材料の構成割合を確認することによりおのおのの食品群に分けて記入する．
3. 「**合計**」欄には，10 日または 11 日分を合計した値を記入する．
4. 「**平均給与量**」欄には，「合計」値を「1 人 1 日当たりの純使用量」の記入日数で除した値を記入する．
5. 「**エネルギー，たんぱく質，脂質，微量栄養素**」欄は，10 日分または 11 日分の「平均給与量」（1 か月平均の場合は 1 か月平均食品群別給与量）に，各施設の食品群別荷重平均成分表を使用し算出する．
6. 「**穀類エネルギー比，動物性たんぱく質比，エネルギー産生栄養素バランス**」欄に記入する．

【記入参考例】

● 1 か月のうち，25 日間給食を実施したとき
　　1 枚目の栄養出納表に 10 日分を記入し，食品群別荷重平均成分表により平均給与栄養素量などを求める．2 枚目の栄養出納表にも同様に 10 日分を記入する．3 枚目の栄養出納表には，1 枚目，2 枚目と同様に残り 5 日分を記入する．4 枚目の栄養出納表の 1 日目に最初の 10 日間の合計，2 日目に次の 10 日間の合計，3 日目に最後の 5 日間の合計を記入し，合計欄に 1 か月分（25 日分）の総合計量を記入する．その 1 人 1 日当たり食品群別平均給与量に食品群別荷重平均成分表を用いて，平均給与栄養素量などを求める．
　　すなわち，初めの 20 日分は 10 日分ごとに算出し，3 枚目の栄養出納表で 5 日分を算出する．4 枚目の栄養出納表で 1 か月平均を求めることになる．
● 1 か月のうち，20 日間給食を実施したとき
　　1 枚目および 2 枚目の栄養出納表におのおの 10 日分を記入し食品群別荷重平均成分表を用いて平均給与栄養素量などを求め，3 枚目の栄養出納表で 1 か月（20 日分）の平均給与栄養素量などを求める．
● 1 か月のうち，31 日間給食を実施したとき
　　1 枚目および 2 枚目はそれぞれ 10 日分，3 枚目は 11 日分の平均給与栄養素量などを求め，4 枚目で 1 か月（31 日分）の平均給与栄養素量などを求める．

表 2-24 **栄養管理報告書**（給食施設）

保健所長　殿

施 設 名
所 在 地
管理者名
電話番号

＿＿＿＿年 ＿＿＿＿月分　（健康増進法第 21 条による管理栄養士必置指定　1　有　　2　無）

Ⅰ　施設種類	Ⅱ　食事区分別 1 日平均食数及び食材料費					Ⅲ　給食従事者数				
1 学校		食数及び食材料費					施設側（人）		委託先（人）	
2 児童福祉施設 　（保育所以外）		定食（□単一・□選択）	カフェテリア食	その他			常勤	非常勤	常勤	非常勤
3 社会福祉施設	朝食	食（材・売）　　円	食	食	管理栄養士					
4 事業所	昼食	食（材・売）　　円	食	食	栄養士					
5 寄宿舎	夕食	食（材・売）　　円	食	食	調理師					
6 矯正施設	夜食	食（材・売）　　円	食	食	調理作業員					
7 自衛隊	合計	食（材・売）　　円	食	食	その他					
8 一般給食センター 9 その他 （　　　　　　）	再掲	職員食 ＿＿＿食	喫食率 ＿＿＿％			合　計				

Ⅳ　対象者（利用者）の把握	
【年 1 回以上，施設が把握しているもの】	5 身体活動状況の把握　　：　□ 有　　　□ 無
1 対象者（利用者）数の把握　：　□ 有　　　□ 無	6 食物アレルギーの把握（健診結果・既往歴含む） 　　：　□ 有　　　□ 無
2 身長の把握　　　　　　　：　□ 有　　　□ 無	7 食物アレルギーへの対応 　　：　□ 有（□ 除去　□ 代替　□ その他（　　　））□ 無
3 体重の把握　　　　　　　：　□ 有　　　□ 無	8 疾病状況の把握（健診結果）　：　□ 有　　　□ 無
4 BMI など体格の把握　　　：　□ 有　　　□ 無	9 生活習慣の把握（給食以外の食事状況, 運動・飲酒・喫煙習慣等） 　　：　□ 有　　　□ 無
4−1　肥満者の割合	【利用者に関する把握・調査】該当に印をつけ頻度を記入する
＿＿＿名 ÷＿＿＿名 = ＿＿＿％（＿＿年度比＿＿％）	1 食事の摂取量把握 　　□ 実施している（□ 全員　□ 一部） 　　　　　　　　　　（□ 毎日　□ ＿＿回/月　□ ＿＿回/年）
献立等の肥満者への配慮　：　□ 有　　　□ 無	□ 実施していない
4−2　やせの者の割合	2 嗜好・満足度調査　□ 実施している　□ 実施していない
＿＿＿名 ÷＿＿＿名 = ＿＿＿％（＿＿年度比＿＿％）	3 その他（　　　　　　　　　　　　　　　　　　　）
献立等のやせの者への配慮　：　□ 有　　　□ 無	

Ⅴ　給食の概要	
1 給食の位置づけ	□ 利用者の健康づくり　　□ 望ましい食習慣の確立 □ 充分な栄養素の摂取　　□ 安価での提供　　□ 楽しい食事 □ その他（　　　　　　　　　　　　　　　　　　　）
1−2 健康づくりの一環として給食が機能しているか	□ 十分機能している　　□ まだ十分ではない　　□ 機能していない □ わからない
2 給食会議	□ 有（頻度：　　　回/年）　　　　　　□ 無
2−2 有の場合	構成委員　□ 管理者　□ 管理栄養士・栄養士　□ 調理師・調理担当者 　　　　　□ 給食利用者　□ 介護・看護担当者 　　　　　□ その他（　　　　　　　　　　　　　　　　　　）
3 衛生管理	衛生管理マニュアルの活用　　　　□ 有　　　　□ 無
	衛生点検表の活用　　　　　　　　□ 有　　　　□ 無
4 非常時危機管理対策	①食中毒発生時マニュアル　　　　□ 有　　　　□ 無
	②災害時マニュアル　　　　　　　□ 有　　　　□ 無
	③食品の備蓄　　　　　　　　　　□ 有　　　　□ 無
	④他施設との連携　　　　　　　　□ 有　　　　□ 無
5 健康管理部門と給食部門との連携 　（事業所のみ記入）	□ 有　　　　　　　　□ 無

※裏面へ

表 2-24　つづき

施設名

Ⅵ　栄養計画	
1　対象別に設定した給与栄養目標量の種類	□ ＿＿＿種類　　□ 作成していない
2　給与栄養目標量の設定対象の食事	□ 朝食　　□ 昼食　　□ 夕食　　□ 夜食　　□ おやつ
3　給与栄養目標量の設定日	年　　　　月

4　給与栄養目標量と給与栄養量（最も提供数の多い給食に関して記入）　対象：年齢＿＿歳～＿＿歳　性別：□ 男　□ 女　□ 男女共

	エネルギー (kcal)	たんぱく質 (g)	脂質 (g)	カルシウム (mg)	鉄 (mg)	ビタミン A (μg) (RAE当量)	B₁ (mg)	B₂ (mg)	C (mg)	食塩相当量 (g)	食物繊維総量 (g)	炭水化物エネルギー比 (%)	脂肪エネルギー比 (%)	たんぱく質エネルギー比 (%)
給与栄養目標量														
給与栄養量（実際）														

5　給与栄養目標量に対する給与栄養量（実際）の内容確認及び評価	□ 実施している（□ 毎月　□ 報告月のみ） □ 実施していない

Ⅶ　栄養・健康情報提供：　□ 有　□ 無 　　（有の場合は下記にチェック）	Ⅷ　栄養指導：　□ 有　　　□ 無 　　（有の場合は下記に記入）		

<table>
<tr><td rowspan="8">□ 栄養成分表示　□ 献立表の提供　□ 卓上メモ
□ ポスターの掲示　□ 給食たより等の配布
□ 実物展示　□ 給食時の訪問
□ 健康に配慮したメニュー提示
□ 推奨組合せ例の提示
□ その他（　　　　　　　）</td><td colspan="2">実施内容</td><td colspan="2">実施数</td></tr>
<tr><td rowspan="4">個別</td><td></td><td>延</td><td>人</td></tr>
<tr><td></td><td>延</td><td>人</td></tr>
<tr><td></td><td>延</td><td>人</td></tr>
<tr><td></td><td>延</td><td>人</td></tr>
</table>

Ⅸ　課題と評価：　□ 有　□ 無（有の場合は下記に記入）

<table>
<tr><td rowspan="2">（栄養課題）</td><td rowspan="3">集団</td><td></td><td>回</td><td>人</td></tr>
<tr><td></td><td>回</td><td>人</td></tr>
<tr><td>（栄養課題に対する取組）</td><td></td><td>回</td><td>人</td></tr>
</table>

	Ⅹ　東京都の栄養関連施策項目（最も提供数の多い給食に対して記入）		
（施設の自己評価）	（Ⅵ－4 の食事について記入）	目標量	提供量
	野菜の一人あたりの提供量（□ 一食　□ 一日）	g	g
	果物の一人あたりの提供量（□ 一食　□ 一日）	g	g

Ⅺ　委託：□ 有　　□ 無 　　（有の場合は下記に記入）	責任者と作成者	施設側責任者 役職　　　　　　　氏名
名称：		作成者 所属　　　　　　　氏名
電話　　　　　FAX		電話　　　　　　　FAX
委託内容：□ 献立作成　□ 発注　□ 調理　□ 盛付 　　　　　□ 配膳　□ 食器洗浄　□ その他（　　　　）		職種：□ 管理栄養士　　□ 栄養士　　□ 調理師 　　　□ その他（　　　　　　　　　　　）
委託契約内容の書類整備：□ 有　　　　□ 無	保健所記入欄	特定給食施設・その他の施設 　　　　　　　　　（施設番号　　　　　）

表 2-25　検食簿

年　月　日　　　　朝・昼・夕					
	献　立　名		食　　材		使用量
主　食					
主　菜					
副　菜					
ごはん	量	多　い　　ふつう　　少ない		その他の所見	
	炊き方	かたい　　ふつう　　やわらかい			
	盛りつけ	よ　い　　ふつう　　悪　い			
主　菜	量	多　い　　ふつう　　少ない			
	味つけ	よ　い　　うすい　　濃　い			
	盛りつけ	よ　い　　ふつう　　悪　い			
副　菜	量	多　い　　ふつう　　少ない			
	味つけ	よ　い　　うすい　　濃　い			
	盛りつけ	よ　い　　ふつう　　悪　い			
総合判定	優　・　良　・　可　・　不可				
検食者				科	
	氏　名			印	
栄養科記入欄					

該当のところに○をつけること

表 2-26　検食票

年　月　日			検食者名	
献立名				
食　　材				
量				
切り方				
味つけ				
盛りつけ				
総合判定	優　・　良　・　可　・　不可			

表 2-27　給食の満足度調査集計（例）

| | B43 | ▼ | | | = | =STDEV[2](B5：B34) |

喀杆調査集計（例）

献立	主食					主菜					副菜					デザート			
	麦ご飯					酢豚					野菜のごま和え					オレンジ			
No.	量	おいしさ	盛りつけ	味つけ	好み度	量	おいしさ	盛りつけ	味つけ	好み度	量	おいしさ	盛りつけ	味つけ	好み度	おいしさ	盛りつけ	味つけ	好み度
1	4	2	3	3	3	3	3	3	3	3	3	4	3	4	4	3	3	3	3
2	2	3	3	3	3	3	3	3	3	3	3	3	3	3	3	3	3	3	3
3	3	3	3	3	3	3	3	3	3	3	3	3	3	3	3	4	3	4	3
4	3	3	3	3	3	3	3	3	3	3	3	3	4	3	3	3	3	4	3
5	3	4	3	4	4	3	4	4	4	4	3	3	4	3	3	3	3	4	4
6	3	3	3	3	3	3	3	3	3	3	3	3	3	3	3	3	3	3	3
7	3	3	3	3	3	3	3	3	3	3	3	3	3	3	3	3	3	3	3
27	3	4	4	4	4	3	4	3	3	3	4	4	4	4	4	4	4	4	4
28	3	3	3	3	3	3	3	3	3	3	3	3	3	3	3	3	4	3	3
29	3	4	3	4	4	3	4	3	4	4	3	4	3	5	4	5	4	4	4
30	4	3	3	3	3	2	3	3	3	3	2	3	3	3	3	3	3	3	3
1	1					1					1							1	
2	1					1							1			2		6	1
3	22	18	18	20	23	25	20	17	17	22	20	12	19	15	14	20	20	16	17
4	6	10	7	7	7	2	8	9	12	5	6	16	7	9	12	6	5	6	8
5		2	5	3			2	4	1	3	2	2	4	5	4	1	4		3
カテゴリー数	30	30	30	30	30	30	30	30	30	30	30	30	30	30	30	29	29	29	29
合計点数	93	104	107	103	97	89	102	107	104	101	97	110	105	108	110	93	100	85	100
平均値	3.1	3.5	3.6	3.4	3.2	3.0	3.4	3.6	3.5	3.4	3.2	3.7	3.5	3.6	3.7	3.2	3.4	2.9	3.4
限準偏差	0.34	0.33	0.40	0.36	0.24	0.28	0.33	0.38	0.30	0.36	0.42	0.31	0.38	0.42	0.37	0.34	0.39	0.43	0.39

注 1）5 点法（各項目ごとに，最もよい 5 点〜最も悪い 1 点）の点数に人数を乗じて算出する.
　　2）STDEV ＝標準偏差（standard deviation）のエクセル関数.

（豊瀬恵美子 編：給食経営管理論，学建書院，2011）

c　利用者の食事摂取状態，栄養状態の評価

　利用者の食事摂取状態の評価，健診結果などを定期的に確認し，肥満ややせの割合，有所見者率の変化などを確認し，提供する食事の改善に役立てる.

　乳幼児期・学童期では健全な発育・発達を促すため，定期的に身長および体重を計測し，成長曲線に照らし合わせるなど，観察・評価を行う. 病院や高齢者施設において，とくに疾病や低栄養改善のためのアセスメントの場合は，生化学的検査所見，食事摂取状況，臨床的所見などとあわせて総合的に行う.

表 2-28　　**残菜調査**（アンケート）

残菜理由の調査

月　　日　男　女

理由／質問事項（献立名）	味つけなど調理法による理由									利用者の身体的理由					
	うすい	濃い	塩からい	甘い	油っこい	かたい	やわらかい	適温でない	量が多い	気分がわるい	食欲がない	熱がある	お腹がすかない	嫌い	食べる気がしない
ごはん															
スープ															
ハンバーグステーキ															
付け合わせ															
サラダ															

残菜調査の記録票

月　　日　　時　　　　　　　　　　　　　　　　　　　男　女

献　立	食品名	1人分重量（g）	全重量（g）	残菜量（g）	残菜率（%）
ごはん					
スープ					
ハンバーグステーキ					
付け合わせ					
サラダ					

表 2-29　　**残菜調査票**

食数　　　　利用者数　　　　　年　　月　　日（　　）

料理名	食材名	仕込量（kg）	Ⓐでき上がり総量（kg）（計量）	Ⓑ配食残量（kg）（計量）	Ⓒ（Ⓐ－Ⓑ）配食量（kg）	Ⓓ喫食残量（kg）（計量）Ⓔ残菜率（%）	Ⓕ喫食量（kg）Ⓖ喫食率（%）	Ⓗ1人分実摂取量（g）	備　考

注：Ⓔ＝Ⓓ÷Ⓒ×100，Ⓕ＝Ⓒ－Ⓓ，Ⓖ＝100－Ⓔ，Ⓗ＝Ⓕ×1,000÷利用者数

第3章
給食の生産(調理)管理

《本章で学ぶべき事柄》

① 食材料は,給食経営に大きな影響を与える要素であるため,適切な管理が必要になる.さまざまな経路によって流通されるので,食材料ごとの流通システムを理解するとともに,食材料の適切な取り扱い,保管方法などを学習する.

② 生産(調理)管理は,給食業務において中心的な作業で,食材料を調理して高品質の食事を提供するための重要なプロセスである.生産管理の目的をよく理解し,その方法を学ぶ.

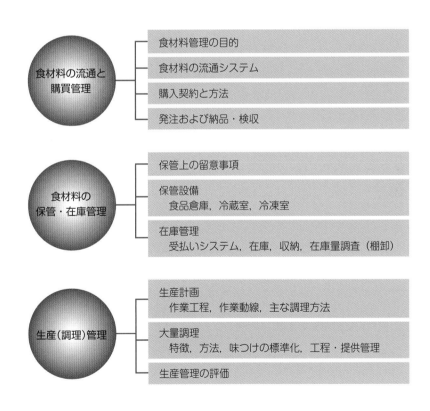

食材料の流通と購買管理
- 食材料管理の目的
- 食材料の流通システム
- 購入契約と方法
- 発注および納品・検収

食材料の保管・在庫管理
- 保管上の留意事項
- 保管設備
  食品倉庫,冷蔵室,冷凍室
- 在庫管理
  受払いシステム,在庫,収納,在庫量調査(棚卸)

生産(調理)管理
- 生産計画
  作業工程,作業動線,主な調理方法
- 大量調理
  特徴,方法,味つけの標準化,工程・提供管理
- 生産管理の評価

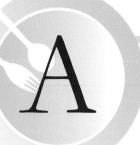

A 食材料（食品）の流通と購買管理

1 食材料管理の目的

　食材料管理とは，食事計画に基づいて食材料の発注，納品，検収，保管・貯蔵，出納を管理し，食材料費を統制することである（**図 3-1**）．

■ 給食で使用する食材料の条件
　① 献立に基づいた食品の種類や形態である．
　② 料理の種類に適した品質と規格（品種，形，サイズ，鮮度）である．
　③ 衛生的で安全である．
　④ 適時に適量が確保できる．
　⑤ 大量調理の条件に合致した保管や使用ができる．
　⑥ 適正価格である．

　給食で扱う食材料の種類は 300 〜 500 種類といわれている．また，食材料費は給食経営管理費に占める割合が大きいので，食材料を適切かつ効率的に使用することは，給食経営において重要である．食材料のムダを省き適正な管理によって，計画どおりに調理作業を進めることを可能にし，給食経営に貢献することが食材料管理の目的である．

　食材料は料理の品質を左右するものであり，調理作業量とのかねあいも大きいため，給食施設では食材料の購買にかかわる研究を行い，さまざまな創意工夫を行っている．最近では食材料が多種多様化しており，カット野菜，魚の成型切り身，素材としての熱処理済みの冷凍野菜，調理済みのチルド食品や冷凍食品など，加工された状態でさまざまな食品が流通している．したがって，給食経営において食品の流通情報の収集，研究を通常業務に組み込むことが必要である．

図 3-1　食材料管理業務の流れ

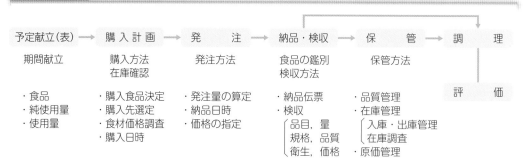

2　食材料の流通システム

　食材料は，生産，開発・加工技術の発達，流通・保管技術の発展，輸入の拡大などにより種類や質などが多様化してきている．その背景には農産物の輸入の進展，需要や品質などを直接反映した価格形成の移行，安全性へのニーズの高まりなど食問題の転換がある．その結果，鮮度，品質，安全性に優れたブランドづくりの進展，環境と調和した生産により地場資源活用と地域の活性化，地域特産品種や有機野菜の栽培，多用途利用など付加価値を高めるための取り組みが促進されている．また，食品工業界では，食品加工，包装，分析技術，バイオテクノロジーなど科学技術の発展により新しい食品の開発がめざましい．

　食材料の流通システムは，ライフスタイルの変化に伴い消費者需要や購買行動などが多様化し，食市場の構造的変化とともに変わってきている．また，環境要因，外資参入，流通の効率化など業界の変化，消費者の健康，安全，安心，環境への配慮など，食意識も変化している．このような背景のなかで食材料の流通システムは生産を基点とした流れになり，消費者ニーズに応じた食材料の生産も可能になりつつある．

　また，食材料の安心・安定供給のために積極的な食情報の開示，共有化も必要であり，これらの具現化に，IT 技術を活用している．トレーサビリティとは，消費者の視点に立って食材料の安全性について，生産，加工，流通，販売を経て消費者に届くまでの履歴を明確にすることをさす．

3　購入契約と方法

　食材料は，制約のある条件のもと，合理的な使用をするために，食事計画に基づいて効率的に調達されなければならない．したがって，購入計画を立てるときは，施設の給食の条件に合った適切な食材料を選定し，適正購入量を決定し，購入先や購入方法を選定して，適時に適正価格で購入できるようにする．

　近年，食材料の購入形態として，野菜の廃棄部分の処理や洗浄，切截が終了したカット野菜やフリーズドライ食品の導入が増えてきている．これらは，下処理・切截作業の低減，人件費の縮小，生ごみ・汚水の削減などにより，経費削減や環境問題への対応，作業の平準化・集約化などで経営の効率化をはかろうというものである．しかし，これらの導入には，作業人員の配置や機器の使用状況と食材料の価格や使用量などを総合的に比較検討し，費用対効果を確認することが重要である．

（1）給食の食材料の分類

a　生鮮食品
　低温保存が必要で，鮮度の低下が早く，購入後即時に使用する食品．食品衛生上，当日入荷，当日調理が望ましいとされている．

b　貯蔵(在庫)食品

　長期間貯蔵できる食品．室温で貯蔵できるが，食材料の種類によっては冷蔵するものもある．これらは，価格の変動がほとんどなく安定しているので，計画的に購入し，食材料費の節減に役立たせるとともに，作業の効率化をはかることができる．

c　冷凍食品

　冷凍食品は前処理が施されているので作業工程が省略され，価格も比較的安定している．献立，作業量などの側面から検討し，選択的に利用することが大切である（p.63～64参照）．

（2）購入および契約方法

　購入先は，生産者，卸売業者，仲卸業者，小売業者に大別できる．

a　購入先の選定

① 発注した食品内容を品ぞろえできる．

② 指定日時に納入できる．

③ 品質のよい食材料が適正価格で納入できる．

④ 衛生管理が行き届いている（店舗，従業員，搬入経路，搬入方法など）．

⑤ 立地条件，交通事情がよく，運搬能力が優れている．

⑥ 販売実績があり，健全な経営内容で，社会的な信用度が高い．

b　契約方法

　食材料を購入する業者と結ぶ契約方法には次の種類がある．どの方法にするかは，施設の種類や規模，管理体制などを考慮して選択する．

■ 随意契約方式

　購入先を限定せず，選定基準に合致する業者と随意に契約し購入する方式で，価格変動の大きい生鮮食品を購入する場合に用いられる．具体的には次の3つの方法がある．

① 直接卸売市場に買い付けに行く．

② 納入業者が卸売価格を基準にして，一定の手数料を加算して納入する．

③ 複数の業者を指定して交互に注文し，価格や品質などの競争をさせる．

■ 相見積り契約方式

　購入する品目や数量などを提示し，複数の業者から見積書を提出させ，品質や価格などを比較検討して決定する方式である．在庫食品のように，品質，価格が安定している食材料を大量に購入する場合に用いられることが多い．

■ 指名競争入札方式

　購入品目，数量，支払条件などを提示し，複数の業者から総額，契約条件を明示して入札させる．指定日時に公開開札して条件のよいところに落札する．

■ 単価契約方式

　品目ごとに単価を決定し，納入量に単価を乗じて支払う方式．使用頻度が高く，価格が安定している食材料の購入に用いられる．

契約時には，支払条件により価格が影響を受けることもある旨を明示する．また，価格が低くても，品質により廃棄量が多くなったり，調理にかかる労力が増大したりすれば，安いとはいえないため，品質を含めた適正価格で契約する．

適正価格は，時価ならびに食材料の品質の基準によって判断する．

（3）購入方法

施設の条件に合った経済的な方法を選ぶ．給食施設の規模や購入先により方法が異なる．a，b，c がその一例である．

a　集中方式

給食会社や給食センターなどにおいて，同一の食材料を一括購入する方式．大量に一括購入することにより，価格を抑えることが可能である．

b　集中・分散方式

集中方式と，施設ごとに食材料を購入する分散方式とを併用して行う方式である．

c　カミサリーシステム

給食施設が共同して食材料や消耗品を一括購入，保管，配送するための流通センター（カミサリー）を設置し，食材料管理の合理化をはかる方法である．食材料の下処理（洗浄・切裁など）やトレーへの包装などの一次加工を行い集配するカミサリーに対し，調理・加工までを行う中央集中調理場をセントラルキッチンという（p.71 参照）．病院の院外調理，学校給食の共同調理場方式などがその一例である．

（4）発注および納品・検収

発注とは，食材料を業者に注文することである．予定献立に基づいて必要な食材料を適時・適量，確実に入手するために正確に行うことが大切である．

a　発注量の算出

廃棄部分のない食品と，ある食品とに分けて算出する．

---

① 廃棄部分のない食品：発注量 ＝ 1 人分の純使用量 × 予定食数
② 廃棄部分のある食品：発注量 ＝（1 人分の純使用量 / 可食部率）× 100 × 予定食数
　　　　　　　　　　　　　　　＝ 1 人分の純使用量 × 発注係数 × 予定食数
　　　　　　　　　可食部率 ＝ 100 － 廃棄率
　　　　　　　　　発注係数 ＝ 1 / 可食部率 × 100

発注係数を用い，上記の計算式により発注量を算出し，包装単位などを考慮し，購入しやすい量，単位に修正し発注する．また，廃棄率は，季節，鮮度，形態，調理法，調理機器，調理技術などによって変動するので，各施設で実測調査した廃棄率を使用することが望ましい．

発注係数を**表 3-1** に示した．

表 3-1	発注係数		
可食部率（%）	発注係数	可食部率（%）	発注係数
100	1.00	75	1.33
95	1.05	70	1.43
90	1.11	65	1.54
85	1.18	60	1.67
80	1.25	55	1.82

発注係数＝倉出し係数

b 発注方法

　食材料の発注は，購入計画に基づいて発注する．発注は，給食実施の1週間前までに済ませておくのが望ましい.

　発注方法には，伝票，電話，ファクシミリ，電子メールなどがある．電話による発注は伝達ミスによるトラブルが発生しやすいので，必ず発注伝票を作成し，内容を復唱して確認する．発注伝票には，発注日，納入日時，場所，食品名，規格，数量，そのほかの記載事項があり，業者別に作成する．発注伝票は3枚複写にし，発注用，業者用，検収用として使用する.

c 納品および検収

　業者から納品された食材料の数量，鮮度，規格，品質，衛生状態を確認・記録し，受け取る作業である．肉類や魚介類は納品時の品温を放射温度計を使って確認し，適切な温度管理で運搬されてきたのかも確認する.

　検収は，食品鑑別の専門的知識や技術をもった栄養士，調理責任者などが担当する．検収の結果，不適合品があった場合は，返品や交換の手配をするが，時間的な制限がある場合は代替品に切り替え，献立を変更するなどの処理をし，調理作業上の影響を最小限にする.

4 食材料の保管・在庫管理

　食材料が納品されたら，検収後，品質保持と安全・衛生を目的に，適切な保管方法，保管条件により施設の保管場所に収納する．保管設備には，一般に食品庫，冷蔵庫（室），冷凍庫（室）などがある．原材料の納入時には，検収場で品質，鮮度，品温，異物混入などを点検し，「大量調理施設衛生管理マニュアル」の「別添1　原材料，製品等の保存温度」を参照し，保管設備に収納する（表3-2）.

　食品の品質劣化の程度は，その食品に適した温度や湿度の条件で保持されたときに小さくなる．一般に生鮮食品は低温であるほうが長時間品質を保持できるが，同じ温度でも食品の種類により品質保持期間が異なる．品質の変化は保管の経過時間と温度に影響される．これら食品ごとの品温と品質保持期限の関係をT-T・T（time-temperature tolerance：時間−温度・許容限度）という．コールドチェーン（低温流通システム）は，T-T・Tの関係を取り入れた食品流通システムである.

おもな果実，蔬菜の貯蔵温度，湿度，有効期間を**表3-3**に示した．

（1）保管上の留意事項

① 食材料の保管期間は，当日調理するもの，生鮮食品をまとめ買いする場合，冷凍食品，常温常備品などにより異なるが，短期間の回転を基本とし必要以上の保管はさける．食材料の在庫量は施設によりほぼ一定であるが，食材料別，温度帯別，規格，分量，乾燥度などを考慮し，保管スペースを用意する．

② 先に購入した食材料から使うように，先入れ先出しの原則に従う．

③ 同一食材料や類似食材料は同一保管場所に収納する．

④ 使用頻度，大きさ，重量などにより整理する．

⑤ 保管設備の温度，防湿，防鼠，防虫などについて万全な管理を行う．

⑥ 食材料を入出庫するときは，鮮度，品質，量などを確認し，記録する．

⑦ 関係者以外の立ち入りを禁止する．

⑧ 保管庫（室）内は，整理・整頓，清掃し，常時清潔を保持する．

（2）保管設備

食材料はそれぞれの特性に適した温度帯で保管することが望ましい．保管温度帯の区分には，室温（20℃前後），保冷（10 ± 5℃），冷蔵（5 ～ 0℃），氷温（0 ± 2℃），冷凍（−18℃以下）がある．

保管設備は，庫内（室内）の温度が常時最適温度帯に保持されるように管理し，1日に数回，定時の温度を記録する．

a　食品庫（食品倉庫）

室温は 15 ～ 20℃程度が望ましい．直射日光が当たらない場所で，防湿，換気，防鼠，防虫設備が整っている必要がある．

表3-2　食材料別の保存温度

保存温度	食品名
室　温	穀類加工品（小麦粉，でん粉）　砂糖　液状油脂　乾燥卵　清涼飲料水 （食品衛生法の食品，添加物などの規格基準に規定のあるものについては当該保存基準に従うこと）
15℃以下	ナッツ類　チョコレート　バター　チーズ　練乳
10℃前後	生鮮果実・野菜
10℃以下	固形油脂（ラード，マーガリン，ショートニング，カカオ脂）　ゆでだこ　生食用かき 魚肉ソーセージ，魚肉ハムおよび特殊包装かまぼこ　食肉・鯨肉　食肉製品　鯨肉製品 殻付卵　乳・濃縮乳　脱脂乳　クリーム
8℃以下	鶏の液卵
5℃以下	生鮮魚介類（生食用鮮魚介類を含む）
− 15℃以下	冷凍ゆでだこ　生食用冷凍かき　冷凍魚肉練り製品 細切りした食肉・鯨肉を凍結し容器包装に入れたもの 冷凍食肉製品　冷凍鯨肉製品　冷凍食品
− 18℃以下	鶏の液卵を凍結したもの

（平成 29 年 6 月 16 日厚生労働省「大量調理施設衛生管理マニュアル」より改変）

食品庫では，おもに穀類，ビン詰・缶詰類，油類，調味料類，乾物類，常温保管が可能な根菜類が保管される．

b　冷蔵庫（室）

一般に，冷蔵温度は5〜0℃である．最適温度は食材料により多少異なるが，おもに生鮮の魚介類，肉類，乳・乳製品，卵，豆腐および大豆製品，野菜・果実類などである．野菜・果物類は低温障害を起こすものがあるので，それぞれの食品に適した温度で保管することが望ましい．不可能な場合は保管時間を短くする，冷蔵しないなどの工夫をする．

c　冷凍庫（室）

一般に，冷凍温度は−18℃以下である．保存食材料は冷凍食品の生鮮食品，半調理食品，調理済み食品である．保存期間に注意し，使用するときは食材料に適した方法により解凍し，品質を劣化させないよう留意する．

（3）在庫管理

a　食材料の受け払いシステム

食材料の入・出庫に際しては，帳票の正確な記録により数量を把握し，帳簿と現物の在庫量とが一致するように管理しなければならない．食材料の受け払いはコンピュータの導入により合理化することができる．献立作成，発注，検収，保管，調理の流れとともにシステム化し，効率化することが必要である．

b　在　庫

増減を計量的に検討し，合理的な数量で適正在庫を確保するよう管理する．貯蔵食品については，食材料の使用頻度，価格，保管スペースなどの条件により「在庫上限

表3-3　おもな果実・蔬菜の貯蔵温度，湿度，有効期間

種　　類	温　度（℃）	湿　度（%）	貯蔵期間
レモン	10.0〜12.8	85〜90	1〜4か月
いちご	−0.6〜0.0	85〜90	7〜10日
アスパラガス	0	85〜90	21〜28日
さやいんげん	7.2〜10.0	85〜90	8〜10日
ブロッコリー	0	90〜95	7〜10日
にんじん	0	90〜95	4〜5か月
きゅうり	7.2〜10.0	85〜95	14〜21日
な　す	7.2〜10.0	85〜90	10日
レタス	0	90〜95	14〜21日
マッシュルーム	0	85〜90	3〜5日
たまねぎ	0	70〜75	6〜8か月
じゃがいも（冬〜春）	3.3〜4.5	85〜90	8か月以上
ほうれんそう	0	90〜95	10〜14日
さつまいも	12.5〜15.5	85〜90	4〜6か月

（科学技術庁資源調査会勧告第15号より抜粋）

値」，発注から納品までの使用量を確保できる「在庫下限値」を定めておくとよい.

c　収　納

　一括購入やまとめ買いをした食材料は，先に納入された物品は先に使用するという先入れ先出しの原則に沿って使用する. 収納には，以下のような方法がある.

① 傾斜置場法：食材料の保管棚に手前が低くなるように傾斜をつけ，奥側の高い位置に納品して手前から使用する.

② 二重置場法：食材料の置く場所を 2 列用意し，片側を使い切ったらもう一方を使い始める. 片側が少なくなれば発注する.

（4）在庫量調査（棚卸）

　一般的に，月末あるいは帳票の締め切り日など定期的に在庫量と品質をチェックし，食材料の受け払い簿と在庫量を照合する. 受払システムを使い，入・出庫の増減量と在庫量の変化を把握し，その数量は一致しなければならない. 帳簿と在庫量の誤差が大きい場合は原因を調査する. また，期首，期末の在庫量から原価計算期間の純食材料費を算定し，原価管理の資料とする.

5　食材料管理の評価

（1）評価の目的

　食材料費は，給食の経費のなかで人件費について最も大きな部分を占め，給食の経営を左右するほど大きくかかわる. 食材料の発注，納品，検収，保管，在庫管理に至るまでを分析し，問題点を検討することが必要である.

a　分析評価例

① 食材料費（期間内の食材料原価）の算出

$$食材料費 = (Ⓐ期首在庫金額^* + Ⓑ期間内の購入金額) - Ⓒ期末在庫金額^*$$

＊ 期首在庫金額と期末在庫金額：期間を 1 か月とすると，月初めを期首，月末を期末という. 期首から期末までを期間という. 月初めの在庫金額を期首在庫金額，月末の在庫金額を期末在庫金額という.

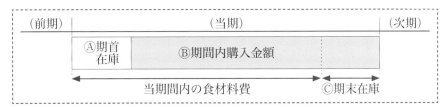

　期末には，帳簿上の在庫と現物在庫を照合し，誤差がないかチェックする. 誤差があるときは原因を検討する.

食材料費は，日別，週別，月別，食品別などの算出を行い，検討することも必要である．

② 予定献立と実施献立の価格の比較

③ 使用頻度，使用量が多い主要食品の期間中の価格変動と市場価格

④ 食品別の平均価格の比較

⑤ 発注，納品，検収，保管中の問題と改善点の検討

⑥ 取引業者の検討

⑦ 物価指数

（2）ABC 分析

食材料の価格を管理する手法として ABC 分析を応用する．ABC 分析とは，調査対象を分析し，それを ABC の 3 つのランクに分類し，調査対象の貢献度を把握する方法である．具体的には，食材料ごとに一定期間の購入金額を調べ，そこから，食材料ごとに食材料費占有比率を計算し，累積構成比率を求める．

a　累積構成比率の求め方

① 一定期間内の食材料ごとの購入金額を多い順に並べる．

② 食材料の総購入金額を算出する．

③ ①の食材料ごとの費用を②の総購入金額で除して購入金額の構成比率を出す．

④ 構成比率を順次加算して，累積構成比率を算出する．

図 3-2　　**ABC 分析**（例）

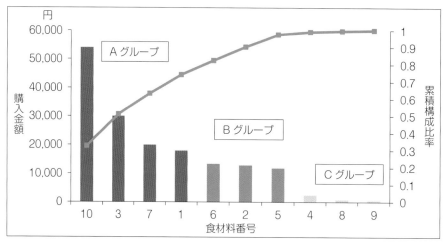

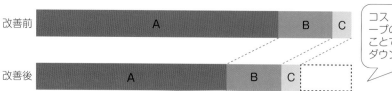

b　ABC 分析のグループ分類基準

A グループ：0 ～ 75%　（食材料番号 10，3，7，1）

B グループ：75 ～ 95%　（食材料番号 6，2，5）

C グループ：95 ～ 100%（食材料番号 4，8，9）

　累積構成比率から A グループ，B グループ，C グループの 3 つのグループに分け，A グループに分類された食材料のコストダウンをはかる．これで，食材料費を効率よく削減することができる（**図 3-2**）．

（3）食材料費の変動予測と購入価格の検討

　食材料の購入計画時に予測できない価格変動が起こり，途中で購入計画を修正することもある．常時，適正な価格で購入できたか，新聞やテレビなどから物価情報を入手・把握して比較検討し，有利な変更をする．使用食品の単価一覧表を作成し，卸売物価，小売価格，近隣給食施設の購入価格，他業者価格，消費者物価指数などの動向を把握することも必要である．

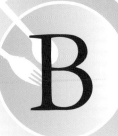

B 生産管理

1 生産管理の目標・目的

　工場などで製品をつくる（生産）ための生産管理は，経営管理における労務管理，財務管理，販売管理と並ぶ部門管理の1つであり，一定の品質と数量の製品を経済的に効率よく生産することを目標とした，管理と統制の技法として体系化されている．

　生産管理は，品質管理，工程管理，作業管理，原価管理，設備管理の内容で構成されている．生産管理の目的は，需要の3要素（製品の品質：Quality，原価：Cost，納期：Delivery）を満足させるために，生産の4要素−4M（材料：Material，機械設備：Machine，作業者：Man，作業方法：Method）を合理的に運用することであり，製品が「顧客が望む，あるいはそれ以上の品質で，計画どおりの原価で製造され，適切な時期に届けられること」を管理することが生産管理の機能である．

2 生産計画（調理工程，作業工程，生産ライン）

　調理を「料理」（製品）をつくる生産管理としてとらえ，食品（対象）を，設備機器（手段）と人（主体）を用いて料理（製品）に変換する過程を調理工程という．

　調理工程は，料理ごとの調理法を，変換過程において調理操作の種類と順序で表し，作業工程は，調理工程に時間配分，作業分担，各工程の調理作業区域，使用機器および調理操作の要点を指示したものである．炊飯の調理工程と作業工程を**図 3-3** に，作業工程表と作業動線図の例を**表 3-4**，**図 3-4** に示した．

図 3-3　　**炊飯の作業工程**〔立体炊飯器2段で10 kg炊飯の場合（1釜の炊飯は米5 kg）〕

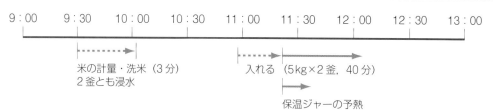

```
9：00    9：30   10：00   10：30   11：00   11：30   12：00   12：30   13：00
```

米の計量・洗米（3分）　　　　　　　　入れる（5 kg×2釜，40分）
2釜とも浸水

保温ジャーの予熱

■ 炊飯の調理工程：米の計量 →洗米 →水切り →水の計量・加水 →浸漬 →加熱 →蒸らし →盛りつけ
ポイント▶▶▶ ● 米の計量，洗米は1釜単位で行う
　　　　　　● 加熱開始は喫食開始時より逆算して決め，喫食時間により時間差で加熱する
　　　　　　● 浸水時間は，白飯の場合50〜60分程度とする
　　　　　　● 炊飯時間は，炊飯量により異なる
　　　　　　● 炊き上がる前に，保温ジャー，ライスコンテナなどをあらかじめ温めておく

表 3-4　作業工程表（例）

汚染作業　非汚染作業　　　　　　　　　　　　　　　　　　　　　　　月　　日

献立名	担当者	9：00	9：30	10：00	10：30	11：00	11：30	12：00
ごはん	A	（ハンバーグの作業準備，加熱準備）		たまねぎ，にんじん：加熱→冷却，炊飯		手洗い・手袋	盛りつけ・配食	
和風ハンバーグ	B	計量・洗米 （下処理）		肉は直接冷蔵庫から	エプロン・手袋 （加熱）	盛りつけ・配食：ハンバーグ（じゃがいも）		
	C	たまねぎ，にんじん，じゃがいも	（切込み）	（成形）	中心温度			
	D			調理着・靴交換，手洗い	手洗い手袋 （食器準備）			（清掃）
菜の花とひじきの和え物	E	（下処理）菜の花，ひじき，マグロフレーク缶	菜の花，ひじき：ゆで→冷却 手洗い手袋	加熱・冷却中心温度	（調味） （盛りつけ）	配食		
	F		調理着・靴交換，手洗い	食器，和えの準備				
茄子としめじの味噌汁	G	（下処理）なす，しめじ，ねぎ （切込み）		だし汁(加熱)・（調味） 加熱：じゃがいも		盛りつけ・配食		
	H			塩素濃度，温度 手袋				
フルーツ	I	下処理：キウイ	（殺菌・冷却）	キウイ：カット→盛りつけ・配食				

作業工程表を作成するにあたっては，献立名，担当者名，タイムスケジュール，衛生管理点が記載されていること.
※Aはごはん担当だが，下処理室での洗米をハンバーグ担当のBに付託により衛生区分移動のための衛生行動がなくなり時間短縮

図 3-4　作業動線計画図（例）

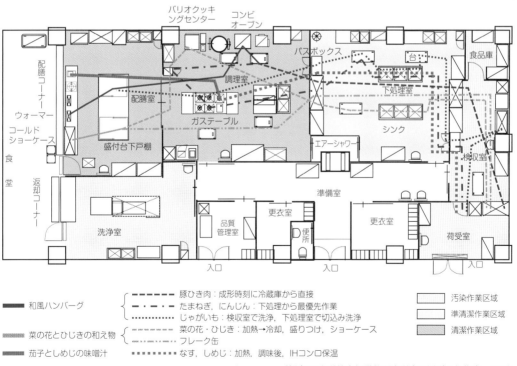

（都内 N 大学給食経営管理実習室の図面より作成，2020）

69

a 調理方法

給食施設で行われる調理方法には以下のようなものがある．

■ クックサーブ

食材料を加熱調理後，すみやかに提供する従来の調理方法である．

■ クックチル

食材料を加熱調理後，冷水または冷風により急速冷却（90分以内に中心温度3℃以下まで冷却）し，冷蔵（3℃以下）により運搬，保管し，提供時に再加熱（中心温度75℃以上，1分間以上）して提供する調理方法である．

■ クックフリーズ

食材料を加熱調理後，急速に冷凍（−18℃以下）し，運搬，保管して提供時に再加熱〔中心温度75℃・1分間（85～90℃・90秒間）以上〕して提供する調理方法である．

■ 真空調理（真空パック）

食材料を下処理し，調味料を加えて真空包装のうえ低温にて加熱調理後，急速冷却または冷凍して，運搬，保管し，提供時に再加熱〔中心温度75℃・1分間（85～90℃・90秒間）以上〕して提供する調理方法である．

■ ニュークックチル

加熱調理後，チルド状態（0～3℃）で盛りつけを行い，トレイメイク（調理した料理を盛りつけて，トレイにセットする作業）まで済ませた状態で再加熱カートに入れてチルド保存を行う．配膳時間に合わせて自動で再加熱をすることができる（**図 3-5**）．

図 3-5　ニュークックチルの流れ

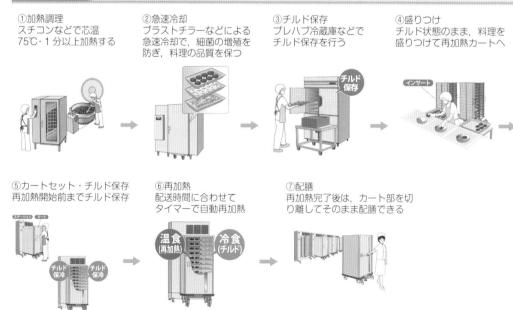

①加熱調理
スチコンなどで芯温
75℃・1分以上加熱する

②急速冷却
ブラストチラーなどによる
急速冷却で，細菌の増殖を
防ぎ，料理の品質を保つ

③チルド保存
プレハブ冷蔵庫などで
チルド保存を行う

④盛りつけ
チルド状態のまま，料理を
盛りつけて再加熱カートへ

⑤カートセット・チルド保存
再加熱開始前までチルド保存

⑥再加熱
配送時間に合わせて
タイマーで自動再加熱

⑦配膳
再加熱完了後は，カート部を切
り離してそのまま配膳できる

（資料：株式会社 AIHO）

■ セントラルキッチン＋サテライトキッチン方式

　セントラルキッチンは，決められた衛生管理のもと，食材料の処理，調理，加工に至る工程を集中的に行う．サテライトキッチンは，セントラルキッチンで調理された食事の提供を受ける施設をさす．

　複数の施設の調理を同時に行うため，品質のばらつきを抑え，安定させることができる．

b　新調理システムの作業工程

　おもな調理システムの作業工程と温度管理について**図 3-6** に示した．

　新調理システムとは，クックサーブの調理作業方法にクックチル，クックフリーズ，真空調理の手法と外部加工食品の活用を組み合わせた集中生産方式のシステムをいう．これらは，院外調理においても用いられる（p.243 参照）．メニュー・レシピの多様性に対応した調理システムで，多食種，多品目の料理が計画・生産でき，調理作

図 3-6　**おもな調理システムの作業工程と温度管理**

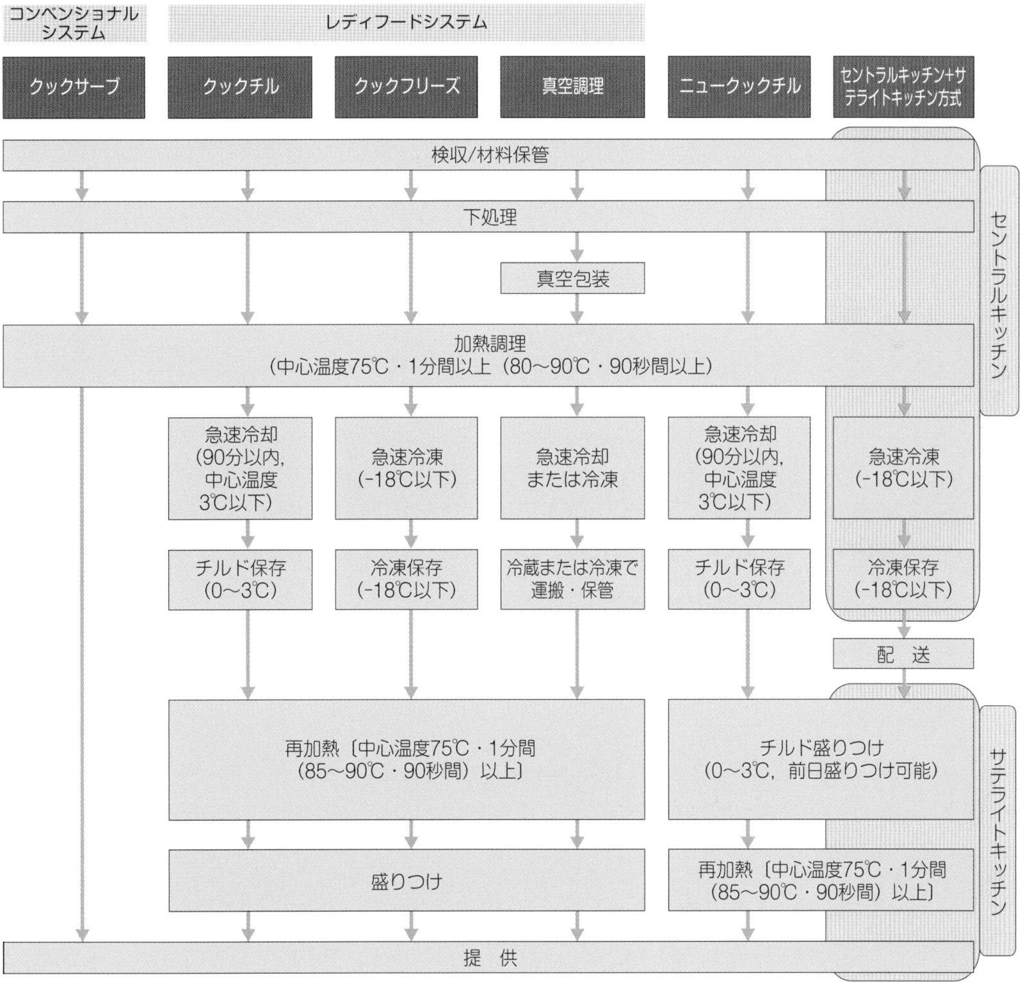

（資料：株式会社 AIHO）

業の閑忙差の解消と平準化が可能となる．また，計画・生産により食材料のムダをなくして在庫を軽減できる．さらに，エネルギーコストや人件費の削減が可能になり効率的な経営ができる．しかし，このシステムでは，従来のクックサーブとは異なった

下調理・下味つけ →調合 →加熱調理 →急速冷却 →チルド保存 →再加熱 →盛りつけ・

表 3-5　スチームコンベクションオーブンを活用した調理方法と料理例

ホットエアー 30～320℃	コンビ 30～300℃	スチーム 30～130℃
熱風だけで食材料をローストしたり，美しい焼き色をつける	熱風と蒸気の両方を利用して調理する．50段階で蒸気量の調整が可能	蒸気だけで蒸したりゆでたりする
240～280℃ とくに焼き目をつけたい料理	240～280℃ 焼き物，パサつきやすい魚の塩焼き	100～130℃ 高温蒸し
例）グラタン，脂の多い魚の塩焼き	例）ハンバーグ，鯵の開き	例）蒸し野菜，野菜の下ゆで
160～240℃ 焼き物，揚げ焼き，パン，菓子類	160～240℃ 焼き物，炒め物	98～100℃ 蒸し物全般，ゆでる
例）豚のみそ焼き，ぶりの照り焼き，フライ，ケーキなど	例）お好み焼き，鶏の照り焼き，炒飯，焼きそば	例）しゅうまい，赤飯，ういろう
100～160℃ 炒め物，乾燥，煎る	120～160℃ 煮物，炒め物，再加熱	40～98℃ 低温蒸し，真空調理
例）ソテー，野菜炒め，ラスク	例）肉じゃが，さばの味噌煮，ロールキャベツ，きんぴら	例）茶わん蒸し，プリン，温泉卵，コンポート（真空調理）

	料理名	調理モード（蒸気量）	設定温度	設定時間	1/1 ホテルパン1枚あたりの調理量
魚料理	鮭の塩焼き	コンビ（10/50）	260℃	7分	20切
	鰆の西京焼き	コンビ（10/50）ホットエアー	170℃ 200℃	4分 5分	20切
	鮭のホイル焼き	ホットエアー	220℃	15分	12切
	鯖のみそ煮	コンビ（50/50）	140℃	30分	25枚
肉料理	とんかつ（揚げ焼き）	ホットエアー	230℃	6分	10枚（80g/枚）
	鶏挽松風焼き	ホットエアー	180℃	16分	2.5kg
	ハンバーグ（生）	コンビ（10/50）	260℃	9分	20枚（80g/枚）
	タンドリーチキン	コンビ（50/50）	210℃	12分	20枚（80g/枚）
野菜料理	肉じゃが	スチーム コンビ（50/50）	100℃ 150℃	5～8分 30分	約4kg
	きんぴらごぼう	コンビ（50/50） コンビ（50/50）	160℃ 160℃	7分 15分	約1kg
	大学いも	ホットエアー	200℃	20分	約1.2kg
	野菜炒め	ホットエアー	150℃	7分	約3kg
卵・豆腐料理	スパニッシュオムレツ	コンビ（50/50） ホットエアー	150℃ 200℃	10分 3分	15人分
	プリン	スチーム	85℃	15分	容量200mLカップ27個
	豆腐ハンバーグ（冷凍）	コンビ（50/50）	230℃	8分	15個（100g/個）
	麻婆豆腐	ホットエアー コンビ（50/50）	170℃ 130℃	5分 15分	約3kg

注）料理例は各メーカーにより異なる　　　　　　　　　　　　　（資料：株式会社 AIHO）

トレイセットにおける工程管理と品質保持を必要とする．そのため，調理操作の標準化，マニュアル化が必要で，さらに厳密な温度と時間の管理が重要となる．

■ クックチル（フリーズ）システムのメリット

① 計画生産で作業を平準化できる．

② 生産性の向上，人件費の削減が可能

③ T・T〔Temperature（温度）と Time（時間）〕管理で安全な調理

④ 調理のマニュアル化で，品質の安定化と衛生管理の徹底をはかれる．

⑤ 計画的な調理により食材料コストの軽減が可能

⑥ 在庫管理の効率化（必要な時に必要な食数を適時適温で提供できる）

■ スチームコンベクションオーブンの機能と活用

スチームコンベクションオーブンは，コンベクションオーブンに蒸気が発生する装置をつけ，熱風や蒸気を利用して「焼く」，「蒸す」調理や，熱風と蒸気を同時に利用して「煮る」，「炊く」，「炒める」調理などができる，多機能な加熱機器である．これらの機能をフル活用した調理方法と料理の例を示す（**表 3-5**）．

3　大量調理の方法・技術

大量調理とは，給食システムのなかで行われる調理のことをいい，少量単位の家庭での調理や飲食店での調理とは異なった条件をもつ．給食施設の人，物，設備などの制約条件，環境条件のもとで，利用者の健康の保持・増進，疾病の回復に役立ち，喜ばれるおいしい食事を提供するために給食システムをつくり，マネジメントする．

給食システムは食事計画によってつくられ，大量調理の調理方法，調理作業量，時間などを基礎に作成される．

（1）大量調理の目標

大量調理の目標は，給食システムを効率的に運用し，献立に示された量と質の食事をつくり提供することである．給食における調理は，食数に関係なく，調理条件，施設・設備，調理時間，調理担当者，作業員数，供食方法，価格などさまざまな制約や条件のもとで行われる．施設の食事計画に基づいて作成された献立を，安全で適正な内容，すなわち栄養，味，嗜好などを満足させる食事として提供しなければならない．

（2）大量調理の特徴

大量調理は，調理学を基礎に，大量調理の過程を対象とした調理科学を，生産管理としての工程管理や品質管理に用いる知識であり，マネジメント機能である．

■ 大量調理の特徴

① 1つの料理の分量が多い．

② 大量の食品を扱うので，調理操作に要する時間が長い．

③ 調理作業の効率化のため調理担当者は共同作業を行い, 調理機器を使用する.

④ 食品の廃棄量は, 同一の食品でも規格, 季節, 調理担当者の技能, 調理機器, 調理操作の方法などにより異なる. 食品成分表に記載の数値とは異なることが多いので, 給食施設ごとに廃棄率調査を実施し, 把握しておく必要がある.

⑤ 調理操作, 調理過程, 加熱速度など少量調理とは異なる.

⑥ 調理開始から喫食までの時間が長い.

⑦ 目減り, 煮くずれ, 変色, 味など, 品質の変化や, 労働生産性, 安全・衛生面からの検討を要する.

⑧ 洗浄, 調味, 加熱などの調理操作によって食品の水分量は変化する. また, 調理時に加える水の量が加熱中の蒸発により減少する.

⑨ ゆで水に対する食材料の投入量の割合は, ゆで上がりの固さや, そのばらつきにも影響する.

⑩ 加熱調理における加熱時間の長さは, ミネラルやビタミンなど栄養成分の変化に関係する.

⑪ 加熱時の加水量や蒸発量は, 食品の種類, 調理法, 使用機器の種類や大きさ, 形, 火加減, 加熱時間などにより異なる.

(3) 大量調理の方法

料理を一定の品質に仕上げるためには, 施設の調理機器の性能や調理条件による品質の変化に対応した調理方法の標準化が必要である.

a 下調理操作の標準化

① **洗浄, 水切り**：洗浄後の付着水は, 調理操作およびでき上がりの料理の品質に影響する. 洗浄による付着水量をできるだけ少なくする方法と時間を検討する.

② **切截方法と廃棄量**：発注量の算定や予定配食量の管理のためにも廃棄量をできるかぎり少なくし, 調理作業の標準化を行う.

③ **調味（下味）操作**：調味料の浸透は, 調味料の濃度, 食品成分, 組織, 切り方などによる表面積および温度の影響を受ける. したがって, 調理操作単位（処理量）, 調味順序, 調味時間などを統制する.

b 加熱調理の標準化

① **ゆでる**：ゆで物の加熱機器は各種ある. 機器の種類はゆで水が沸騰するまでの時間と食材料投入後再沸騰までの時間に関係し, 再沸騰までの時間は, ゆで水の量と食材料の投入量によって異なる. 施設の加熱機器の種類に対して, ゆで水の量と1回にゆでる量を決めて標準化する.

② **煮 る**：煮物の標準化は, 加熱機器および1回の処理量に対して, 煮汁の量, 調味や撹拌の時期, 余熱を含めた加熱時間を決めて行う.

③ 蒸　す：料理ごとに 1 個の分量（大きさ），加熱する分量（天板の数）に対して，加熱温度と時間を標準化する．伝熱量は温度差によって決まるので，加熱温度は加熱最終温度よりも高くする．

④ 炒める：強火で短時間に仕上げる．炒め上がりの重量減少を少なくすることを目標に，作業能率の可能な範囲で，熱源と鍋の大きさ（熱容量）に対して 1 回に炒める量を決める．

⑤ 焼　く：焼き物機は各種ある．加熱の原理，熱源の種類などによって加熱能力が異なるので，加熱温度や時間などの条件設定は機種ごとに検討しておく．料理の種類により品質基準が異なるが，加熱温度と加熱時間が料理の品質に影響する．

⑥ 揚げる：揚げ物のおいしさは，揚げ油と食品および衣の水分の交替が行われる温度管理の影響を受けるため，揚げ油の量，設定温度，投入量を標準化する．

⑦ 炊　飯：大量炊飯の標準化のポイントは，以下のとおりである．
- 炊飯量；炊飯時間に関係し，釜の上・下層部の飯の品質に差が生じるので，釜の炊飯容量の 60 ～ 70％がよい．
- 洗米量と洗米時間；栄養成分の流出や砕米率，炊き上がりの飯の品質に影響するので，洗米時間は 3 ～ 4 分を限度にする．
- 加水量；飯のやわらかさ（倍率）に蒸発量を加えた量にする．
- 浸漬時間；1 ～ 2 時間
- 加熱時間；自動炊飯の加熱時間は，温度調節のためのセンサーにより火加減が制御されるので，炊飯量により異なる．

⑧ 汁　物：火加減と加熱時間を標準化したうえで調理工程の蒸発量を予測し，水量を決める．

c　味つけの標準化

料理の品質基準の構成要素として味（塩味，甘味，酸味，苦味，うま味）がある．同じ料理でも人によって適切な味の濃さは異なり，ほかの料理の味との関連でも異なるというむずかしさがある．

大量調理では，調理操作の過程で重量変化が少量の場合と異なることや，付着水などの処理の仕方により，調味するものの重量が変わることがある．そのため，つねに一定の味に仕上げるためには味を数量化する必要がある．

大量調理では，塩，砂糖，酢などについては調味パーセントで味を予測し，実際の料理では重量で計量する．

調味パーセントとは，食材料の重量に対する調味料の割合を表したものである．おもに塩分と糖分の割合を表すことが多いが，油や酢，小麦粉，かたくり粉，だし汁などについても覚えておくとよい．調味パーセントの数値は，料理に使う食品の種類や量などに変更があっても応用することができるが，何に対して計算されているのか，基準設定を知ったうえで使わなければならない．

表 3-6 に調味パーセントの算出基準と，よく使用される調味パーセント例を示した．

表 3-6		調味パーセント（例）					
	料理名	塩分(%)	糖分(%)		料理名	塩分(%)	糖分(%)
飯物	炊き込み飯	0.5～0.8	2～3	炒飯		0.8	
	すし飯	0.5～0.8					
汁物	実だくさんの汁	1		スープ		0.5～0.6	
	実の少ない汁	0.8					
焼き物	魚の塩焼き	1		豚肉の鍬焼き		2	3
	魚のムニエル	0.8～1		豚肉の生姜焼き		1.3～2	1.1～3
	魚の照り焼き	2	3	ハンバーグ		0.6～0.8	
	鶏の照り焼き	1.3	3	ミートローフ		0.6～0.8	
煮物	青背魚の煮付け	2.5	1	乾物の煮物		2～3.5	10～15
	白身魚の煮付け	2	2～3	人参のグラッセ		0.5	1.5～2
	鯖の味噌煮	2.5	6～8	じゃが芋の炒め煮		0.8～1.2	0.5～1
	里芋の煮付け	1.5	5～7	さやえんどうの卵とじ		0.8～1.2	3～4
	いりどり	1.5	5～7	酢豚		1.2～1.5	5～7
	青菜の煮浸し	1.2	1	おでん		1～1.2	0.5～1.5
	南瓜の甘煮	0.6	1.1	シチュー		0.6	
その他	野菜の炒め物	1～1.3		サラダ		0.5	
	浸し物	1		野菜の即席漬け		1～2	
	茶わん蒸し	0.6～0.8					

■ 計算方法（例）

◎ 食材料の重量 5 kg，調味パーセント塩分 0.7%の場合

[計算例]①

食材料の重量(g) × 調味パーセント /100 = 調味料の重量(塩分)

→　5,000 × 0.7/100=35(g)

[計算例]②

0.7% = 0.007　食材料の重量(g) × 0.007

→　5,000 × 0.007 = 35(g)

◎ 濃口しょうゆに換算した場合の調味料の重量

[計算例]①

食塩相当量を 14.5%として

調味料の重量(塩分)/濃口しょうゆの食塩相当量×100

= 濃口しょうゆの重量

→　35/14.5 ×100 = 241(g)

[計算例]②

食塩相当量 14.5%　→　100g に対して 14.5g

$100 : 14.5 = x : 35$

$14.5\,x = 100 × 35$　　　　　$x = 3,500/14.5 = 241$(g)

＊各調味料の含有塩分量は，食品成分表「食塩相当量」を確認する

■ 食材料の重量

炒飯など………………………飯の分量

炊き込みご飯……………………具と飯または具と米

汁物や汁気が多い煮物…………だし汁の分量

乾物……………………………戻した重量

野菜など………………………廃棄量を除いた正味重量

煮上がりに汁気がない煮物……全食材料の重量

煮上がりに煮汁が残る煮物……全食材料とだし汁（スープ）の重量

和え物やサラダ…………………全食材料の重量

ソース類………………………でき上がり重量

揚げ物，焼き物…………………生の重量

■ 塩分，糖分の換算

塩分は塩を基準として，ほかの調味料が塩と同じ塩分をどれだけ含むか，糖分は砂糖を基準として，ほかの甘味料が砂糖と同じ糖分をどれだけ含むかにより使用量が変わる．

4　工程管理

所定の品質，原価，数量の製品を，所定の納期までに生産するために，施設内の生産資源を総合的に統制し，経済的な生産を実施するための管理活動を工程管理という．

給食における調理工程は，下処理としての洗浄，切截，成形，浸漬，混合，冷却，下調味などの調理操作，および主調理としての焼く，揚げる，煮る，炒める，蒸すなどの加熱調理操作と，和える，調味する，盛るなどの整える調理操作がある．

大量調理では，調理操作ごとに目標を決めて調理の方法，手順を整理し，調理の標準化を行う．

■ 調理の標準化

① 調理操作の要点をおさえたうえで，大量に食品を扱うことによって起こる調理過程の現象を把握する．

② でき上がりの分量，味の濃度，外観，風味，うま味，供食温度，テクスチャーなどで示した料理の品質基準をつくる．

③ 調理操作ごとの衛生・安全基準を組み込む．

④ 調理機器の機能の標準化と，調理担当者の技能・技術の標準化を行う．

⑤ 調理操作の順序の標準化を行い，それぞれの調理操作の作業量，時間，労力の予測を立てる．

5 提供管理

配膳とは，でき上がった料理を食器に盛りつけることであり，配食とは，1食分を
トレイにセットして利用者に提供するまでの工程をさす．

配膳方法には，中央配膳，パントリー配膳（病棟配膳），食堂配膳などがある．また，
サービスの面からみて，配膳と下膳を利用者が行うセルフサービス，提供者が行うフ
ルサービス，一部を利用者が行うハーフセルフサービスなどがある．

■ 配膳における注意点

・手順を決め，効率的に配膳を行う．
・料理に合った食器を使い，分量を均等に盛りつける．
・彩りを考え，立体的に盛りつけるとおいしくみえる．
・配膳担当者の衛生管理を徹底して行う．

配膳・配食システムにおいては，適切な衛生管理や時間管理，温度管理を行い，利
用者へのサービスと配膳作業の効率化を目標とする．生産システムとの関連のうえで
給食の運営計画の根幹となり，必要な施設・設備，作業人員を決める大きな要因とな
る．供食時刻に合わせて調理工程を組む生産システムが一般的であったが，個人対応
の多様な料理を効率的に調整する必要から，集中的に調理した料理を冷蔵または冷凍，
真空包装し，供食時に再加熱する新調理システムが導入されてきている．

適温で供食するためには，料理のでき上がり温度，配食による温度変化，保管温度
と品温，温度保持による食味の品質劣化，盛りつけ後の時間経過による温度変化につ
いて実態を把握することから始まる．その実態をふまえて保管機器や食器の選定，保
管温度の設定，配食・配膳作業の方法の対策を行う．

■ 適温供食のための具体策

① 料理のでき上がり時刻を目標とした調理工程計画を立てる．
② 作業の能率と保管機器の温度管理の検討を行った配食中の温度管理をする．
③ 配膳中の温度変化を予測した作業方法の検討と，保温冷の対策を考慮した温度
   管理をする．
④ 作業員に対し適温サービスに関する意識教育を行い，配膳・配食作業の能率化
   をはかる．

6 廃棄物処理

調理作業に伴い，野菜くずや食べ残しなどの厨芥や各種ゴミ類が大量に廃棄される．
これらは，可燃ゴミ，不燃ゴミ，資源ゴミなどに分別し，適切な方法で迅速に処理す
る．廃棄物の処理の際には，地球環境問題を考慮し，資源ゴミのリサイクル，汚臭や
汚液の処理方法，保管場所などの環境整備を遂行しなくてはならない．

■ ISO14000 シリーズ

ISO14000 シリーズは，環境マネジメントシステムの国際規格である．現在，環境

表 3-7	調理作業の分類	
分　類	作業の特徴	作業内容
主体作業 / 主作業	・調理作業に直接かかわる作業 ・生産価値を生み出す作業	○食材料や料理に直接触れる作業 ・下処理作業（皮をむく，切る） ・食材料の洗浄・調味料の計量 ・加熱作業（鍋・釜・焼物機・揚物機など） ・仕上げ作業（調味・計量・盛りつけ）
主体作業 / 付随作業	・主体作業に付随する作業で，主作業の前後に規則的に発生する作業 ・主作業に間接的にかかわる（補助する）作業	○調理操作のための食材料や器具の準備・移動運搬 ・主作業のための（食材料の）移動運搬 ・調理操作のための機器類の準備 ・加熱機器の余熱準備
付帯作業 / 準備作業	・主体作業前に不規則に発生する作業 ・作業前の準備，段取り，運搬などの作業 ・生産に直接かかわらない作業	○作業前の準備作業 ・器具の準備 ・調理台の消毒などの準備 ・保管庫からの食材料の運搬
付帯作業 / 後始末作業	・主体作業後に不規則に発生する作業 ・作業後の後始末（後片づけ）作業 ・生産に直接かかわらない作業	○作業後の後始末作業 ・作業場所の後片づけ ・調理室の清掃・機械器具の洗浄 ・食器具の洗浄

注）作業の分類が明確には規定されていないため，施設によっては異なる場合もある.

問題は国家間の重要な課題であり，国や自治体，企業にも対策が求められている．給食施設においても ISO14000 を取得し，ゴミの分別や削減，リサイクルの活用，省エネルギーの調理機器の使用などに取り組む企業が出てきている.

また，世界の目標とされている「SDGs」（p.238 参照）にも，環境保護という共通目的がある．そのため，ISO14000 シリーズと SDGs を同時運用することで，よりよい環境活動を行うことができる.

7　生産管理の評価

生産管理における評価は，食材料が製品（料理）となるプロセスと，作業の人的要素の両面から分析して行う．生産性やシステムの検討，製品の品質，利用者の反応などについてもあわせて問題点を分析し，改善の資料とする.

評価の方法として，重量調査，温度調査，作業動線調査，作業時間調査などがあげられる．具体的には，献立，作業計画，調理工程，調理機器の使用，調理担当者の技術，作業時間などを分析し，評価する．供食された料理の美観，味，重量，温度など利用者からの評価についても考慮する．なお，作業時間調査（タイムスタディ）による作業区分別の労働生産性の算出は，適正人員や適正作業時間，機器の効率稼働の評価とともに経済性，調理作業の標準化，従業員教育などの資料にもなる.

また，生産管理の評価を行う指標のひとつとして，調理作業管理における作業内容の分類がある．作業内容には，調理従事者が食材料を料理に変えていく主体作業と，主体作業の前後に不規則に発生する付帯作業がある（**表 3-7**）.

第4章
給食の安全・衛生管理

《本章で学ぶべき事柄》
安全な給食の提供のために食品の購買，調理および食事の提供に至る全工程での衛生管理は，重要なプロセスである．給食に関わる各工程において衛生上の重要な管理点を把握し，通常業務のなかで衛生管理に配慮した運営をねらいとする．

安全・衛生管理	安全・衛生管理	飲食に起因する危害の発生防止
	関係法規	食品衛生法，大量調理衛生管理マニュアル
	飲食起因の健康障害	食中毒（細菌性，ウイルス性，原虫等，自然毒，化学物質，アレルギー）
	危機管理対策	インシデント，アクシデント，ハインリッヒの法則
	食品事故発生時の対応	保健所への通報，患者数・症状の確認と対応，検体の確保（献立表，検収簿，保存食，作業動線）
	HACCP システム	HACCP の概念，12手順と7原則，重要管理事項
	従事者の健康・衛生管理	衛生教育，健康診断，細菌検査，作業中の衛生点検
	食品の衛生管理	献立作成，食材料の購入・保管，食材料の取扱
	施設・設備の衛生	作業区域，清潔保持，保守点検
	安全・衛生管理の評価	チェックリストによる評価，食品衛生監視表

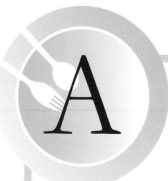

安全・衛生管理の概要

　特定給食施設の給食は，利用者から栄養性，嗜好性，機能性，審美性，季節性，簡便性，経済性などに富む内容が期待されている．しかし，これら諸種の性質は，何よりも「安全性，衛生性」が前提条件である．すなわち，食中毒，異物，寄生虫，アレルギーなどの飲食に起因する，衛生上の危害の発生を防止することである．また，調理関係従事者に対しては，業務中のやけど，切り傷，転倒などによる打撲，骨折などの労働安全衛生上の諸施策を順守して，業務に関係する健康障害の発生を未然に防ぎ，給食経営管理を効率的に遂行する．

　安全・衛生管理の目的は，利用者にとって適切な栄養量と嗜好などをみたしつつ，食品衛生上安全な給食を提供しながら，食中毒などの事故を未然に防止することである．そのためには給食業務全般において，人，食品，施設・設備に衛生上の管理体制が確立されていることが大切である（**図 4-1，4-2**）．

1　安全・衛生管理と関係法規

　わが国では，数年来，腸管出血性大腸菌 O157：H7 食中毒事件，遺伝子組換え食品の表示問題，BSE 問題，HACCP 認証工場製品による大規模食中毒事件，指定外添加物の不正使用事件，食品の虚偽表示事件，生肉食中毒問題，非加熱製品によるノロウイルス食中毒事件などの各種の食品衛生問題が相次いで発生した．

　食に関する不安，不信を取り除き，飲食起因性の健康障害の発生を未然に防止し，国民の健康の保持・増進をはかるためにさまざまな法律が制定されている．

　特定給食施設の調理関係従事者は，とくに，食品衛生法の法令，通知，ガイドラインのうち「大量調理施設衛生管理マニュアル」を理解し，実践できるようにしておくことが重要である．

2　飲食起因性の健康障害の概要

　特定給食施設で大規模食中毒が発生すると，給食経営管理は破たんし，給食を維持・管理している経営母体の業務も多大の影響は免れない．特定給食施設において健康障害が発生する可能性，あるいは，発生した場合の被害の規模，障害の性質，程度などを考慮すると，細菌やウイルスなどの微生物危害に最も注意を払う必要がある．給食施設は，微生物の増殖にとって不可欠な食品（栄養素），水分が豊富で，室内温度

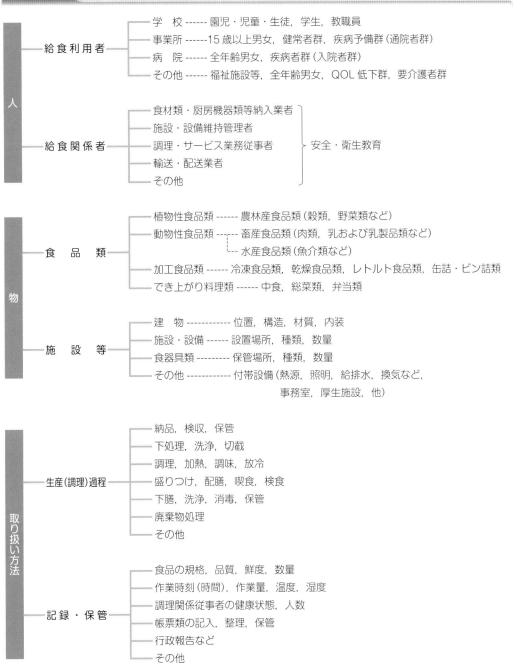

図 4-1　安全・衛生管理の対象（例）

人

├ 給食利用者
│　├ 学　　校 ------ 園児・児童・生徒，学生，教職員
│　├ 事業所 ------15 歳以上男女，健常者群，疾病予備群（通院者群）
│　├ 病　　院 ------ 全年齢男女，疾病者群（入院者群）
│　└ その他 ------ 福祉施設等，全年齢男女，QOL 低下群，要介護者群
│
└ 給食関係者
　　├ 食材類・厨房機器類等納入業者 ┐
　　├ 施設・設備維持管理者
　　├ 調理・サービス業務従事者 ├ 安全・衛生教育
　　├ 輸送・配送業者
　　└ その他 ┘

物

├ 食　品　類
│　├ 植物性食品類 ------ 農林産食品類（穀類，野菜類など）
│　├ 動物性食品類 ------ 畜産食品類（肉類，乳および乳製品類など）
│　│　　　　　　　 ┈ 水産食品類（魚介類など）
│　├ 加工食品類 ------ 冷凍食品類，乾燥食品類，レトルト食品類，缶詰・ビン詰類
│　└ でき上がり料理類 ------ 中食，総菜類，弁当類
│
└ 施　設　等
　　├ 建　　物 ----------- 位置，構造，材質，内装
　　├ 施設・設備 ------ 設置場所，種類，数量
　　├ 食器具類 --------- 保管場所，種類，数量
　　└ その他 ----------- 付帯設備（熱源，照明，給排水，換気など，
　　　　　　　　　　　　　　　　　事務室，厚生施設，他）

取り扱い方法

├ 生産(調理)過程
│　├ 納品，検収，保管
│　├ 下処理，洗浄，切截
│　├ 調理，加熱，調味，放冷
│　├ 盛りつけ，配膳，喫食，検食
│　├ 下膳，洗浄，消毒，保管
│　├ 廃棄物処理
│　└ その他
│
└ 記　録・保　管
　　├ 食品の規格，品質，鮮度，数量
　　├ 作業時刻(時間)，作業量，温度，湿度
　　├ 調理関係従事者の健康状態，人数
　　├ 帳票類の記入，整理，保管
　　├ 行政報告など
　　└ その他

も食中毒起因菌，経口 3 類感染症菌，衛生害虫などにとっては好適な温度帯（15 〜 40℃）といえる．

　飲食起因性の健康障害を防ぐためには，食中毒などの発生原因となり得る危害要因を知り，事故の引き金にならないよう対策を万全に整えて実施することが重要である．

図 4-2　　大量調理施設の衛生管理上のポイント

大 量 調 理 施 設：本図においては，次のいずれかの要件を備えた施設をいう．
　　　　　　　　　　① 一時に多種類または大量の食品を取り扱い，弁当や給食を調製している．
　　　　　　　　　　② 食品の仕入れから下処理，調理・加工にいたる作業を分担して行い，各作業工程が組織化さ
　　　　　　　　　　　れている．
運営管理責任者：実際に施設を運営，監督し，施設の総括的な管理を行う責任者をいう．たとえば，学校給食施
　　　　　　　　　　設の場合は学校長または共同調理場長をさし，事業所などでの委託による給食の場合は，調理
　　　　　　　　　　業務を請け負った業者をさす．
衛 生 管 理 者：食品衛生責任者など，衛生知識を十分にもち，調理施設の作業現場において，食品衛生の分野
　　　　　　　　　　を総括的に管理する人をいう．
調 理 従 事 者：食品の仕入れから，保管，下処理，調理・加工，配食の各作業で，直接食品を取り扱う者をいう．

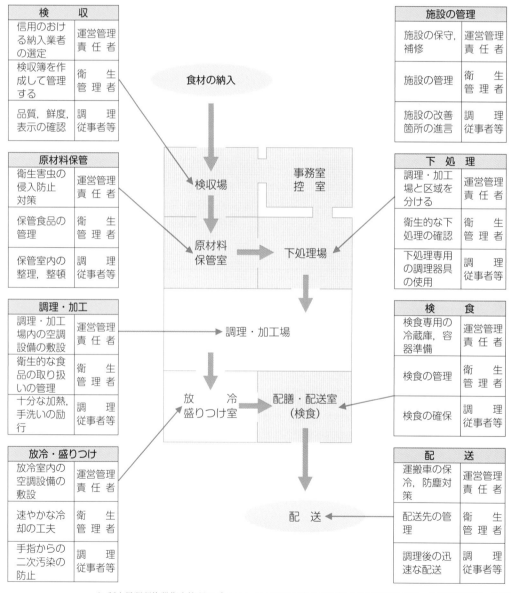

（4訂大量調理施設衛生管理のポイント HACCP の考え方に基づく衛生管理手法，中央法規出版，2011）

3　危機管理対策

特定給食施設において，事故が発生しないように給食運営を行うことはいうまでもないが，現実に発生している，あるいは将来発生するかもしれない事故に対して，つねに危機管理（リスクマネジメント）が必要である．

（1）インシデントとアクシデント

インシデントとは，ヒヤリ・ハットともよばれ，実際の事故には至らなかった，未然に防ぐことができた事例のことである．具体的な例として，①給食利用者には実施されなかったが，もし実施されていた場合には何らかの被害が予測される場合，②給食利用者には実施されたが，結果的には被害がなく，またその後の観察も不要であった場合，などがあげられる．

アクシデント（事故）とは，実際に起こってしまった食中毒やけが，異物混入などの事例である．アクシデントが発生する前には，必ず原因とアクシデントに至る過程があると考えられる（**表 4-1**）．

予測される人的エラーによるインシデントもしくはアクシデントに対して，日ごろから，①安全管理体制の構築，②スタッフへの危機管理教育・研修の実施，③危機管理に対する PDCA サイクルの実施，④事故対応のマニュアル化，⑤安全文化の啓蒙，などに努めなければならない．

表 4-1　給食におけるインシデントおよびアクシデントの事例

	ケース	事例	改善策（例）
インシデント	①利用者には実施されなかったが，もし実施されていた場合には何らかの被害が予測される場合	青魚アレルギー患者 A のトレーに，患者 B の鯖の味噌煮が配膳されたが，患者 A へ届ける前に介護者が気がついた（配膳間違い）	トレーの色をほかの患者と分けるなどわかりやすくする．複数の担当者で確認する．禁止食材料の情報共有を徹底する
		和え物の中にビニール片が混入していたが，盛りつけ担当者が気がついた（異物混入）	包装材などの開封時は，切れ端などに注意し，目視しながら別容器に移し替える
	②利用者には実施されたが，結果的には被害がなく，またその後の観察も不要であった場合	牛乳アレルギー患者 A のトレーに，患者 B の牛乳が配膳されたが，患者 A が気づいて看護師に問い合わせた（配膳間違い）	トレーの色をほかの患者と分けるなどわかりやすくする．複数の担当者で確認する．禁止食材料の情報共有を徹底する
		賞味期限切れのドレッシングを提供してしまったが，食中毒は発症しなかった（食材料の不具合）	在庫している食品の賞味期限を明確にするチェックリストを作成する．給食提供前に再確認を行う
アクシデント	実際に起こってしまった食中毒やけがなど	食物アレルギー児童へ禁止食材料が含まれる料理が提供され，児が死亡してしまった（禁止食対応間違い）	トレーの色をほかの患者と分けるなどわかりやすくする．複数の担当者で確認する．禁止食材料の情報共有を徹底する
		調理器具の部品である金属ナットが破損し，料理に混入したまま提供され，利用者の歯が欠けてしまった（異物混入）	調理器具の点検用チェックリストを作成し，作業開始前の確認を徹底する

（2）インシデント・アクシデントレポート

　インシデントとアクシデントについて，情報収集，分析対策立案，フィードバック，評価をするためにレポート（報告）する．このレポートは，事故の犯人を探すためではなく，リスクを特定して事実を明確に記し，再発を防止するためのものである．記入には，５Ｗ１Ｈ〔Who（誰が），What（何を），When（いつ），Where（どこで），Why（なぜ），How（どのように）〕を含めて，事実を丁寧に記載する．

　インシデント・アクシデントレポートは，集計・分析し，事象・事故の件数や傾向を把握する資料として活用する．いつ，どこで，どのような場合に，どのような理由で発生する頻度が高いかを分析し，その結果を施設内の誰もが共有できる環境にしておくことが大切である．インシデントまたはアクシデントが起こった際の気づき，最終的にどうすれば防げるのか，発生原因の究明により，発生対策と予防の方法の立案に役立てる．

（3）ハインリッヒの法則

　ハインリッヒの法則とは，ハインリッヒ（Herbert William Heinrich）が潜在的有傷災害の頻度に関するデータを分析した結果，人間の起こした同じ種類の330件の災害のうち，300件は無傷で，29件は軽い傷害を伴い，1件は報告を要する重い傷害を伴っていることが判明した．事故や災害を未然に防ぐためには，ヒヤリ・ハットの段階での対処が重要である（**図4-3**）．

図4-3　　ハインリッヒの法則

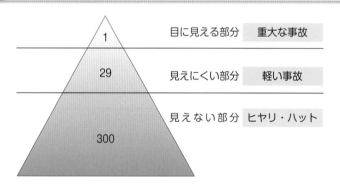

4　食品事故発生時の対応

　1事件当たりの患者数が500人を超える大規模食中毒事件は，例年数件発生している．飲食を起因とする事故は，規模の大小，被害程度の重軽，時期（時間），場所などを問わず，つねに発生する危険性が潜在することを認識しておくべきである．

■ 食品事故に際しての危機管理

① 食材料，保存食の保存状況の確認

② 食中毒発生前 2 週間の献立表の確認

③ 食材料の納入状況の確認（検収記録簿）

④ 納入業者の一覧表を用意

⑤ 二次発生の防止措置

⑥ 給食従事者の衛生点検表と健康状態の確認

⑦ 保健所の対応

⑧ 業務停止の対策

⑨ 納入業者への納入停止の連絡

■ 食中毒発生時の対応

① 保健所への通報

食中毒が発生した場合，施設の責任者は状況を確認し，保健所に通報する．

食中毒患者またはその疑いのある者を検診した医師は，食品衛生法第 58 条〔届け出事項〕食品衛生法施行規則第 72 条により，最寄りの保健所に 24 時間以内に文書，電話または口頭により届け出る義務がある．

② 患者数，症状，喫食物などの調査

給食人員と患者数，患者の症状（初期症状，下痢や嘔吐の回数，症状の程度など）を把握し，記録する．給食従事者に下痢，化膿性疾患などの有無を確かめ，あればただちに就業を停止し，検便，健康診断を実施する．また，48 時間以内の喫食状況を調査する．

③ 原因の特定

保存食を保健所に提出するとともに，食事から患者の共通食品を見いだし，喫食状況調査から原因食品を推定し，検便や保存食の検査結果などと対比して原因を特定する．

④ 対策

原因食品が，いつ，どこで汚染されたか，食材料の入手経路から供食されるまでに問題点がなかったか調査し，対策を講ずる．

図 4-4　食中毒の届出の流れ

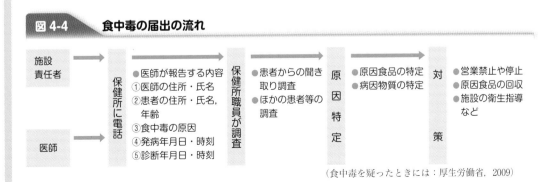

（食中毒を疑ったときには：厚生労働省，2009）

B 安全・衛生管理の実際

1 HACCP

（1）HACCP システム

食品衛生法等の一部を改正する法律（2020 年 6 月 1 日施行）により，原則としてすべての食品等事業者に，一般的衛生管理に加え，HACCP に沿った衛生管理の実施が求められた．この HACCP の制度化により，大量調理施設は，各業界団体が作成する手引書を参考に，簡略化されたアプローチによる衛生管理を行う "HACCP の考え方を取り入れた衛生管理" の対象施設と分類されている．

① 「一般的な衛生管理に関すること」および「食品衛生上の危害の発生を防止するために特に重要な工程を管理するための取り組み」に関する基準に基づき衛生管理計画を作成し，食品等の取り扱いに従事する者および関係者に周知徹底を図ること

② 必要に応じて，清掃・洗浄・消毒や食品の取り扱いなどについて，具体的な方法を定めた手順書を作成すること

③ 衛生管理の実施状況を記録し，保存すること

④ 衛生管理計画および手順書の効果を定期的に検証し，必要に応じて内容を見直すこと

以上のことを行うことが制度化されている．

a HACCP システムの概念

HACCP とは，Hazard Analysis and Critical Control Point（危害分析重要管理点）の略で，この概念は，1960 年代に開始された米国の宇宙開発計画（アポロ計画）における宇宙食の開発にあたって，高度に安全性を保証するシステムとして米国航空宇宙局（NASA）などが中心となって策定したものである．HACCP の 12 手順 7 原則を**表 4-2** に示した．

HACCP システムとは，「最終製品の検査によって製品の安全性を保証しようとするのではなく，製造における重要な工程を連続的に監視することによって，ひとつひとつの製品の安全性を保証しようとする衛生管理手法」といえる．

b 一般的衛生管理プログラム

HACCP システムによる衛生管理を効果的に機能させるには，施設設備の衛生管理や保守点検が行われていることが必要であるため，一般的衛生管理プログラム（PP：

表 4-2　HACCP の 12 手順 7 原則

手順・原則	内　容
0　経営者のコミットメント	経営者による HACCP 導入の意志表示およびコミットメントが重要である
1　HACCP チームの編成	製品についての専門的な知識と技術を有する者，機械・設備の専門家等をメンバーとするチームを編成する このチームが以下の作業を行い HACCP プランを作成する
2　製品についての記述	原材料リストおよび製品説明書（名称および種類，製品の特性，包装形態等を作成する
3　意図される用途の確認	製品使用者・使用方法を予測し，危害分析時に考慮する
4　フローダイアグラム等の作成	原材料の収受から製品の出荷までの工程についての製造工程図，施設内の施設設備の構造，製品などの移動経路を記載した施設の図面，それらにかかわる機械器具の性能，作業の手順，製造加工上の重要なパラメータについて記載した標準作業手順書を作成する
5　作業現場確認	手順 4 で作成した製造工程図，施設の図面および標準作業手順書について，作成したものに誤りや不足はないか，製造現場において実際の作業内容と矛盾はないか確認する
6　危害（HA）分析 　（原則 1）	原材料から製品出荷までの工程のなかから発生する恐れのある危害について，危険度（risk）ならびに重篤度（severity）を評価し，それを制御するための措置を明らかにする 原因物質：微生物（生物的），化学物質（化学的），異物（物理的）など 危害要因：汚染，混入，残存，産生，生存など
7　重要管理点（CCP）の設定 　（原則 2）	どの工程を注意すればよいか，手順，操作段階で重点的に管理する点を設定する 温度：加熱，解凍，冷却，保管 時間：保管・保存（食材料，下処理食材料，料理）
8　管理基準（CL）の設定 　（原則 3）	工程の重要管理点について，どのような基準や目標で衛生管理状態を判断すればよいか管理基準を決める 管理基準・許容限界：温度，時間，色，におい，pH，圧力，流量など
9　モニタリング方法の設定 　（原則 4）	管理基準をどのような方法で判断するのか，モニタリングの方法を決める 管理基準を満たしているかどうか，誰にでも簡単に短時間で判断できる方法を採用する 誰が（担当者），何を，いつ（頻度），どのようにして，を決める
10　改善措置の設定 　（原則 5）	管理基準から外れていることがわかったら，どのように対応するか改善措置を決める 担当者，回収，廃棄など
11　検証方法の設定 　（原則 6）	HACCP プランどおり衛生管理が行われているかどうかを確認するための検証手順を決める 手順確認には，何を，どのようにして，いつ（頻度），誰が（担当者），を決める
12　記録の維持・管理方法の設定 　（原則 7）	モニタリング，改善措置，検証の結果等の記録の維持管理方法などを決める 記録文書には，HACCP にかかわるすべてのことを記録する 文書名，記録様式や保管方法も決める

Prerequisite Program）が順守されていることが前提である．

　それぞれのマニュアル「衛生標準作業手順書」（SSOP：Sanitation Standard Operation Procedure）を作成し，それに従って管理を行う．

■ 一般的衛生管理プログラム

① 施設・設備の衛生管理

② 施設・設備，機械・器具の保守管理

③ ネズミ，昆虫の駆除

④ 使用水の衛生管理

⑤ 排水および廃棄物の衛生管理

⑥ 従事者の衛生管理

⑦ 従事者の衛生教育

⑧ 原材料の受け入れ，食品などの衛生的な取り扱い

⑨ 製品の回収プログラム

⑩ 製品の試験・検査に用いる機械器具，設備などの保守管理

　一般的衛生管理プログラムは，適正製造基準と衛生管理作業基準から成る.

（2）大量調理施設衛生管理マニュアル

　1997年，食中毒の発生防止を目的として厚生労働省は「大量調理施設衛生管理マニュアル」（最終改正：平成29年6月16日）を作成した（**資料編** p.278 参照）.HACCP概念を導入し，食材料の購入から盛りつけまでの重要管理事項を示し，それらの点検・記録を行うとともに，改善が必要な場合，適切な措置を講じることが重要であると述べている.おもな項目として調理などの過程における重要管理事項があり，それらの項目の点検を行う点検表を示している.

（3）作業区分別HACCPの計画

　給食施設におけるHACCPの重要管理事項を，作業区分別に**表 4-3** に，HACCPの考え方を取り入れた調理工程における衛生管理ポイントを**表 4-4** に示した.

2　給食関係従事者の健康・衛生管理

（1）人に対する衛生教育

　給食関係従事者の健康・衛生管理は，労働安全衛生法に規定されている.同法は，業務内容の変化に即応した健康障害防止対策の展開と，より快適な職場環境の形成をめざしている.

a　給食管理者の衛生教育

　給食施設における給食で最も留意しなければならないのは，衛生上の安全である.施設・設備管理者は，調理量に対して十分な人員の確保など給食への理解と認識を深め，給食施設・設備の改善・整備を推進するとともに，その衛生管理を強化し，給食従事者の衛生思想を高めることである.したがって，施設に合った衛生管理の年間計画を立て，事故が発生した場合を想定し，危機管理体制を周知徹底しておくよう給食従事者を教育する.

表4-3		給食施設における HACCP の重要管理事項		

	重要管理事項	想定される危害	管理基準の設定・監視	改善措置
汚染区域	食材料購入 納入 検収	食材料　汚染物質 　　　　異物混入 　　　　腐敗 業者・容器を介して の汚染	使用食材料の選定 業者の選定 配送時の温度管理 食材料別の検収基準 専用容器への入れ替え	返品 廃業 業者の指導 契約内容の見直し 担当者の教育
	食材料保管 出納・整理	細菌増殖 品質劣化（腐敗） 損耗	保管温度の管理 保管期限の管理 保管場所の区分化 害虫の侵入防止措置	廃棄 温度調整 保管設備の整備
	下調理 　洗浄・消毒 　切截・浸漬 　成形	汚染物質の残存 二次汚染（手指，器 具など）	調理区分の明確化 器具類の区分と清潔 食材料別の洗浄・消毒 手指の清潔保持	再洗浄 再消毒 手指のチェック 設備の見直し
	解凍	菌の残存・増殖 品質劣化 混合による相互汚染	食材料別解凍方法（温 度，時間）の基準 解凍後の保管方法	廃棄 再解凍 方法の見直し
準清潔区域	加熱処理 　蒸す，煮る 　焼く 　炒める 　揚げる 　汁	菌の残存 加熱後の手，容器に よる汚染 不良食品（油・調味 料）の混入 品質劣化	調理別温度・時間の設 定 品温設定，官能検査 手指の清潔保持 器具の清潔保持 油などの鮮度チェック	廃棄 再加熱 方法の見直し レシピの見直し
	冷菜調理 　サラダ 　和え物 　汁	菌の残存・増殖 手，容器による汚染 混合による汚染 落下細菌	時間・温度の設定 調理後の保管方法 器具類の清潔保持 手指の清潔保持 落下細菌の防止 官能検査	廃棄 再冷却 方法の見直し レシピの見直し
	保管 　保温 　保冷	菌の増殖 器具による汚染 保管中の品質劣化 腐敗	保管場所・方法 温度・時間 手指の清潔保持 器具の清潔保持	廃棄 再調理 方法の見直し
清潔区域	盛りつけ配膳	菌の残存・増殖 落下細菌による汚染 手指，器具，食品類 による汚染 異物混入（毛髪） 配膳車などの汚染	温度・時間の設定 落下細菌の防止 手指の清潔保持 食器・容器の清潔保持 帽子・マスク類の着用 手袋の着用 配膳車の洗浄消毒	時間短縮 再加熱 方法の見直し

注：準清潔区域は，施設の状況などによって異なる.
　　（太田和枝：給食施設における HACCP システム，臨床栄養 90(2)：122，医歯薬出版，1997 より一部改変）

91

表 4-4 **HACCP の考え方を取り入れた調理工程における衛生管理ポイント**（例）

料理名	原材料に潜在する危害	
ハンバーグ （加熱食肉品）	・挽肉：微生物汚染 ・鶏卵：微生物汚染 ・玉ねぎ：微生物（芽胞菌）汚染	・パン粉：包装異常，賞味期限，アレルゲン ・調味料：包装異常，賞味期限

区域	調理工程		危害分析（HA）	管理ポイント （◎は最重要点）	管理基準，管理の方法
汚染区域	納品	検収	微生物汚染 異物混入 賞味期限 納入時由来の汚染	配送時の温度管理 配送時の品質管理 検収基準 専用容器への入れ替え	検収時の記録 専用容器への入れ替え
		保管	微生物増殖 品質劣化，腐敗	保管温度の管理 保管期限の管理 保管場所の区分 害虫侵入防止	専用冷蔵庫内の温度記録 保管期間の出納記録
準清潔区域	玉ねぎの下処理	洗浄	汚染物質の残存	専用シンクの使用	
		切裁	異物混入	調理機器の保守 専用器具の使用	使用前後の刃物の形状確認
	玉ねぎの加熱	炒める	微生物残存	加熱時間，温度の設定	
	玉ねぎの冷却	冷却	微生物増殖	冷却時間，温度の設定	冷却時間記録（開始時・終了時）
	鶏卵の割卵	割卵	微生物汚染 異物混入	調理時刻の設定	割卵は使用直前であること
	材料の混合	混合・成型	二次汚染 異物混入	作業時間の設定 調理器具の清潔保持 手指の清潔保持	短時間の作業であること
	加熱	焼く	微生物残存 二次汚染	**◎加熱時間，温度の設定** 器具の清潔保持 手指の清潔保持	加熱調理時間記録（開始時・終了時） 中心温度測定
清潔区域	盛りつけ	食器への盛りつけ・保管	微生物汚染	食器，器具の清潔保持 手指の清潔保持	手袋，マスクの着用
	保管		微生物増殖	保管温度，時間の設定 専用保管機器の使用	適温保管，出来上がり後2時間以内の供食

b 衛生責任者の衛生業務

　各施設の衛生責任者は，人の衛生，食材料の衛生，施設・設備の衛生など総合的な衛生教育の業務に加えて，つねに地域や近隣の食中毒の発生状況，食に関する情報を把握するように努めなければならない．

① 年間の衛生管理計画および衛生教育の立案を行い実行する．

② 事故発生のマニュアルをつくり，関係者へ周知徹底させる．

③ 施設・設備の改善整備をはかる．

④ 給食施設の清掃・点検日を設定し，維持管理を徹底する．

⑤ 給食従事者および利用者に衛生教育を実施し，衛生観念の向上をはかり，責任感を養う．

⑥ 定期健康診断の実施と，毎月1回以上の検便を実施する．

表 4-4　つづき

料理名	原材料に潜在する危害
ポテトサラダ （生食および加熱後冷却品）	・じゃがいも：微生物汚染，微生物（芽胞菌）汚染，ソラニンの存在 ・きゅうり：微生物汚染 ・マヨネーズ：包装異常，賞味期限，アレルゲン

区域	調理工程		危害分析（HA）	管理ポイント （◎は最重要点）	管理基準，管理の方法
汚染区域	納品	検収	微生物汚染 異物混入 賞味期限 納入時由来の汚染	配送時の温度管理 配送時の品質管理 検収基準 専用容器への入れ替え	検収時の記録 専用容器への入れ替え
		保管	微生物増殖 品質劣化，腐敗	保管温度の管理 保管期限の管理 保管場所の区分 害虫侵入防止	専用冷蔵庫内の温度記録 保管期間の出納記録
	じゃがいもの 下処理	洗浄・皮むき	汚染物質の残存	専用機器の使用	
		芽とり	ソラニンの残存	◎**芽の除去**	すべての芽を取り，目視で確認
		切裁	異物混入	調理機器の保守 専用器具の使用	使用前後の刃物の形状確認
準清潔区域	じゃがいもの 加熱	茹でる	微生物残存	加熱時間，温度の設定	中心部までででんぷんが糊化していること
	じゃがいもの 冷却	冷却	微生物増殖	◎**冷却時間，温度の設定**	冷却時間記録（開始時・終了時）
	きゅうりの 消毒	消毒	微生物残存	◎**消毒液の濃度，時間の設定**	消毒時間，濃度の記録（開始時・終了時）
	きゅうりの 切裁	切裁	微生物汚染 異物混入	調理機器の保守 専用器具の使用 手指の清潔保持	使用前後の刃物の形状確認
	材料の混合	混合	二次汚染 異物混入	作業時間の設定 調理器具の清潔保持 手指の清潔保持	短時間の作業であること
清潔区域	盛りつけ	食器への盛りつけ・保管	微生物汚染	食器，器具の清潔保持 手指の清潔保持	手袋，マスクの着用
	保管		微生物増殖	保管温度，時間の設定 専用保管機器の使用	適温保管，出来上がり後2時間以内の供食

⑦ 給食従事者の健康管理および健康状態の把握を組織的・継続的に行う.

⑧ 井戸水使用の場合は，飲料水の水質検査をする.

⑨ 給食従事者の服装の点検や衛生的な態度の確認をする.

c　給食従事者の健康・衛生教育

　給食従事者は，みずから健康管理を行い，健康で，給食の意義，栄養知識，調理法，食品衛生などの基礎知識をもって給食業務に取り組まなければならない.

■ 給食従事者の衛生教育

〔採用時〕

① 医師による健康診断を行うこと（労働安全衛生規則第43条）

② 検便による健康診断を行うこと（同第47条）

93

〔採用後〕

① 健康診断を年1回以上定期的に行う（「学校給食衛生管理基準」では年3回が望ましいとしている）．

② 検便は月1回以上，事故多発時期には2回以上が望ましい（「学校給食衛生管理基準」では月2回以上）．従来の検査に腸管出血性大腸菌の検査も行うこと．さらに10～3月には月に1回以上または必要に応じてノロウイルスの検便検査に努める．

③ 毎日の健康観察，チェックの徹底（異常なときは早期に適切な処置）

④ 化膿性疾患，発熱，下痢などの場合は，治癒するまで調理作業に従事しない．

⑤ 就業禁止の扱い（医師または保健所に従う）

　　感染症，健康保菌者，伝染性皮膚疾患，および家族，近隣者に感染症や保菌者が判明したとき

⑥ 業務中の身体・衣服の衛生

　● 身体，服装は清潔にする習慣をつける．

　● 調理作業用の作業着，毛髪を完全におおうネット，帽子，マスク，前掛けは毎日清潔なものと交換する．

　● 調理室内は専用のコックシューズを使用する．

　● 汚染作業区域から非汚染作業区域へ移動するときは，決められた作業着や履物を交換する．

　● 用便のときは，調理室専用の作業着，ネット，帽子，コックシューズのままで便所に行かない．

　● 時計，ネックレス，イヤリング，ピアスなどの装身具はつけない．

　● 使い捨ての手袋は，次の場合は必ず交換する．

　　・作業開始前および用便後

　　・汚染作業区域から非汚染作業区域へ移動する場合

　　・食品に直接触れる作業直前（生の食肉類，魚介類，卵殻など微生物の汚染源となるおそれのあるものなどに触れたあと，ほかの食品や器具に触れる場合）

　　・配膳の前

⑦ 手指の清潔保持

　● つめは短く切り，マニキュア，ハンドクリーム，指輪などはつけない．

　● 手洗い

　　・作業開始前および用便後

　　・汚染作業区域から非汚染作業区域へ移動する場合

　　・食品に直接触れる作業に携わる直前（生の食肉類，魚介類，卵殻などに直接触れたあと，ほかの食品や器具に触れる場合などに必ず行う）

　　・配膳の前

　● 使い捨て手袋は，二次感染防止のために食品／料理ごとに必ず交換する．

　● 手洗いの設備には石けん（手洗い用洗剤），爪ブラシ，殺菌液，ペーパータオル

94

などを用意する.

- 手指の洗い方
  1. 水で手をぬらし, 石けん（手洗い用洗剤）をつけて汚れを落とす.
  2. 手指や腕を洗う.指先は爪ブラシを使って洗う（爪ブラシは個人別とする）.とくに指の間, 指先をよく洗う（30秒）.
  3. 石けん（手洗い用洗剤）を流水で十分に洗い流す（20秒）.
  4. 使い捨てペーパータオルあるいはハンドドライヤーで乾かす（タオルの共用はしないこと）.
  5. 消毒用のアルコールをかけて手指によくすりこむ.
  （1～3までの手順は2回以上実施する）

d　食品納入業者の衛生教育

① 月1回以上検便を実施し, 証明書を提出させるのが望ましい. 万一, 業者の家族や近隣者に感染症や食中毒などが発生した場合には, ただちに食材料の納入を停止する.

② 定期的に実施する食材料の微生物および理化学検査の結果を提出させる. 検査結果は1年間保管する.

③ 食材料の納入は検収室で行い, 調理室内は出入り禁止とする.

④ 身体, 服装はともに清潔であること

⑤ 衛生管理, 品質管理のうえから信用できること
食材料, 納入時の包装, 配送中の温度管理などを徹底させる.

e　利用者の衛生教育

① 食中毒および感染症予防の観点から手洗いを習慣化させる.

② 食堂には清潔な服装, 履物で入室する.

③ 衛生思想や栄養知識の普及を徹底し, 嗜好, その他の調査をとおして偏食の矯正, 各人の衛生管理を徹底する.

④ 個人のはしやスプーン, 湯のみなどを使用する場合は, 不潔にならないように注意する.

⑤ 食堂内は禁煙とする.

⑥ 健康状態が悪いときは担当者に届ける.

⑦ 食品衛生対策のため, 食事は原則として給食のものだけに限り, 外部からの持ち込みや持ち帰りをさせない.

3　食品の衛生管理

（1）献立作成時の衛生管理

献立を作成するときは, 使用する食材料の特性を考慮し, 衛生的かつ安全に調理されるか否かをみきわめる.

95

① 給食の施設・設備，調理従事者の人数や能力に余裕をもった献立とする．

② 食中毒の原因や誘因の可能性のある食材料や調理法はとくに注意をする．すなわち，複雑な作業と調理に時間がかかる料理，魚介類のなま物の使用は，特定給食施設の献立としては適切ではない．とくに，食中毒多発時期には取り扱いに注意する．

（2）食材料の購入

食材料の良否を瞬時に判断できるように平素から食材料の鑑別を心がける．

① 食材料の納入時には担当者が必ず立ち合い，検収室で検収記録に基づいて点検をする．

② 生鮮食品は品質，鮮度がよいことが絶対条件である．

③ 賞味期限または消費期限，食品添加物などの表示については必ず確認する．

④ 有害物質や農薬などの混入，変質，変敗，腐敗などを点検し，異常品は返品または使用を禁止する．

（3）食材料の保管

食材料の購入から調理するまでのあいだ，食材料の品質が保持できるように，食材料の種類別に冷蔵，冷凍，乾燥など最適な条件で保管する．

（4）食材料の取り扱い

a　下処理

食材料の洗浄，消毒，切截の適正化をはかり，主調理の作業能率の向上をはかる．

① **洗　浄**：水道法の規定にある流水（食品製造用水として用いるもの，以下同じ）中で，手早くていねいに，皮など不可食部分を除去して洗う（カット野菜，カットフルーツの利用も便利である）．

② **消　毒**：生食用生野菜類などは，流水で十分洗浄し，必要に応じて次亜塩素酸ナトリウム溶液（200mg/L に 5 分間または 100mg/L に 10 分間），またはこれと同等の効果を有する亜塩素酸水（きのこ類を除く），亜塩素酸ナトリウム溶液（生食用野菜に限る），過酢酸製剤，次亜塩素酸水ならびに食品添加物として使用できる有機酸溶液で殺菌を行ったあと，十分な流水ですすぎ洗いを行う．

③ **切　截**：魚介類，肉類，野菜類，果物類を区別して取り扱う（流し，調理台，器具，切截場所など）．

b　加　熱

献立，食材料の種類により調理法は異なるが，大部分は加熱処理を施し，安全な食物とする．食品の加熱は，細菌を死滅させ，組織中の酵素を破壊してその作用を阻止するのに有効である．一般的には100℃で 1 分間以上加熱し，内部まで十分熱が通ればほとんどの細菌は死滅するといわれている．しかし，ブドウ球菌などの産生毒素は耐熱性があり，通常の加熱調理温度では破壊されにくく，毒性が生存する場合がある

ので，とくに注意をする．焼き物，揚げ物などは 150 〜 200℃の高温で加熱調理されるが，中心部の温度は 60 〜 80℃である．とくに冷凍食品を用いる場合は，十分に解凍しないと中心温度が上がらないので注意する．

■ 食品加熱による注意事項

① 調理開始時刻，最終的な加熱処理時間を記録する．

② 加熱調理食品の中心温度（75℃以上）を測定後，記録するとともに，さらに 1 分間以上加熱する（二枚貝等ノロウイルス汚染のおそれのある食品の場合は 85 〜 90℃で 90 秒間以上）．中心温度の測定は，揚げ物，焼き物，蒸し物，炒め物は 3 点以上，煮物は 1 点以上とする．

③ 加熱後，食品を冷却したり，和えたり，切り分けたりする場合は，二次汚染を防止するために，清潔な器具や，消毒した使い捨ての手袋を使用する．

④ 調理食品に非加熱食品を加える場合は供食までの時間を短くする．

⑤ 加熱後，食品を冷却する場合は，短時間で行う（60 分以内に中心温度を 10℃付近まで下げる）．冷却開始時刻と終了時刻を記録する．

c　盛りつけ，配膳

盛りつけならびに配膳作業においては，素手で食材料やでき上がった料理を直接取り扱うことをさけて，マスクや薄ビニール手袋の着用を義務づけ，食中毒菌などの二次汚染防止に努める．

d　検　食

施設長あるいは給食責任者は，食事を利用者に提供する前に，各料理の栄養的な量や質，料理のできばえ，色，味，においなどについて衛生的・嗜好的観点から異常の有無をチェックする．検食者は，毎回検食簿に記入，捺印し，給食内容の改善資料にする．

e　検査用保存食

万一事故が発生したときの検体として，原材料および調理済み食品・料理を食品ごとに 50g 程度ずつ清潔な容器（ビニール袋など）に密封して入れ，− 20℃以下で 2 週間保存する．なお原材料については洗浄，消毒などを行わず購入した状態で，調理済み食品は配膳後の状態で保存する．検査用保存食は事故発生時の原因究明の試料となる．

f　供　食

でき上がり料理の温度管理を適正に行う．適正温度の目安として，冷製料理は 10℃以下，温製料理は 65℃以上を保持し，調理終了後から喫食までの時間（衛生時間）を極力短くする（2 時間以内が望ましい）．

■ 調理から供食までに 30 分間以上要する場合の注意事項

① 冷製食品は 10℃以下，加熱調理食品は 65℃以上の温度で保管する．

② 保温・保冷設備に搬入したときの時刻・温度を記録する．

③ 調理終了後 30 分以内に供食できる食品は終了時刻を記録する．

④ 温冷配膳車を使用する場合は，①の温度管理を行い，配送時間を記録する．

食堂全体の環境衛生整備に配慮する.

4 施設・設備の衛生

利用者に対する衛生上の危害の発生を防止するために，提供者は給食関係従事者の労働安全衛生対策のために必要な事項および望ましい事項について，大量調理施設衛生管理マニュアルに従って確認する.

（1）作業区域の設定

調理室では，各食品の調理過程ごとにさまざまな作業が展開される．これらの作業が交錯して二次汚染が起きないように，調理室を微生物汚染の程度によって，汚染作業区域，非汚染作業区域（清潔作業区域，準清潔作業区域）に区分する（p.122 **図6-4** 参照）.

各区域を壁で区画したり，床面を色分けしたり，境界線にテープを貼ったりするなどして明確に区画するのが望ましい．作業はおのおのの区域内で行う．また，調理機器はその区域専用のものを使用するように，給食従事者へ教育の徹底をはかる.

a 汚染作業区域

汚染作業区域には，検収場，原材料の保管場，下処理場がある．いずれも検収や食材料の洗浄，不用物の除去や処理を行うなど，未処理の食材料を扱う区域である．細菌などの有害物が付着している可能性もあるので，この区域で十分に清潔にしてから次の区域に移す．下処理についてもこの区域で確実に行い，非汚染作業区域を汚染しないように注意する.

b 非汚染作業区域

① **清潔作業区域**：放冷，調理場，製品保管場がある．調理後の食品の盛りつけや，配食・配膳をするまでの区域で，殺菌済みの食品を取り扱う．器具・食器は消毒済みのものを使用する.

② **準清潔作業区域**：調理場がある．ただし，清潔作業区域の調理場と区別する．洗浄後の食品を調理するまでの区域で，生食する野菜類の消毒はここで行う．準清潔作業区域は施設の状況によって異なる.

（2）施設・設備の清潔保持

施設・設備および機器類を清潔に保持するためには，点検表に基づき，定期的点検と日常の清掃および整理整頓を徹底するよう給食従事者を教育する.

a 調理室内の清掃

清掃は毎回調理作業終了後に行うが，その際，すべての食品を搬出する．衛生管理者は清掃後点検をする．疲労などから清掃・整頓がおろそかになりやすいので確実に行うように指導する.

① 床面（排水溝を含む）および内壁：床面から1m以内の部分および手指の触れる場所を1日1回以上清掃する.

② 天井および内壁：床面から1m以上を月1回以上清掃する.

③ 排水溝や残菜置き場：ハエ，ネズミ，ゴキブリなどの発生源にならないように月1回以上点検し，消毒を行う.

④ ネズミ，昆虫の駆除を半年に1回以上実施し，その実施記録を1年間保管する.

⑤ 食材料を配送用の包装のまま持ち込まない.

b　調理設備の清潔保持

① 調理台，ガス台，シンク，配膳台などは使用後に洗剤で汚れを落とし，水気をふき取り，殺菌を行う. 調理台，配膳台は作業開始前にも殺菌を行う.

② 冷蔵庫およびその取っ手は毎日清拭し，庫内や食品庫，収納戸棚などは週1回以上清掃と消毒を行う. 食品の安全性のうえからも温度管理が重要であるので毎日点検する.

③ 手洗いの設備には，石けん（手洗い用洗剤），爪ブラシ，ペーパータオル（またはハンドドライヤー），殺菌液などを定期的に補充し，つねに使用できる状態にしておく.

c　器具・食器類の清潔保持

器具類は使用のつど食品製造用水（40℃程度の微温湯）で3回洗い，中性洗剤または弱アルカリ性洗剤で洗浄する. 消毒方法には，物理的方法（煮沸，湿熱式，乾熱式，紫外線照射）と化学的方法（次亜塩素酸ナトリウム，アルコールなど）がある（**表4-5**）.

表4-5　器具・食器類の清潔保持

	取り扱い	洗浄手順	おもな殺菌方法 （同等の効果を有する方法を含む）
まな板	魚介類用，肉類用，野菜用，調理済み食品用に使い分ける	①洗剤および流水で洗浄 ②殺菌 ③乾燥 ④消毒保管庫で保管	・80℃で5分間以上の加熱 ・塩素系消毒剤に浸漬 ・紫外線照射
包丁			・80℃で5分間以上の加熱 ・紫外線照射
調理機器 フードカッター ピーラーなど	分解して1日1回以上洗浄する. 作業開始前に70％アルコール噴霧し殺菌する	①洗剤および流水で洗浄 ②殺菌 ③乾燥	・80℃で5分間以上の加熱 ・紫外線照射
食器類 調理器具類	衛生状態の確認のため，でんぷん，脂肪，たんぱく質，洗剤の残留テストを定期的に行う	①微温水（40℃程度）に浸漬 ②下洗い ③食器洗浄機で洗浄 ④消毒保管庫内で乾燥，殺菌，保管	・80℃で5分間以上の加熱
ふきん・タオル類 スポンジ・たわし類	用途別に使い分ける	①洗剤および流水で洗浄 ②殺菌 ③乾燥	・100℃で5分間以上の煮沸殺菌 ・塩素系消毒剤に浸漬

器具・食器の洗浄効果を確認するために，付着したでんぷん，脂肪，たんぱく質，洗剤の残留テストを定期的に行う．

5 衛生教育の方法

衛生教育の方法には，講演，講習会，座談会，討議などがある．映画，スライド，OHP，VTR，プロジェクターなどの視聴覚教育機器を用いて教育効果をあげる．最近では，Web 上で受講できるオンラインセミナーなども増えてきている．年間の計画を立てて定例会を設ける．さらに，給食従事者がみずから参加して衛生教育の目標設定や標語・ポスターの作製を行い，衛生についての意識を高める．

① **衛生セミナー**：衛生知識を深めるために継続的な計画を立てミーティング形式で行う．毎回短時間とする．

② **衛生講習会**：衛生責任者や給食従事者を対象に，毎回テーマを決めて行う．たとえば，手洗い前の細菌の汚染状況について，培養した細菌の実態を観察させるなど，講義だけでなく，媒体を用いて衛生に関する基礎知識を認識させる．

③ **研究発表**：設定したテーマについて研究会形式で発表する．施設間の情報交換や意見発表を行うのもよい．

④ **標語，ポスター**：週間・月間・年間テーマに基づいて，衛生に関する知識を視覚的に表現できるように指導する．利用者に行われることが多い．

このほかに，実施指導，抜き打ち検査，チェックリストの作成などがある．

6 安全・衛生管理の評価

給食施設における安全・衛生管理の対象は，人，食品，施設・設備である．日常の業務において，安全で，かつ衛生的であるかどうかを，管理責任者が作成したチェックリストに基づき定期的に点検・記録し，総合的に評価する．

（1）給食業務を安全に行うためのチェックリストによる評価

仕事がマンネリ化すると事故が発生しやすいので，作業時の確認事項について記録をとると同時に，定期的に点検を行い評価する．「大量調理施設衛生管理マニュアル」に掲載されている点検表の例を示した（**表 4-6**）．

（2）衛生上の事故防止とその対策の評価

食中毒および経口感染症の事故防止対策については，未然に防ぐことが大切である．

① 日常業務で衛生管理が徹底されているか．

② 給食従事者の衛生教育が徹底されているか．

③ 食材料が衛生的に管理されているか．

④ 給食施設の設備が衛生的に完備・管理されているか．

行政が行う監視・指導は，食品衛生監視員により客観的な評価が行われている（**様式 4-1**）．管理責任者は，評価の結果を給食従事者にも周知させ，迅速に対応できる体制を整えておく．日々の点検,実行,評価が施設の安全・衛生管理の向上につながる．

表 4-6　調理施設の点検表

	年　　　月　　　日

責任者	衛生管理者

1．毎日点検

	点　検　項　目	点検結果
1	施設へのねずみや昆虫の侵入を防止するための設備に不備はありませんか．	
2	施設の清掃は，全ての食品が調理場内から完全に搬出された後,適切に実施されましたか．（床面，内壁のうち床面から1m以内の部分及び手指の触れる場所）	
3	施設に部外者が入ったり，調理作業に不必要な物品が置かれていたりしませんか．	
4	施設は十分な換気が行われ，高温多湿が避けられていますか．	
5	手洗い設備の石けん，爪ブラシ，ペーパータオル，殺菌液は適切ですか．	

2．1カ月ごとの点検

1	巡回点検の結果，ねずみや昆虫の発生はありませんか．	
2	ねずみや昆虫の駆除は半年以内に実施され，その記録が1年以上保存されていますか．	
3	汚染作業区域と非汚染作業区域が明確に区別されていますか．	
4	各作業区域の入り口手前に手洗い設備，履き物の消毒設備(履き物の交換が困難な場合に限る.)が設置されていますか．	
5	シンクは用途別に相互汚染しないように設置されていますか． 加熱調理用食材料，非加熱調理用食材料，器具の洗浄等を行うシンクは別に設置されていますか．	
6	シンク等の排水口は排水が飛散しない構造になっていますか．	
7	全ての移動性の器具，容器等を衛生的に保管するための設備が設けられていますか．	
8	便所には，専用の手洗い設備，専用の履き物が備えられていますか．	
9	施設の清掃は,全ての食品が調理場内から完全に排出された後,適切に実施されましたか．（天井，内壁のうち床面から1m以上の部分）	

3．3カ月ごとの点検

1	施設は隔壁等により，不潔な場所から完全に区別されていますか．	
2	施設の床面は排水が容易に行える構造になっていますか．	
3	便所，休憩室及び更衣室は，隔壁により食品を取り扱う場所と区分されていますか．	

〈改善を行った点〉

〈計画的に改善すべき点〉

（厚生労働省：大量調理施設衛生管理マニュアル）

101

許可番号第　　　　　　号
営業施設の名称及び所在地
営業者氏名
営業の種類又は取扱食品

監　視　項　目	基準点数	採点①	採点②	採点③	採点④	採点⑤
A　施設の構造等	(12)					
1　施設は適当な位置にあり，使用目的に適した大きさ及び構造か	3					
2　床，壁，天井は，掃除しやすい構造・材質であるか．施設内の採光，照明及び換気は十分か	3					
3　施設内に適当な手洗い設備及びその他の洗浄設備があるか	3					
4　食品を取り扱う場所の周囲は清掃しやすい構造で，かつ適度な勾配があり，適切に排水できるか	3					
B　食品取扱設備，機械器具	(18)					
5　食品の種類及びその取扱い方法に応じて十分な大きさ及び数の設備，機械器具があるか	3					
6　動かし難い設備，機械器具は，食品の移動を最小限度にするよう適当な場所に配置されているか	3					
7　設備，機械器具は，容易に清掃できる構造か	3					
8　機械器具を衛生的に保管する設備があるか	3					
9　機械器具は常に適正に使用できるよう整備されているか	3					
10　食品を加熱，冷却又は保管するための設備は，適当な温度又は圧力の調節設備があり，かつ常に使用できる状態に整備されているか	3					
C　給水及び汚物処理	(15)					
11　給水設備は適当な位置及び構造で，飲用適の水を供給できるか．使用水の管理は適切に行われているか	5					
12　便所は衛生的な構造で，常に清潔に管理されているか	5					
13　廃棄物及び排水は適切に処理されているか．廃棄物の保管場所は，適切に管理されているか	5					
D　管理運営	(40)					
14　施設及びその周辺が，定期的な清掃等により，衛生的に維持されているか	5					
15　そ族及び昆虫の繁殖場所の排除，施設内への侵入を防止する措置（駆除を含む）を講じているか	5					
16　食品は，相互汚染や使用期限切れ等がないよう適切に保存されているか．弁当屋，仕出屋にあっては検食を保存しているか	5					
17　未加熱又は未加工の食品とそのまま摂取される食品を区別して取り扱い，設備，機械器具又は食品取扱者を介した，食品の相互汚染を防止しているか	5					
18　食品を，その特性に応じ，適当な温度で調理・加工しているか	5					
19　施設設備及び機械器具の清掃，洗浄及び消毒を適切に行っているか	5					
20　食品衛生管理者又は食品衛生責任者を定めているか	5					
21　施設及び食品の取扱い等に係る衛生上の管理運営要領を作成し，食品取扱者及び関係者に周知徹底しているか	5					
E　食品取扱者	(15)					
22　下痢，腹痛等の症状を呈している食品取扱者を把握し，適切な措置を講じているか	5					
23　食品取扱者は，衛生的な服装等をしているか（帽子，マスクをしているか）	5					
24　食品取扱者は，作業前，用便直後に手指の洗浄消毒を行い，手又は食品を取り扱う器具で髪，鼻，口又は耳に触れるなど不適切な行動をしていないか	5					
監視年月日						
食品衛生監視員の氏名						

第5章

品質管理

《本章で学ぶべき事柄》

① 品質管理を学び，給食経営における品質と品質管理の意義を理解する．

② 給食経営における計画，生産，提供管理の「標準化」を理解する．

品質管理の目的	品質の概念	企画品質，設計品質，適合（製造）品質，サービス品質，総合品質
	品質管理の目的	顧客の満足度，不良品を出さない
	品質保証システム	組織的，継続的に品質の維持・改善活動

給食の品質基準と献立の標準化	給食の品質基準	適正な栄養管理，食事の精度管理
	献立の標準化	調理操作，調味基準，作業指示書
	生産工程の標準化	多品種少量生産，共通動作の抽出と標準化
	食事の総合品質保証	安全，嗜好，適量，適温

品質管理の評価と改善	品質評価の目標	継続的な維持改善，フィードバック
	品質評価の指標と方法	基準，目的，データの種類，評価時期
	品質改善活動	PDCA サイクル，データ分析の手法

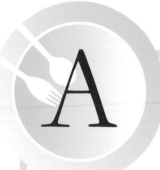

A 給食経営における品質管理

　品質管理は，給食経営の給食計画，生産管理，提供管理などすべての管理活動に大きく関与し，重要な役割を担っている．給食では，料理（製品）の食品（材料）に産地や気候による変動もみられ，生産工程での課題も多く，必ずしも良質安定の品質保証が十分とはいえない状況もみられるが，給食の作業の細分化，共通作業の抽出，作業の標準化も進められ，給食経営への品質管理の定着も期待される．

　品質管理の具体的内容については，各章で扱う．衛生管理マニュアルに関連する項目も品質管理に大きく貢献している．

1 品質の概念

　品質とは，品物またはサービスの性質・性能のことである．利用者の満足度を総合品質といい，設計品質と適合品質で構成される．

　給食管理における設計品質は，献立計画・作成の段階で調理や提供の目標となる品質であり，のちの品質評価の基準となる．

　適合品質は，設計品質に適合するようにつくられた食事と提供の品質のことである．そのため，設計品質と適合品質が，総合品質を決定する．目標どおりの品質を維持するためには，対象者に合わせた品質基準の設定や，献立・調理作業指示書の標準化，適合品質を維持するための生産（調理）工程の標準化が重要となる．

（1）品質と品質管理

　品質の「よい」製品は，「質」と「価格」のバランスで考えられ，顧客の満足度で評価できる．満足度を向上させるためには，①品質を落とさずに価格を下げるか，②少しでもよいものを安くつくるか，③価格を下げずに差別化した特徴のある品質につくり込むかの選択が必要になる．

　品質管理には，①顧客の要求にあったものを提供する，②不良品を出さない・つくらないという2つのねらいがある．これらは，売上の拡大や損失の減少につながり，収益の拡大へと発展する重要な役割である．

　品質管理（quality control：QC）は，顧客の要求をみたす品質やサービスを，経済的につくり出すための管理技法である．顧客の要求に合った質の高い製品やサービスを，安く，欲しいときにタイミングよく提供するための活動で，競争力のある製品やサービスを提供するために，何が売れる品質か，よい品質とは何かを考え，それをつ

図 5-1　品質管理の目的と目標

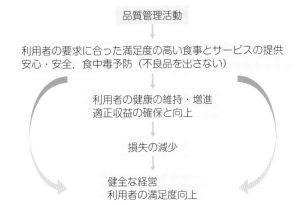

くり出す活動である．つまり，顧客のニーズを把握し，特徴のある品質を企画し，い
かに安くつくれるかを検討し，工程や作業の設計を行い，適切な材料を購入し，技術・
技能を訓練し，そのとおりのものをつくるという総合的な管理活動（total quality
control：TQC）である．

　最近では，経営そのものを品質管理ととらえ，従業員の満足感をも重視し，生産工
程での標準化を図り，満足度の高い製品とサービスの提供を目的とした TQM（total
quality management，コントロールからマネジメントに変更）に変化してきている．

　品質管理の目標は，作業や工程を標準化し，そのとおりに製造するという維持活動
だけでなく，それぞれの業務における役割分担を明確にし，それらの目的を効率よく
実現するための継続的な改善活動をも含む（**図 5-1**）．

（2）品質保証システム

　品質保証とは，「消費者の要求する品質が十分満たされていることを保証するため
に，生産者が行う体系的活動」である．品質保証は，TQM 活動の中核となる活動で
ある．

　品質保証には，満足度を高める品質保証と，不満足を発生させない品質保証がある．
顧客や消費者が，必要とする期間，十分に満足して，信頼して使用しつづけられるよ
うな品質の製品を，企画，設計，製造し，販売するために，品質を保証するおのおの
の仕事が一貫したかたちで組織的に行われる活動を，品質保証システムという．

■ ISO9000 シリーズ

　品質管理システムに関する国際規格で設計・開発，製造，据え付け，付帯サービス
における品質保証モデルおよび最終検査・試験における品質保証モデルが含まれる．

　購入者が明確に示した品質要求に沿って確実に製品をつくり込めるようなシステム
をつくり，品質マニュアルに文章化し，品質マニュアルどおりに実行していることを
監視，記録することにより，顧客の要求する品質確保の状況を開示できるようにして

いることを第三者が継続的に審査するものである.

　品質保証能力をISO（国際標準化機構）に定めた基準によって査定，登録しておき，商取引をスムーズにするためにつくられた制度である.

　ISO9000シリーズは，それまでの「製品品質を保証するための規格」から，2000年版の改正により「品質保証を含んだ，顧客満足の向上をめざすための規格」へと位置づけが変わってきている.

2 給食経営における品質管理の意義

（1）栄養・食事管理における品質保証

　給食施設の栄養管理は，利用者およびその家族，さらに地域まで包括し，健康の維持・増進，疾病の予防と治癒，心身の健全な発育・発達を促すことを目的として行う.

　栄養管理は，利用者の性，年齢，身体活動レベル，身体状況と健康状態，食習慣，食嗜好，生活環境などの実態を把握し，栄養・食事計画，献立計画に基づいて給食を実施し，喫食状況の評価とともに食事に対する質，量，嗜好，満足度と栄養状態を判定し，適切な栄養教育をすることによって行われる.したがって，栄養アセスメントに基づく栄養計画が企画品質であり，栄養計画に沿って設定される献立が設計品質，適正な生産管理に基づいた食事が製造（適合）品質，食事の精度管理によって調製し供食することがサービス（提供）品質となる.

　おのおのの工程において品質基準を設定し，基準を達成するための活動の標準化を行い，技術の研修，業務の調整・統制を行い，品質管理が進められる.

（2）献立の標準化

　給食の献立は，給食業務の計画書であり，統制機能をもち，作業指示書である.したがって，献立を作成することは，食事をつくり，供食するプロセスの諸要因が盛り込まれたシステマティックな品質管理である.つまり，献立の標準化とは，施設設備や調理担当者，調理時間などの諸条件を効率的に使い，一定の品質の食事を恒常的に生産するための調理操作，調理機器の制御などを行い，大量調理の条件とマネジメント機能をもった献立を作成することである.

　献立作成の合理化や能率化をはかるには，サイクルメニューの導入やコンピュータの利用などがあるが，献立の標準化による作業指示書（料理名，使用食品とその重量，調味料や香辛料の量と使い方，水量，調理の方法，要点などを記載したもの）が確立されたものであることが大切である.

　献立の標準化は，管理栄養士・栄養士，調理担当者，施設の管理者，利用者代表がそれぞれの立場で，知識や理論，経験，実践などについて意見を交わし，情報の交換と意識の共有により研究し，行わなければならない.また，献立の供食形式（①単一定食方式，②複数定食方式，③カフェテリア方式）や，献立の構成（主食，主菜，副

菜，汁物，デザート）などによる検討もされなければならない．

　治療食には，一般食のほかエネルギーコントロール食，たんぱく・Na コントロール食，塩分制限食などさまざまな食種がある．食事の供給は，個人対応食を基本とするが，特定給食としての作業効率や能率などを考慮しなければならず，発注・検収・保管の能率化をはかり，調理作業の省力化を目的とした献立の標準化が必要になる．日常的な基本献立をマスターとして食品や調理法を一部変更させて展開していくマスターメニュー方式は，使用食材料の整理統合により，食種の異なる食事であっても同一食材料，同一献立でできるようにしたものである．

（3）生産（調理）工程の標準化

　品質の善し悪しは生産工程に左右される．製品（料理）の品質を確保するには工程管理が重要である．

　作業方法と標準時間を設定し，各工程の能率化や品質の向上をはかるために標準化を行う．給食は，多品種少量の生産（調理）が多いが，共通動作や共通作業を抽出して標準化することによって，ミスのない，ばらつきの少ない，効率的な作業が行え，技術や技能の蓄積につながり，作業管理，品質管理などのレベルアップにもなる．

　生産工程の標準化の利点として，①作業時間の短縮，②品質の安定化，③作業時間の均一化，④技術・技能の差のカバーと習熟，⑤工程の問題点の具体的把握，⑥献立，製品（料理）の改良・改善対策，⑦衛生管理に役立つ，などがあげられる．

（4）食事の総合品質保証

　給食における食事は，栄養管理，衛生管理，利用者の嗜好，適量，適温などが組み合わされた総合的な品質保証がされなければならない．また，利用者により食事量を栄養素レベルでの制限や確保，料理レベルで調理の手法や味の工夫，食材料レベルで形状や安全など食事の品質保証を考えることも必要である．

3　品質評価と改善

（1）評価の目標・目的

　評価とは，それぞれの目標の達成度を調べ，その結果を検討し，次のステップに活用することである．

　給食における評価は，それぞれの計画や管理活動（栄養管理，献立管理，食材料管理，衛生安全管理，作業管理，生産管理，施設設備管理，品質管理，経営管理など）の目標や実施に対して評価が行われる．

　評価の目的は，システムのなかで，それぞれ統制が能率的，機能的にはたされているかを確認し，それらの効果を継続的に維持・改善，調節すること，すなわちフィードバックすることにある．

（2）評価の指標および方法と期間

　給食では，さまざまな管理活動を評価の対象として，それぞれの目標を設定し，評価基準を設け，総合的な評価とともに個々の評価など多面的な評価をする.

　評価の方法は，①評価基準，②評価の目的，③評価する者の立場，④評価の時期など，さまざまな立場によって分類されるが，実際に行われる評価は組み合わせて使用される.

　調査の方法を設計する場合には，評価の対象と評価をする者，評価の時期などを考え，目的に応じた基準を設定し，調査計画を立てることが大切である.

　給食における評価には，①栄養管理の評価，②献立・調理作業の評価，③利用者の評価，などがあるが，実際の評価活動には，盛りつけ量の調査，調理作業の時間調査，適温供食調査，残菜調査，嗜好調査，満足度調査などがある.

　満足度調査は，近年 CS（Customer Satisfaction）調査として積極的に行われるようになってきている．その調査方法の一つであるインターネットを使用した簡易な方法は，意見を聞く側も答える側も負担が軽く，好評である.

（3）品質改善活動

　品質管理では，Plan（計画），Do（実施），Check（評価），Act（改善）の手順で仕事や管理を進めることが重要で，方針や課題を達成する活動の基本的な進め方に利用される．これを管理のサイクル（PDCA サイクル）ともよぶ.

　品質管理活動では，データからさまざまな情報を読み取り，対処するということが頻繁に行われる．これら品質管理活動の必須のツールには，数値データを分析するための手法と言語データを分析するための手法がある（**表 5-1**）.

- ① **数値データを分析するための手法**：PDCA サイクルのなかでは，チェックの段階でよく用いられる．論理的思考や数値分析を伴うような作業に役立ち，品質改善活動を進めるうえで重要である.
- ② **言語データを分析するための手法**：計画段階で用いられる．問題解決を進めるうえでの発見や，異なる手法の発想に効果的である.

表 5-1	品質の評価と改善のための分析法 （例）	
①数値データを分析するための手法	数値データ	基礎統計量，統計図に展開して分析に供する
	ヒストグラム	横軸に階級，縦軸に度数をとり，分布を柱状グラフで表示する
	散布図	2 変量を横軸と縦軸に取り，交点にプロットし，相関関係をみる
	パレート図	値が降順の棒グラフとその累積構成比を表す折れ線グラフを組み合わせたグラフ（例：ABC 分析）
	管理図	品質のばらつきを管理する目的で，品質にかかわる値（重さ，幅など）を折れ線グラフで示す
②言語データを分析するための手法	マトリックス図	2 つの検討要素を行と列に配置し，それぞれの関連度合いを交点に表示する
	系統図	目的と手段を系統づけし，その体系を枝分かれさせてわかりやすく図式化する
	親和図	意見や発想の言語データをカードに記入し，類似したものを順次グルーピングしていく整理法
	アローダイヤグラム	作業の内容と日程の流れを矢印で追って図に表す
	特性要因図	魚の骨図ともいわれ，特性（対象の課題）に向けて特性に影響する要因と原因（結果に関与した要因）の関係を系統的に線で結んだ図をいう．事故の発生要因の探索などに使われる

第6章
施設・設備管理

《本章で学ぶべき事柄》
① 調理作業が能率的，衛生的で安全に行えるようにするには，施設と関連設備，調理機器など
  を充実し，かつ適切に保守管理することである．これら，施設・設備，調理機器などの合理的，
  効果的な運用と保守管理について学習する．
② 機器の種類と用途，什器・食器の種類と材質およびこれらの購入にあたっての注意事項につ
  いて学習する．

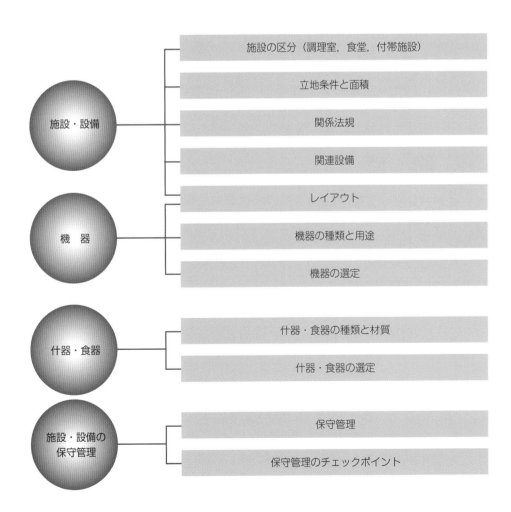

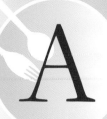

A 施設・設備

1 施設・設備管理の目的

　給食施設における施設・設備管理の目的は，衛生的，能率的に調理作業が行えるように，調理室を中心とした施設と関連設備，調理機器などを充実させ，適切に保守管理し，労力の省力化，生産性の向上をはかり，安全な食事の提供ができるようにすることである．

2 給食施設の立地条件

　給食施設は食品を取り扱うため，衛生的な環境にあることがとくに大切である．このため，不潔な水たまりや汚水溝，ごみ捨て場の近くは避ける．湿度，防虫，通風や採光などの条件が優れた清潔な場所で，給排水の便のよいところに設置する．また，調理室から発生する騒音，臭気，煤煙などがほかに影響しない位置になるよう考慮する．

3 面　積

　施設・設備の基準は一定ではなく，施設の種類，形態，作業人数，配膳方法などに左右される．調理室の面積の決め方には，概算値や調理室の面積算出の公式が目安として用いられている．

　事業所給食において，食堂の床面積は，1人当たり $1m^2$ 以上と規定されている（労働安全衛生規則第630条2）．

■ 食堂の面積

　　食堂の床面積(m^2) =（1人当たりの面積 × 利用者数）÷ 利用回転数

　　1人当たりの床面積：$1m^2$ 以上

　　1時間当たりの利用回転数：2.0 ～ 2.5回転

■ 主調理室の面積

　① 大規模給食施設の主調理室の面積（m^2）

　　　＝床置き調理機器の専有床面積（m^2）× 3 ～ 4

　　小規模給食施設の主調理室の面積（m^2）

　　　＝床置き調理施設の専有床面積（m^2）× 2 ～ 2.5

② 単純な長方形の主調理室の面積（m²）を計算により求める飯野氏考案による方式がある．

主調理室の面積（m²）＝床置き調理室の専有床面積（m²）×係数

ただし，係数には 2.0，2.5，3.0，3.5 がある．

大規模給食施設の主調理室の面積（m²）の算出には，係数 2.5 以上を用いる．

小規模給食施設の主調理室の面積（m²）の算出には，係数 3.0 以上を用いる．

③ 調理室面積の概算値（**表 6-1**）

表 6-1　調理室面積の概算値

調理室の名称	A 項 調理室面積	B 項 事務室，厚生施設，機械電気室，車庫など	C 項 条　件
学校給食（ドライシステム，炊飯施設含む）〔単独校調理室〕〔共同調理室〕	0.191 m²/児童 1 人 0.176 m²/児童 1 人	0.03〜0.04 m²/児童 1 人 0.05〜0.06 m²/児童 1 人	児童数 901〜1,200 人の場合 児童数 10,001 人の場合
病　院	1.3〜1.4 m²/ベッド当たり 1.75〜2.35 m²/ベッド当たり	0.27〜0.3 m²/ベッド当たり	500 ベッド以上の場合 50〜100 ベッド内外の場合
寮	0.3 m²/寮生 1 人	3.0〜4.0 m²/従業員 1 人 （機械電気室・車庫含まず）	
集団給食	全体面積(調理室＋食堂)×⅓〜¼ 0.35 m²/喫食者 1 人 0.25 m²/喫食者 1 人		回転率 1 回の場合 利用者 100 人の場合 利用者 1,000 人の場合

（教材検討委員会 編：厨房設備工学入門 第 8 版, 日本厨房工業会. 2019 を一部改変）

4　レイアウト

給食施設を設置するには，計画からはじまり，引き渡しまでの経過がある（**図6-1**）．調理室レイアウト決定のプロセスは，一般的に設計者が中心となり，建築側と使用者側との合意調整により決められる．

調理室のレイアウトは，作業の能率，安全，衛生面を考慮したうえで，限られたスペースを効率よく利用できるように工夫する．食材料の調達から厨芥の排出までの流れを考慮したゾーニング（用途別に区画する）の設計計画を行い，ワンウェイ（一方向の動線計画）を基本とする．機器の配置は作業動線が短くなるように決め，作業スペース，通路などの確保もあわせて考慮する．

また，厨房機器の脚部をなくし壁掛け式にした，ウォールマウントキッチンシステムの施工方法も行われている．

調理室レイアウトの手順は以下のとおりである．なお，レイアウトの基準寸法と注意について**表 6-2** に示した．

図 6-1　厨房設備工事（厨房計画から引渡し）

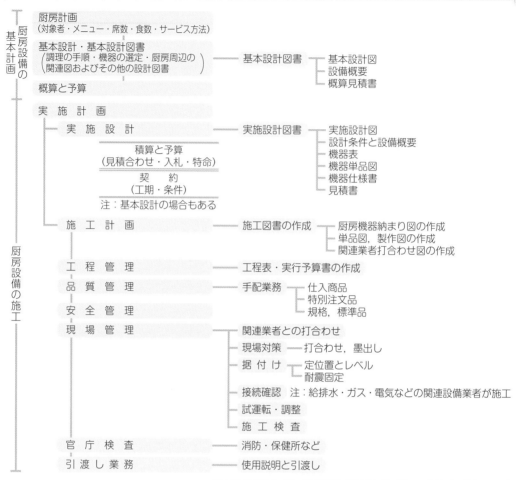

（教材検討委員会 編：厨房設備工学入門 第8版，日本厨房工業会，2019）

表 6-2　レイアウトの基準寸法と注意

	用　途	基準寸法		
通路	1人歩き	45～75 cm	機種選定	(A) 間口，奥行をそろえる
	2人歩き	100 cm		(B) 高さもなるべくそろえ，見通しをよくする
	火気の前	100 cm		(C) 背の高いものを中心に置かない
	ワゴンなどが通る	ワゴン幅×1.5		(D) 水をたくさん使用するもの，熱機器などは集約する
	ワゴンなどが回転する	ワゴンの長さ×1.5～2.0	レイアウトの原則	(A) 作業は絶対に後戻りしない
				(B) 汚染地域と非汚染地域の分離
カウンターさばき	カウンターの高さ	80～110 cm		(C) 作業系統の確立，炊飯，仕込み，主調理，盛りつけ，洗浄消毒格納など
	カウンターの幅	表面に載せる物×1.5（最低）		(D) フローシートの上で，必要機器の流れの研究，最低線長に納める
	供食1か所の長さ	200 cm（最低）	設備との関係	(A) 関連工事の配管は埋設配管をできるだけ避ける
	利用者受取り速度	1.5～3.0秒（給食）		(B) 床排水溝の施工方法を検討し，ドライシステムに努める
	行列待ち	5分以内		(C) 塵埃のたまる場所や陰の部分を絶対に作らない

（教材検討委員会 編：厨房設備工学入門 第8版，日本厨房工業会，2019）

図 6-2　**調理工程と各作業区域**（汚染作業区域と非汚染作業区域）

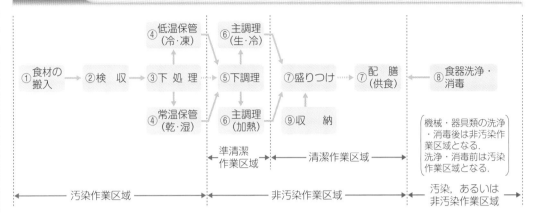

（教材検討委員会 編：厨房設備工学入門 第8版, 日本厨房工業会, 2019）

■ 調理室レイアウトの手順

- 建築図面により次の内容を確認する
  ① 建築物における調理室の位置
  ② 形状および縦横内寸法
  ③ 出入り口, 窓の位置・大きさおよび腰高
  ④ 階高（天井高）
  ⑤ 調理室事務所, 調理室従業員更衣室・手洗い施設などの位置
  ⑥ 建築物全体の排水処理設備の位置
- 機器の選定
  ① 設計基礎条件と, 依頼主の要望および運営上の諸条件をもとに機器の選定を行う.
  ② 利用者数, 回転数を推定し, 機器の能力, 台数などを確定する.
  ③ セクションごとに奥行, 高さをできるだけそろえ, 前面に極端な突起物がなく, スライドが可能なようにする.
  ④ カウンターを設ける場合は, 奥行, 高さを明記する.
  ⑤ 関係図を作成する. 各セクションの関係図を作成し, 流れに従って検討する. とくに交差汚染の生じるおそれがないように工夫する（**図 6-2**）.
  ⑥ 機器のスペースと通路の概略をつかむ. 開き戸, 引き出しを備えた機器の前面スペースは, 物の出し入れに支障がないようにする.
  ⑦ 作業動線を検討する. 人の移動距離が最小限になるよう, 機器類をコンパクトにまとめる.
  ⑧ 機器の割り付けを行う.

　施設・設備に関する衛生は,「大量調理施設衛生管理マニュアル」（平成9年3月, 最終改正 平成29年6月）に, 施設・設備の構造と管理が示されている（**資料編** p.280 参照）.

115

5 環境関連設備

（1）施設・設備の設置

事務室：調理室とのあいだはガラス張りなどにし，一望できるように設ける．

検収室：納入業者が出入りしやすく，事務室に近いところに設ける．

食品保管室：食材料の保管には，常温と低温度帯があり，食肉類，魚介類，野菜類など低温で保管するものは，食材料の分類ごとに区分して冷蔵または冷凍保管し，原材料の相互汚染を防ぐ．常備食品など常温で保存する保管室には，換気設備を設ける．

調理室：清潔な場所で，食材料の搬入，ごみ処理などの利便性にも配慮する．調理室の形は長方形で，二辺の比が $1:1.5 \sim 2$ 程度が使いやすいといわれている．

食　堂：労働安全衛生規則では，1人当たり 1m^2 以上と決められている．利用者数，喫食時間，利用回転数により異なる．また，施設によっては車いすの使用，サービスの方法などについての考慮も必要である．

（2）　施設・設備と関係法規

給食施設・設備に関する法規には，食品衛生法，消防法などがある（**表6-3**）．

（3）　施設・設備の構造

給食施設の構造と付帯設備は，防火，耐震を十分に備えたうえで，衛生の確保，作業能率，経済性をみたし，安全で，調理従事者が働きやすい環境が大切である．

各施設の構造は，食材料に付着した細菌を持ち込まないように配慮し，製品の汚染を防ぐため，壁などで区別（区画という）する．

区画は，食品の調理過程ごとに，汚染作業区域（検収室，食品の保管室，下処理室），非汚染作業区域（準清潔作業区域〈調理室〉と，清潔作業区域〈放冷・調製室，製品の保管室〉に区分される）を明確に区別する．各区域は固定し，それぞれを壁で仕切り，床面を色別するため境界にテープを貼るなど明確に区画することが望ましい．

a　調理室の床，排水

床の構造には，ドライシステム（乾燥した床面）とウエットシステム（絶えず水を流す床面）がある．衛生的で働きやすいなどの理由からドライシステムが推奨されている．床材の選定に当たっては，耐水・耐火・耐久性に加え，滑りにくく，清掃しやすく，調理従事者の疲労の少ないもので，各施設に適したものにする．

排水溝の末端には，グリストラップ，防臭弁をつけ，排水中の残飯，油脂分などを取り除き，下水からの臭気遮断，ネズミ，昆虫の侵入などを防ぐようにする．また，ウエットシステムは，床の勾配（2/100）および排水溝の勾配（2/100 ～ 4/100程度）をつけ，水はけをよくすることが重要である．

b　調理室の天井，壁面

天井の材質は，耐熱，耐水に加え，耐腐食性のものを使用し，防音性があり，表面

表 6-3	給食施設・設備に関する法規	

項　目 （関係省庁）	関連法規	備　考
食品衛生関係 （厚生労働省）	①食品衛生法 ②食品衛生法施行条例 ③食品衛生法施行規則 ④大量調理施設衛生管理マニュアル	第51条：営業施設の基準 第3条：営業施設の基準 その他：（1）施設設備の構造 　　　　（2）施設設備の管理
建築および 関連設備関係 （国土交通省）	①建築基準法 ②建築基準法施行令 ③換気設備の構造方法を定める件 ④下水道法 ⑤下水道法施行令	第28条：居室の採光および換気 第35条の2：特殊建築物等の内装（壁および天井） 第129の2の4：給水，排水 第129の2の5：換気設備 第3：調理室等に設ける換気設備 第8条：排水設備の設置および構造の技術上の基準
消防関係 （総務省）	①消防法 ②消防法施行令 ③火災予防条例運用基準	 第3条の4：厨房設備（厨房設備に附属する天蓋および排気ダクト）
労働関係 （厚生労働省）	①労働安全衛生法 ②労働安全衛生法施行令 ③労働安全衛生規則	 第627条：給水 第629条：作業場外の食堂設置 第630条：食堂および炊事場
医療関係 （厚生労働省）	①医療法 ②医療法施行規則	 第20条：病院の給食施設
学校給食関係 （文部科学省）	①学校給食法 ②学校給食衛生管理基準	 第2：学校給食施設および設備の整備および管理に係る衛生基準
その他	①ガス事業法施行令ほかガス関係法規 ②電気設備関係法令 ③環境基本法，同施行規則 ④大気汚染防止法，同施行規則 ⑤悪臭防止法，同施行規則 ⑥水質汚濁防止法，同施行規則 ⑦事業附属寄宿舎規程	

（富岡和夫 ほか：エッセンシャル給食経営管理論 第4版，p.223，医歯薬出版，2016 を一部改変）

は平滑で清掃しやすく，明るく清潔感のあるものを選ぶ．厨房内有効天井高は，食品衛生法（厚生労働省）では2.4m以上と規制されている．また，ほこりがたまらないようにして，ダクトやパイプ類を露出させない二重天井とする．内壁は，明色なものを選び，床面から1m以上の高さまでは耐水性材料を用い，清掃しやすくする．

c　調理室の窓

　窓は，採光，換気のためのものである．面積は一般に床面積の1/4〜1/6，高さは床から1m前後である．また，開放式の窓の場合は，防塵，防虫のために網戸が必要である．

d 調理室の換気

調理室は，調理の過程で水蒸気，熱，臭気，煙などが発生するため，給気設備と排気設備が必要である．また，加熱機器の上にはフード，ダクト，ファン，油煙が出るところにはグリスフィルター（油埃除去）を取り付けて局所の換気を行う．

e 調理室の空調

調理室内は，高温多湿を避け，湿度80%以下，温度25°C以下に保つことが望ましい．換気は，衛生，労働生産性や調理従事者の疲労に影響するので，十分検討する．

f 調理室の照明

照明は，全体と局部の両方を考慮しながら必要な明るさを確保する．JIS基準では，厨房内，事務所エリアは200 〜 500ルクス，学校の厨房は500ルクス，食堂は300ルクスと推奨値が定められている．照明器具は衛生上埋め込むかたちのものが望ましく，カバーつきが必要である．また，明るさを保つため，日ごろの掃除が大切である．十分な照度の確保は，給食従事者の作業が安全で能率的，かつ異物混入事故などを防ぎ，衛生的に行われるために必要である．

g 調理室の給水，給湯

水は食品製造用水を用いる．調理作業には欠かせないので，十分な量を確保する．

給湯は局所式給湯法（瞬間湯沸かし器など）と，1か所で大量の湯を沸かし各湯栓に配管で送る中央式給湯法（直接加熱式など）がある．食器洗浄の給湯温度は予備洗浄が最低40℃，食器洗浄機の洗浄水は普通60 〜 65℃に保たれる．すすぎには80℃以上の湯を使用して食器を除菌し，リンス剤（食品添加物）の添加によって水切れをよくし，洗浄後の食器表面の乾燥を促進する．

非常時（停電，断水）の対策には，貯水タンクの設置などあらかじめ考慮しておく．

h 調理室の電気設備

電気は，照明以外に電動機器および加熱などにも使われるため，電気容量はもとより，コンセントの取り付け場所，個数なども十分に考慮する．なお，調理室の機器が使用する電気の供給方式は，単相100V/200Vまたは3相200Vであるが，大型の機器では3相200Vが使われる．

i 調理室のガス設備

ガスは，調理作業の熱源として利用されている．ガスの種類には都市ガスと液化石油ガス（プロパンガス）があり，ガスの種類に適合した設備が必要になる．また，ガス漏れによる爆発，火災，一酸化炭素（CO）中毒などの防止のため，ガス漏れ警報器などを設置する．

j 調理室の手洗い設備，履物の消毒設備（履物の交換ができない場合）

手洗い設備と履物の消毒設備は，各作業区域の入り口手前に設置する．なお，手洗い設備は，自動的に吐水，止水するものがよく，消毒設備も自動が衛生的である．

k 調理室の出入り口

出入り口は，諸作業に伴う運搬物とともに通過できることが必要条件である．なお，外部との出入り口には，網戸，エアーカーテン，オートドアなどを設ける．

118

（4）食事環境整備の意義

　近年,給食における食事環境が重要視されてきている．食事は,多くの利用者にとって楽しみであり，心身ともにリラックスし，リフレッシュできる時間である．また，食事をとおしてコミュニケーションが円滑に図れる機会でもある．おいしい食事が提供できる環境は，給食において重要なテーマであり，食事をする環境がおいしさに影響を与えることから，食事環境を望ましく整備することが求められている．病院給食における患者食堂，学校給食のランチルームなどの普及は，食事環境として望ましい傾向といえる．

a　食事環境の設計

　食堂は，利用者数にあったスペースやテーブルといす，その日の食事内容がわかるショーケース，利用者用の手洗い場などを備えなければならない．テーブルといすの配置，スペースについて**図 6-3** に示した．また，食堂を快適な食事環境にするには，清潔で明るく，食事をおいしく味わうための雰囲気づくりも大切である．壁，テーブルクロスは，明るく，しかも，暖色系のクリーム，ピンク，オレンジなどの淡い色彩がよい．また，照明を工夫したり，植物，BGM などを効果的に用いて，心理的に気持ちを安定させることにも配慮する．さらに，食事指導として，視覚に訴える卓上メモ，掲示物などを整備し，興味をもたせる．

図 6-3　**テーブルといすの関係図**

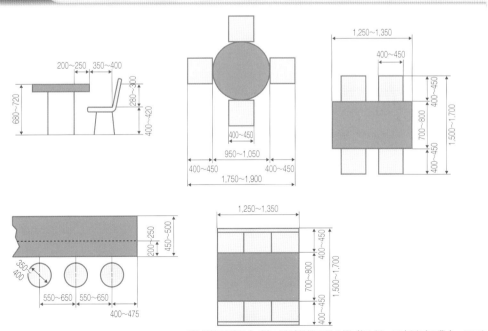

（教材検討委員会 編：厨房設備工学入門 第 8 版，日本厨房工業会，2019）

B 機 器

1 機器（機械および器具）の選定

　給食施設における大量調理では，作業の省力化，合理化のために，さまざまな機器が導入されている．しかし，大型機器は一度設置したら長期間使用するため，購入にあたっては十分な検討が必要であり，普段から新しい情報，資料を集め，研究しておくことが大切である．

■ 機器の購入に際しての注意事項

　① 取り扱いが簡単で，清掃，手入れがしやすい．

　② 故障しにくく，安全である．

　③ 機器導入により省力化，能率化が可能である（メリットの検討）．

　④ 機器の設置スペースに余裕がある（電気，ガスなど設備容量の確認も含む）．

　⑤ 信用と実績のあるメーカーであり，アフターサービスが行き届いている．

　⑥ 2社以上から見積りをとる（概略予算の検討）．

　表 6-4 に給食施設の作業区分からみた使用機器について示した．また，**図 6-4** に設備，機器の配置図（例）を，**図 6-5** におもな調理機器を示した．

表 6-4　作業区分別の機器一覧

作業区分	作業内容	主要機器	補助機器	備考
汚染作業区域	納入、検収	・検収台、デジタル台はかり、放射温度計 ・ラック、荷さばき台	運搬車、コンベアー、下流し、事務机	・バッチ方式の場合もある ・規模により検収事務室を設ける
汚染作業区域	保管	・乾物庫、調味料庫、野菜漬物庫(ラック)、冷凍、冷蔵、保冷庫(室)、貯米庫(室) ・品庫(ラック)	運搬車、ラック類、冷凍機車(室)	・規模により、大型、小型に分ける ・ホワイトボードなど記録用具があれば便利 ・食材料と雑品は区分する
汚染作業区域	下処理	・洗米器(手洗いの場合はシンク) ・シンク、調理台、水きり台 ・フードカッター、スライサー、ピーラー、ミートチョッパー、ミキサー	ラック、ワゴン、包丁、まな板、保管庫、ピーラー用シンク、下処理用冷蔵庫	・機械類は規模に合わせて選定する ・シンクは、加熱調理用食材料、非加熱調理用食材料、器具の洗浄等の別に分ける ・洗浄用シンクは、2槽以上でふさぎ台をつける
準清潔作業区域	主調理 炊飯 加熱調理	・炊飯器(立型、連続型) ・平釜、回転釜、スープケトル、スチームケトル ・グリルドオーブン、魚焼器、サラマンダー、フライヤー、スチーマー(蒸し器) ・スチームコンベクションオーブン、スチーマー、電子レンジ、レンジ、ガス台、ティルティングパン(ブレージングパン) ・ブラストチラー、タンブルチラー、真空冷却機、真空包装機	ラック、炊飯釜、小出し冷蔵庫、調味料用(戸棚、ワゴン、ラック)、機器台(バンシンク、移動調理台、包丁、まな板	・大規模の場合、連続自動炊飯器を使用 ・小規模の場合は卓上型でよい ・大規模の場合、連続機器を使用 ・サーモスタット、タイマーつき、自動化されたものが便利 ・釜類には、撹拌機つきもある ・冷菜コーナーを別途とする場合もある(コールドテーブル、冷蔵庫、シンク、調理台、ミキサーなど) ・加熱調理された食品を衛生的に急速冷却する機器で、お皿に新調理システムで使用 ・食品を樹脂フィルムに入れ空気を除去した状態で密封シール、真空調理などで使用する
清潔作業区域	冷菜調理 保管 盛りつけ、 配膳	・温蔵庫、冷蔵庫、ウォーマーテーブル、コールドテーブル、コールドショーケース、アイスベンダー ・盛りつけ台(コンベアー) ・配膳(カウンター、戸棚)、カフェテリアライン、冷温配膳車 ・給茶器、冷水器、製氷機、タオルウォーマー、サービステーブル	ラック、移動台、ディッシュカート(ディスペンサー)、補助台、トレイカート	・配膳形態により異なる(定食方式、カフェテリア方式など) ・カフェテリア方式の場合(トレイスライド、スニーズガード) ・病院給食では、食数板、食札カードが入る ・めん類を給食する場合(ゆでめん機、シンク、調理台) ・保温・保冷が可能な冷温配膳車など種類が多い配膳形態、適温給食の要・不要による選定
汚染作業区域	洗浄、消毒	・ダストカート(ラック)、シャワーシンク、ダストテーブル、クリーンテーブル ・浸漬槽、食器シンク、洗浄機(食器、食缶) ・煮沸消毒機 ・食器消毒保管庫、食器戸棚(ラック) ・残飯処理機	ラック、移動台、残飯用、冷蔵庫	・規模、食器の種類、材質などによって、機器の選定が変わってくる ・残飯処理室を設計、ポリバケツの洗浄、整理などをしているところもある ・病院給食では、配膳車の洗浄、消毒室を設けている場合もある ・汚水処理施設も必要になってきている
汚染作業区域	その他	・モップシンク、掃除用具ロッカー ・高圧洗浄機(固定式、可動式) ・自動手指洗消毒器 ・湯沸かし器(瞬間)、専用ボイラー ・靴箱、ロッカー類、机、椅子、コンピュータ、本箱	鏡、電話	・厨房の出入口、大施設では各セクションに必要 ・全体ボイラーがあれば不要 ・休憩室を兼ねる場合もある

121

図 6-4　**給食設備配置図**（例）（想定食数 200 食，面積 280m²）

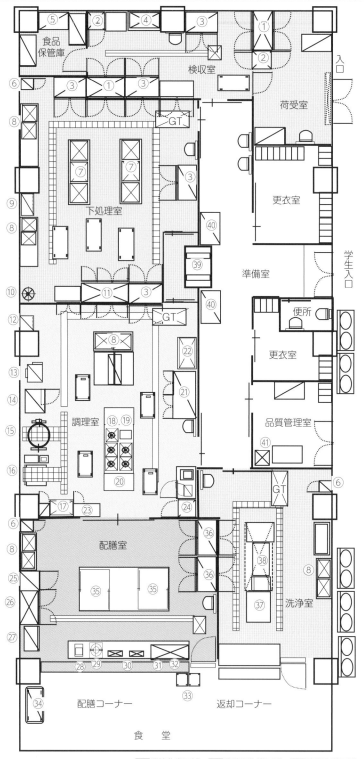

□汚染作業区域　□準清潔作業区域　■清潔作業区域

（参考：都内 N 大学給食経営管理実習室加筆修正，2020）

図 6-4　つづき

No.	品名	寸法 (mm) W	D	H	台数	配管口径 (A) 給水 (A)	給湯 (A)	排水 (A)	ガス 口径 (A)	消費熱量 (kW) (kcal/h)	電気 1φ100V (kW)	1φ200V (kW)	3φ200V (kW)	フード
1	冷蔵庫（両面）*	1,500	850	1,950	2			50			0.754×2			
2	冷凍庫（両面）	760	860	1,950	2			50					0.366×2	
3	電気消毒保管庫	1,280	950	1,830	5			40					9.75×5	
4	一槽シンク	1,200	750	600	1	15	15	50						
5	シェルフ	1,200	600	1,800	5									
6	掃除用具ロッカー	455	515	1,790	4									
7	三槽シンク	2,400	900	800	2	15×2	15×2	50×3						
8	二槽シンク付台	1,800	750	850	5	15×2	15×2	50×2						
9	包丁まな板殺菌庫	850	500	1,460	1						0.575			
10	洗米器	320	320	615	1	20		32					0.4	
11	冷蔵庫（両面）	1,790	860	1,950	1			50			0.802			
12	包丁まな板殺菌庫	600	500	1,030	1						0.525			
13	ガス自動炊飯器	750	710	934	1				25	23.3_ (20,000)	0.03			○
14	コンビオーブン	847	771	782	1	20		高温 50	20	14.4_ (12400)	0.4			G
15	ガス回転釜	1,390	870	770	1	15	15	ピット	20	37.2_ (32,000)				G
16	バリオクッキングセンター	1,164	914	1,100	1	20		高温 50					28	G
17	消毒槽	900	600	850	1	15		高温 50					9	
18	ガスローレンジ	600	600	450	1	15			20	14.0_ (12,000)				G
19	IHローレンジ	600	600	850	1								5	
20	ガステーブル	1,200	1,200	850	1				20×2	69.7_ (60,000)				G
21	電気消毒保管庫	1,830	950	1,900	1			25					13.5	
22	一槽シンク	1,200	750	850	1	15	15	50						
23	ブラストチラー	1,200	750	850	1			50					1.5	
24	冷蔵庫	610	805	1,950	1			50			0.234			
25	温蔵庫	750	800	1,950	1	15		40×2					3	
26	冷蔵庫（ガラス扉）*	1,200	805	1,950	1			50			0.426			
27	アイスメーカー	905	650	1,153	1	15		50×2					0.83	
28	IHコンロ	300	450	120	1							2.5		G
29	ライスウォーマー	460	380	390	1						0.08			
30	ヒートランプウォーマー	544	150	97	2						0.500×2			
31	コールドテーブル*	1,500	600	800	1			50			0.123			
32	コールドショーケース	1,500	500	835	1			25			0.415			
33	トレイディスペンサーカート	420	510	870	2									
34	冷温配膳車	1,390	730	1,400	1								2.1	
35	盛付台下戸棚（キャスター付）	1,500	600	800	2									
36	電気消毒保管庫	1,340	930	1,830	2			40					10.5×2	
37	一槽シンク	1,200	900	850	1	20	20	50						
38	コンベアタイプ洗浄機	1,800	745	1,315	1	15×2	15	高温 40×2					12.3	○
39	エアーシャワー	1,450	1,000	2,285	1						0.5		1.5	
40	クリーンロッカー	1,200	750	1,800	2						0.74×2			
41	一槽シンク	600	600	850	1	15	15	50						

* センターピラーレス

図 6-5 おもな調理機器

■ 下調理用機器

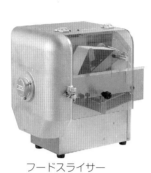

フードスライサー

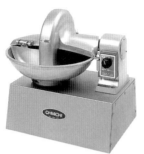

フードカッター

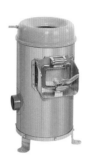

ピーラー

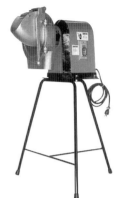

合成調理機

■ 熱調理器

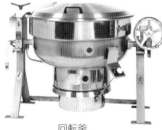

回転釜

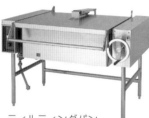

ティルティングパン

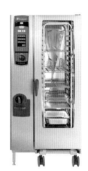

スチーム
コンベクション
オーブン

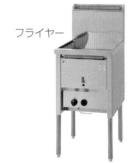

フライヤー

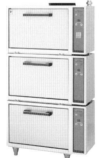

立型炊飯器

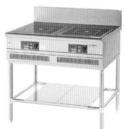

IH 調理器

■ サービス機器

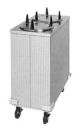

ディッシュディスペンサー

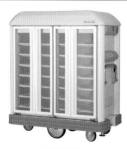

冷温配膳車

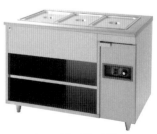

ウォーマーテーブル

124

■ 低温機器

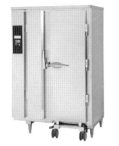

ブラストチラー＆フリーザー

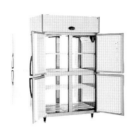

パススルー冷蔵庫

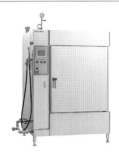

真空冷却機

■ 洗浄・消毒機器

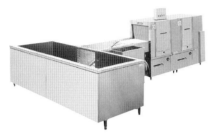

かき上げ式食器洗浄機

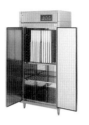

包丁まな板殺菌庫

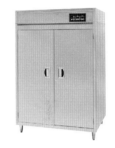

消毒保管庫

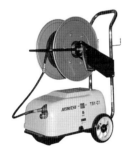

高圧スプレー洗浄機

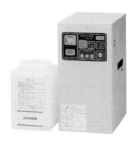

次亜塩素酸水*生成装置

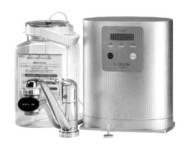

電解次亜水生成装置

＊食塩水などを電解してつくられる，次亜塩素酸を主成分とする水溶液．

■ その他の機器など

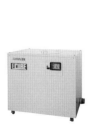

生ごみ処理機
（バイオ式）

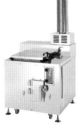

生ごみ処理機
（乾燥式）

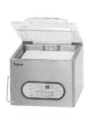

真空包装機

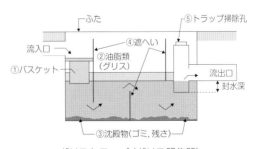

グリストラップ（グリス阻集器）

〔(株)アイホー，三浦電子(株)，(株)フジマック，三浦工業(株)より写真提供〕
〔(株)フジマック：業務用厨房機器総合カタログ，給食設備機器総合カタログ，2011 ～ 2012 より抜粋〕

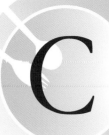

C 什器・食器

1 什 器

　給食施設における什器は，はかり，鍋類，ボウル，ざる，包丁，まな板など多種類の器具を使用する．材質はステンレス，アルミニウム，鉄，プラスチックなどがある．大量調理で使用するため，少量調理より大型のサイズのものが使われる．衛生面，作業内容，使用機器など，施設の特性や予算に応じて選定，購入する．

2 食 器

　給食施設で使用される食器は，種類，材質，形態など多種多様であり，それぞれに長所，短所がある．

　また，施設により，身体の状況や年齢に合わせた自助食器具を使用している．自助食器具とは，食事を自立的に摂取するための食器や食具を総称していう．日常生活の動作を広げ，容易で便利に使用できる食器・食具が，ユニバーサルデザインという考えに基づいてつくられている（**図 6-6**）．

　食器の選定は，施設の給食形式，対象者の特性，収納スペース，作業内容や使用機器を考慮して，種類や数量を決定する（**表 6-5，6-6**）．

　食器は，それぞれの材質をふまえて管理する．使用状態，補充状況，衛生管理を考慮したうえで購入計画を立て，予算を計上する．

■ 食器選定の条件
　① 食品衛生法による規定や各種基準に適合しているもの
　② 衛生的であり，傷がつきにくいもの
　③ 耐熱，耐冷であり，薬品に強いもの
　④ 能率的で扱いやすいもの（重すぎないもの）
　⑤ 料理との調和がとりやすいもの
　⑥ 手や口に触れたときに違和感の少ないもの
　⑦ 洗浄しやすく重ねやすいもの
　⑧ 経済的であるもの

図 6-6 　自助食器具（ユニバーサルデザイン食器）

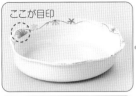

ここが目印

底にはすべり止めシリコーンゴムが4か所

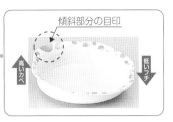

傾斜部分の目印

高いカベ　　低いフチ

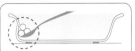

傾斜丸深皿

傾斜部分の目印

反り返しがあるので，食べ物が逃げずにスプーンに収まる

断面図

傾斜しているので，おかゆや汁物が1か所に集まる
器自体に重量感があり滑りにくい

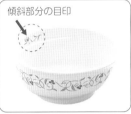

強化磁器製のかゆ碗

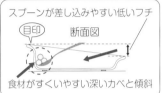

スプーンが差し込みやすい低いフチ

目印　断面図

食材がすくいやすい深いカベと傾斜

傾斜丸皿

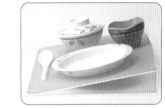

手軽なサイズのすべり止めマット．食器などをしっかりグリップできる
すべり止めマット

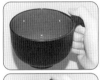

握力の少ない人も安心して持てる
取手つき汁椀

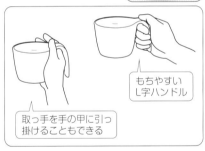

もちやすいL字ハンドル

取っ手を手の甲に引っ掛けることもできる

高さが低いので安定感があり倒れにくい
L字ハンドルカップ

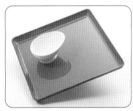

表面にすべり止め処理を施した耐熱トレー．食器洗浄機対応で手入れが簡単で，清潔に使うことができる
すべり止めトレー

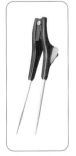

ピンセット箸

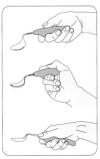

握りやすく工夫したスプーン

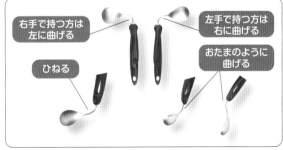

右手で持つ方は左に曲げる

左手で持つ方は右に曲げる

ひねる

おたまのように曲げる

〔信濃化学工業(株)，(株)青芳，(有)ウインドより写真・イラスト提供〕

表6-5　給食施設で使用されるおもな食器の材質および特徴

カテゴリ	材質	比重	耐熱温度(℃)	電子レンジ	スチームコンベクションオーブン	漂白剤 酸素系	漂白剤 塩素系	熱風消毒(消毒保管庫) 可否	熱風消毒(消毒保管庫) 温度・時間	特徴
陶磁器	強化磁器	約2.6	—	○	○	○	○	○	—	一般磁器の1.2～3倍の強度がある。電子レンジ、オーブンレンジ、スチームコンベクションオーブンで使用可能。プラスチック製食器に比べて割れや欠けが起こりやすいが、給食施設でも使用されている。
メラミン食器	メラミン樹脂〈MF〉	1.5	120	○	×	○	×	○	85℃ 20～30分	業務用プラスチック食器の主流でデザインが豊富。硬度が高く、傷が付きにくい。熱伝導が低く、手や唇に熱さを感じさせない。
こども食器	ポリエチレンナフタレート〈PEN〉	1.3	120	○	×	○	○	○	85～90℃ 40～50分	衛生性、耐汚染性、耐熱性に優れている。熱伝導が低いため持ちやすく、口にすることができる。
ニューックリル食器	ポリエーテルサルフォン〈PES〉	1.4	150	○	○	○	○	○	85～90℃ 35～40分	メラミン食器よりも軽く、落としても割れにくい。塩素消毒が可能。耐熱温度が高く、熱風式再加熱カート、スチームコンベクションや電子レンジでの調理が可能である。
保温食器	ポリプロピレン〈PP〉	0.9	100	×	×	○	×	○	85～90℃ 40～50分	特殊構造のため、変形・破損の原因となる100℃以上にしない。プラスチック食器のなかでは最も軽く、割れにくい。色素の濃い食品や着色料が色移りすることがあるため、汚れたまま放置せず、速やかに洗浄する。
保温食器	耐熱ABS樹脂	約1.1	100	×	×	○	×	○	85℃ 20～30分	特殊構造のため、変形・破損の原因となる100℃以上にしない。耐熱性を高めた、上質なプラスチック漆器に多く使用されている。比較的、衝撃強度に優れている。
PP食器	ポリプロピレン〈PP〉(その他PP)	0.9	120	×	×	○	×	○	85～90℃ 40～50分	プラスチック食器のなかでは最も軽く、割れにくい。材質はやわらかく、表面に傷が付きやすい。さまざまな家庭用プラスチック食器に使用されている。色移りすることがあるため、汚れたまま放置せず、速やかに洗浄する。
クリアタイプ	ポリカーボネート〈PC〉	1.2	120	×	×	○	×	○	85～90℃ 40～50分	透明度と耐熱性があり耐衝撃性も備えるが、表面硬度が低く、傷が付きやすい。アルカリ成分に弱く、洗浄・漂白後のすすぎ不足により割れの発生することがある。
松花堂弁当	ABS樹脂	約1.1	60～75	×	×	○	×	×	—	上質なプラスチック漆器に使用される。比較的、衝撃強度に優れている。自動洗浄機および消毒保管庫には使用できない。
トレイ	FRP(トレイ)	約1.8	180	○	×	○	×	○	85℃ 20～30分	不飽和ポリエステルとガラス繊維の複合樹脂で、耐衝撃性や耐熱性に優れている。表面がやわらかく、傷が付きやすい。
トレイ	耐熱ABS(塗盆)／超耐熱ABS(塗盆)	約1.1	100／120	×	×	○	×	○	85℃ 20～30分	耐熱性を高めた上質なプラスチック漆器に多く使用される。比較的、衝撃強度に優れている。

注）メーカー、食器の種類により取り扱いに違いがある場合があるため、電子レンジ、オーブンレンジ、スチームコンベクションオーブン、消毒保管庫を使用する際は取扱説明書を確認する

（信濃化学工業㈱：shinca，2023-2024．三信化工㈱：Sanshin，2022．より改変）

表 6-6　食器の種類と材質

種　類		内　容	材　質	
			合成樹脂* （耐熱性強化・強度強化を含む）	その他
食器類	皿・器	和・洋・華, 料理別のほか, 仕切り皿, 盛りつけ皿等	MF, PP, PBT, ABS, PEN	強化磁器, 強化耐熱ガラス, 陶器, アルマイト, ステンレスマイト, ステンレス
	椀・丼	飯椀, 汁椀, 麺用, 丼物用	MF, PP, PBT, ABS, PEN	強化磁器, 強化耐熱ガラス, 漆器
	湯飲み・カップ		MF, PP, PBT, ABS, PEN	強化磁器, 陶器
	ボール	サラダ用	PC, PMMA, PES	強化ガラス
	コップ	飲料用（クリアタイプ）	PC, PMMA, PES	強化ガラス
	弁当箱	配食サービス用のものもある	ABS, PP	
カトラリー類	箸		PA, PBT, PEN, PPS, SPS, PC	割り箸（竹・間伐材）
	シルバー類	ナイフ, フォーク, スプーン もち手付きのものもある	MF, PP	ステンレス
トレイ		1 人分配食用 配膳車専用のものもある	ABS, FRP, PP, PBT, PEN	アルマイト

*略称と合成樹脂名を下記に示した.

（日本給食経営管理学会 監修：給食経営管理用語辞典 第 3 版, p.134, 第一出版, 2020）

略　称	合成樹脂名	略　称	合成樹脂名
ABS	ABS 樹脂	PEN	ポリエチレンナフタレート
FRP	繊維強化プラスチック	PES	ポリエーテルサルフォン
MF	メラミン樹脂	PMMA	メタクリル樹脂（アクリル）
PA	ポリアミド（ナイロン）	PP	ポリプロピレン
PBT	ポリブチレンテレフタレート	PPS	ポリフェニレンサルファイド
PC	ポリカーボネート	SPS	シンジオタクチックポリスチレン樹脂

（日本給食経営管理学会 監修：給食経営管理用語辞典 第 3 版, p.134, 第一出版, 2020）

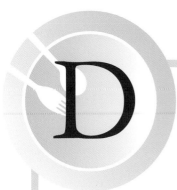

D 総合的な施設・設備管理

1 施設・設備の稼働と保守管理

（1）施設・設備能力と生産性

　給食施設は，調理機器が日々稼働し，給食運営が行われているため，機器の選定に当たっては，稼働能力を十分検討する．また，設備を有効に稼働し，生産性や品質の向上をはかる．

（2）施設・設備の保守管理

　調理機器・器具の保守管理は，給食従事者が機器の用途，機能，性能を正しく把握して使用することである．また，作業の能率だけではなく，耐久性や安全・衛生面からも正しい取り扱いが必要である．

　二次汚染防止のため，調理器具，機械，設備の取り扱いについては，「大量調理施設衛生管理マニュアル」に記載されている事項（p.279，二次汚染の防止）および標準作業書（別添2）の「器具等の洗浄・殺菌マニュアル」（p.284）を参考にする．

a　基本的な注意事項

① 機械の取扱説明書は，取り扱い操作，使用上の注意点，材質，手入れ法などを確認し，所定の場所に保管する．

② 給食従事者は，毎日の作業開始時と作業終了後の清掃時に点検を行い，保守・管理点検表に記録する．

③ 備品台帳を作成する．機器名，メーカー名，型式，購入年月日，製造年月日（製造番号），納入会社名，連絡先（担当部署，担当者名，電話番号），購入金額，熱源やモーターの種類，大きさ，台数などを記載し，定期的に整備，点検を行う．

④ 故障などの早期発見のため，手入れはこまめに行う．

⑤ 異常や故障時は，機器の使用を中止し，故障の状態を調べ，簡単な場合は施設内で対応できるように，あらかじめ部品やメンテナンス用具の準備をしておく．また，修理を依頼する場合のマニュアルを作成する．

⑥ 調理機器の耐用年数は，材質，使用頻度，手入れの方法などによって異なることを考慮しておく必要がある．

表 6-7　厨房の安全管理

設備名	周期* 日	週	月	年	作業内容
(1) 作業安全と装置の点検	○				機器，用具などをつねに整備，整頓し，作業通路と災害時の避難通路を確保しておく．
				○	人が近接して傷害，機器の操作ミスによる災害などのおそれがある箇所に安全作業等の方法を掲示し，また，付帯する安全装置等を定期に点検，整備する．
				②	人災・火災時の応急措置手順を定め，作業員全員に定期に伝達する．
(2) 厨房機械など	○				使用前に機器，用具の正常を確認する．
	○				使用食品の量と品質の適正を確認する．
(3) 電気設備			○		移動機器のコード，プラグ，照明器具などを点検，整備する．
				○	分電盤および機器の開閉器，絶縁抵抗，接地線を点検，整備する．
(4) 給水（湯）設備		○			給水（湯）栓を点検，整備する．
			○		給水圧を点検，保持する（瞬間湯沸器 49kPa，水圧洗米器 68.65 〜 98.07kPa 以上）．
				○	瞬間湯沸器と温水ボイラ，シスターンなどを点検，整備する．
(5) 排水設備			○		機器の排水管から排水溝などまでの管接続部を点検，詰り物を除去して整備する．
				○	排水溝，埋込み管，グリス阻集器とそれらの開孔ぶたを点検し，清掃，整備する．
(6) ガス設備			○		機器への接続管（可とう管，ホースなど），ガス圧，機器の機能（とくに自動安全装置）を点検，整備する．
		○			移動機器の使用時の位置と壁面などとの遠隔距離，または防熱板を点検し，正常にする．
				②	配管，ガス栓（末端閉止弁），ガス漏れ警報装置などを点検，整備する．
(7) 蒸気設備	○				蒸気漏れ箇所はそのつど補修する．
			○		給気弁，減圧弁，圧力弁，安全弁，蒸気トラップ，ストレーナなどを点検，整備する．
(8) 換気設備				④	フード，ダクト，防火ダンパなどの機能を点検，整備する．
			○		グリースフィルタなどを清掃，整備する．点検は 1 回 /1 日する．
(9) 消火設備				②	消火器，簡易粉末消火設備，ファン停止スイッチなどを点検，整備する．
(10) 危険物	○				LP ガスのボンベなどの置場とガス残量，その他の燃料置場を点検，整備する．
	○				食用油その他の少量危険物保管場所を点検，整備する（揚げかすはふた付き缶に入れる）．

* ②は 2 回 / 年，④は 4 回 / 年を示す

（教材検討委員会　編：厨房設備工学入門 第 8 版，日本厨房工業会，2019）

b　保守管理のチェックポイント

　厨房に設けられる関連設備のメンテナンスは，日常的には清掃を中心に行われる．関連設備の保守管理について，**表 6-7** に示した．

第7章
事故・災害時対策

《本章で学ぶべき事柄》
① 特定給食施設において発生すると想定される事故・災害の種類を把握する.
② 事故・災害発生時の対応策を習得する.
③ 事故・災害の発生を想定し，緊急事態に対応した教育，訓練の実践方法を体得する.
④ 緊急事態発生時の職務体制，献立などの給食生産管理について把握する.

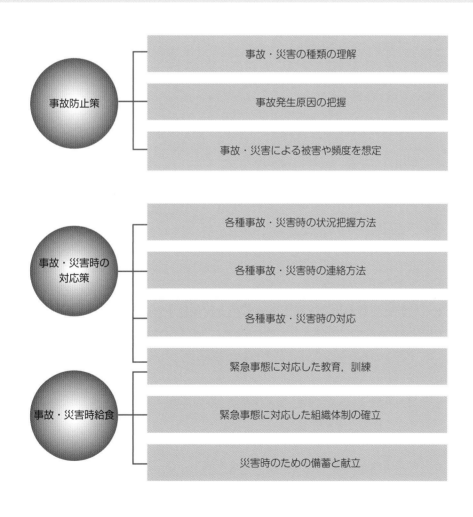

事故防止策
- 事故・災害の種類の理解
- 事故発生原因の把握
- 事故・災害による被害や頻度を想定

事故・災害時の対応策
- 各種事故・災害時の状況把握方法
- 各種事故・災害時の連絡方法
- 各種事故・災害時の対応
- 緊急事態に対応した教育，訓練

事故・災害時給食
- 緊急事態に対応した組織体制の確立
- 災害時のための備蓄と献立

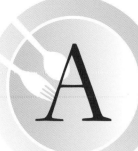

事故防止策

特定給食施設で現実に発生している，あるいは将来発生するかもしれない事故や災害には，多種多様なものが考えられる．給食経営管理を安全に，かつ，円滑に効率よく運営するためには，事故を未然に防ぐ対策が必要である．そのためには平常時から起こりうる事故を理解し，緊急事態の発生に備え，組織体制や緊急時対応マニュアルなどを整備し，関係者に周知徹底する教育，訓練がきわめて重要である．

1 事故の種類

特定給食施設の種類別，業務部署別に発生する可能性がある事故・災害を想定し，注意事項などをまとめたマニュアルを所定の場所に置くなど，まずは事故発生を防ぐための対策が必要である．

（1）給食施設固有の事故

a 利用者の事故（急性的健康障害）

① 食中毒（細菌性，ウイルス性，自然毒，化学性など）

② 感染症（経口3類感染症など）

③ 寄生虫症（回虫，アニサキスなど）

④ 異物（植物性，動物性，鉱物性など）

⑤ アレルギー（食物アレルギー：らっかせい,乳,小麦粉,そば,卵,えび,かになど）．

⑥ その他（病院の例：特別食の提供間違い，食事禁止患者の飲食など）

b 業務に支障が出ると想定される給食関係従事者の事故

① 経営管理責任者の事故，疾病

② 業務上の人身事故（労働安全衛生法関係）

③ 業務外の人身事故（交通事故などを含む）

④ 感染症（コレラ，赤痢，腸管出血性大腸菌感染症など）

⑤ 刑事・民事上の事件

⑥ その他

c 給食生産（調理）面で想定される事故

① 仕入れ品の入荷遅滞，欠配

② 食数不足，欠食

③ 給食施設・設備，機器・備品などの不具合

④ 端末機の故障

⑤ その他

d　想定することが困難な事故

① 大規模な火災（火元，類焼）

② ガス爆発，ガス中毒

③ 利用者，顧客からのクレーム

④ その他

（2）社会的・国家的な事故，事件

① 第三者による中傷，爆破予告，毒物・異物混入，脅迫，暴動

② 業務上の不平・不満による従業員の反社会的行動

③ 不当なマスコミ報道

④ 戦争

⑤ テロ

⑥ その他

（3）自然災害による事故

① 地震（津波）

② 台風（風害，豪雨，洪水など）

③ 火山爆発（噴火）

④ 渇水・濁水・断水

⑤ 落雷・停電

⑥ 豪雪

⑦ その他

　特定給食施設において発生すると想定される事故・災害を列記したが，それぞれの項目が互いに影響し合って給食経営管理をさらに困難にする場合がある．過去に発生した事故・災害を分析するなど，起こりうる被害の頻度や程度を想定し，平常時から対策を講じておく必要がある．災害発生時における給食施設の対応の概略を**図 7-1** に示す．

図 7-1　災害発生時における給食施設の対応

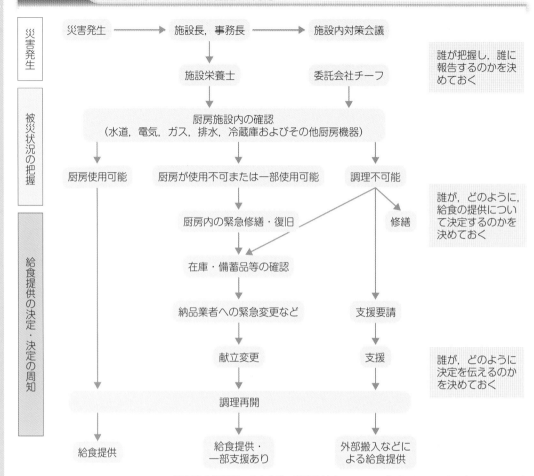

（鹿児島市保健所：給食施設の災害時対応マニュアル作成のためのガイドライン，2020）

表 7-1　災害直後の給食施設の対応状況

施設区分	災害時に予測される状況	支援方法
病　院	入院患者，けが人，一般被災住民への食事提供	施設の備蓄品，市町村災害対策本部の救援物資で対応．生命維持に必要な支援がスムーズに行われているか最優先で確認，調整
高齢者福祉施設	入所者，在宅虚弱高齢者，一般被災住民への食事提供	施設の備蓄品，市町村災害対策本部の救援物資で対応．虚弱高齢者の受け入れ等で食数が増加する場合は，必要な支援がスムーズに行われているか確認
社会福祉施設	入所者，一般被災住民への食事提供	施設の備蓄品，市町村災害対策本部の救援物資で対応
学　校　児童福祉施設	休校，休園の措置，避難所指定された場合の炊き出し等	要望に応じて給食再開に向けた指導・助言，炊き出しでは災害対策本部，市町村栄養士等との連携
事業所　寄宿舎	休業又は営業していても市販弁当等での対応	要望に応じて給食再開に向けた指導・助言，市町村災害対策本部への救援物資要請
一般給食センター	休業又は営業していても一部のみ対応	要望に応じて給食再開に向けた指導・助言，避難所の食事を受託する場合は被災住民の状況を伝える等の連携

（新潟県福祉保健部：新潟県災害時栄養・食生活支援活動ガイドライン，2006 から抜粋・改変）

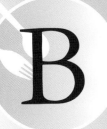

B 事故・災害時対応

1　事故の状況把握と対応

　提供された給食の欠陥で，利用者が身体などに何らかの被害が生じた場合，損害賠償の責任が生じる（製造物責任法第 3 条）．実際に事故・災害が発生した場合，状況を的確かつ迅速に把握し，利用者に適切な対応をしなければならない．

　事故発生時には，事故発生視認者（確認者，報告者など）は，ただちに各業務管理責任者に状況を報告する．事故発生の報告を受けた管理者は，緊急時シミュレーション（緊急時連絡網を確立しておく）に従い，関連業務管理者に報告を行い，事故処理の対応策の指示を受ける．なお，事故状況の把握については，業務管理部署ごとに，できるかぎり詳細な記録をとっておくことが望ましい．

（1）人身事故発生時の状況把握と対応

① 事故視認者（確認者）の氏名，所属部署名，現所在地，連絡方法など

② 事故の種類，発生日時，発生場所，発生状況など

③ 事故者の人数，氏名，性，年齢，家族の住所など

④ 事故者の被害（症状）の程度

⑤ 事故者の処置状況など（応急手当，通院・入院の有無，病院名，病院所在地，病院連絡方法）

⑥ 消防署，医療機関，警察署，保健所，マスコミなど関係機関への連絡

⑦ その他

（2）対物事故発生時の状況把握と対応

① 事故視認者（確認者）の氏名，所属部署名，現所在地，連絡方法など

② 事故の種類，発生日時，発生場所，発生状況など

③ 事故内容

　● 建物の損壊

　● 施設・設備，備品などの破損，不具合による非稼働など

　● OA 機器類使用不能（コンピュータウイルス対策などを含む）

　● 電気（停電），電話，上水道（断水・濁水），都市ガス（供給不能）などの使用状況

④ その他

137

なお，社会的・国家的な事故，事件および自然災害による事故については，発生頻度は多くはないものの被害の規模および影響の期間が甚大と想定される．平常時から対策を講じておくことが重要である．

　また，業務上の責任補償を支援するための保険制度もある．

2　事故・災害時対応の組織と訓練

　特定給食施設では給食を円滑，合理的，安全に経営管理するための組織体制を整備している．事故・災害発生に備えて，被害を少しでも減らすことができるよう組織体制（緊急時連絡網）を編成し，防災訓練も実施したうえで，全従業員に緊急事態発生時の対応体制と責任を認識させておくことが重要である．そのため，マニュアルを準備する必要がある．さらに，自施設のみの対応が不可能な場合には，ほかの給食施設からの援助を要するため，ネットワークの構築も重要である（**図 7-2**）．給食施設が行う対策例を**表 7-2** に示す．

図 7-2　　**災害時の給食施設ネットワーク**

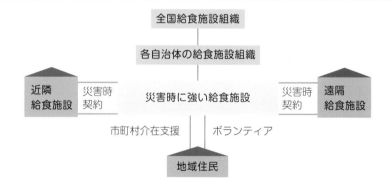

（1）事故・災害時に備えた対策

① 過去に発生した事故，災害の分析
- 事故，災害の種類
- 発生年月日，発生時間，発生場所，発生状況，被害状況，処置状況，発生原因，発生誘因など
- 組織体制の評価

② 災害発生時の組織づくり

③ ネットワークの構築

④ 相互支援体制の整備，マニュアルの作成，マニュアルの見直し

⑤ 備蓄食品の整備

⑥ 水の確保

⑦ 非常災害倉庫の設定

表 7-2　　平時・災害時・復興期における対応

【平常時の準備】

	項　目	内　容
自助	①施設内危機管理対策体制	・危機管理委員会における検討 ・連絡，指示体制の整備 ・マニュアルの作成
	②支援体制の確立	・応援要請連絡票の整備 ・外部業者との災害時対応に関する取り決め
	③災害時備蓄食料等の整備	・施設入所者数＋職員数 ・備蓄日数 3 日分，最低でも 2 日分 ・災害時用献立の作成 ・必要備蓄の検討（食料，水，使い捨て食器，ラップ，ナイロン袋，軍手，燃料など） ・保管場所の確保（分散保管を考える） ・利用計画（普段の給食への利用，ランニングコスト） ・食料品の種類（濃厚流動，傷病者用流動，誤嚥防止補助食品，特定保健用食品，ミルクなど）
	④非常時訓練の実施	・緊急支援と支援ネットワーク機能の確認 ・支援食提供訓練 ・スタッフの配置，タイムスタディの確認
共助	支援体制の整備に向けた構築を行い，支援内容，方法，ネットワーク会の運営等を検討し，緊急対応が行える体制を整備する．緊急対応をスムーズに行うために，定期的な対応訓練などを行い緊急事態に備える．なお，系列施設間，所属団体間との相互支援体制の構築の検討も重要である． ・給食施設間でマニュアル点検 ・顔の見える関係づくり ・施設長などを含んだ訓練（炊き出し訓練，備蓄食品の提供訓練など）	

【災害発生時】

	項　目	内　容
自助	①厨房の被害状況の把握	・水道，ガス，電気等の点検 ・厨房内構造，調理設備・器具，食器類等の点検
	②スタッフの確保	・調理員の出勤状況，健康管理，確保困難なときの応援体制
	③食材料の確保	・在庫食材料，納入業者の確認，増員分食材料の確保
	④災害時用献立の作成	・被害状況に応じて，給食可能な献立を作成 ・初期には最低限のエネルギー・水分の確保
	⑤調理・配食作業の環境整備 （厨房使用不可の場合含む）	・調理場所，熱源（発電機，プロパンガス等）の確保，運搬用エレベーター使用不可時の人員配置，ディスポ食器等の手配，衛生管理用品の調達，入所者の病室移動等に伴う食数把握の仕組みなど
	⑥特別用途食品等の調達	・利用者の身体状況・ニーズに応じた調達
	⑦利用者の健康調査	・健康状況・ストレス・食事摂取状況確認 ・疾病，傷病等変化の確認
	⑧栄養アセスメント・ケアプランの修正	・短期計画による摂取可能な食事に随時修正 ・長期化の場合は医療部門と連携し再検討
	⑨栄養管理実施計画検討と評価	・個別対応を全体のものとして総括し，実施後の評価を行う
	⑩管理栄養士による利用者栄養巡回指導	・入所者の健康状況把握（とくにハイリスク者） ・入所者への声がけ
共助	給食施設間相互支援の発動を行い，支援を行う． ・発動に際して，比較的被害の少ない地域からの支援を募る ・人的支援には，管理栄養士，栄養士，調理師など給食業務にかかわる人材を支援 ・食事の提供には，2 時間以内に配食可能な地域からの支援とする ・系列施設間，所属団体間との相互支援の実施	

【復興期】

	項　目	内　容
自助	①施設内危機管理対策体制	・委員会機能，指示・連絡体制，施設内職員の協働の評価及び改善 ・マニュアルの評価と改善 ・被害箇所の修復
	②備蓄食料品・献立等の評価	・数量，種類の評価および改善 ・備品，燃料，献立，その他用品の内容検討
	③利用者健康調査の評価	・利用者健康調査票の評価，改善 ・結果のまとめ（タイムステージごとに変化と対応をまとめる）
	④管理栄養士業務全体評価	・健康危機管理時の食生活支援状況評価
共助	発動事項に対し評価を行い，今後の対応に役立てる	

（新潟県福祉保健部：新潟県災害時栄養・食生活支援活動ガイドライン - 実践編 -, 2008）

⑧ 代替調理機器・食器類と燃料の用意

⑨ 非常災害時における給食従事者への対応方法の周知徹底

⑩ 献立の作成

⑪ 予算計画

⑫ 出勤体制の整備

⑬ 施設設備の対策（耐震・防火設計，水源調査，自家発電設備の設置など）

⑭ 支援後の対応

⑮ その他

（2）事故・災害発生を想定した教育，訓練

① 定期的な集合教育・訓練

② 社内報，朝礼の利用

③ 階層別，職域別の教育・訓練，外部研修受講

④ 部門間の連絡調整

⑤ 給食経営管理全般にわたる大規模な教育・訓練〔防災の日（9月1日），阪神・淡路大震災発生日（1月17日），新潟県中越沖地震発生日（7月16日），東日本大震災発生日（3月11日），熊本地震発生日（4月12日）などの利用も効果的〕

もとより，事故・災害発生に対応する組織体制は固定されたものではなく，特定給食施設の立地条件,経営環境の変更などにより臨機応変に対応することが求められる．事故・災害発生時対応の教育・訓練に際し，消防署，警察署など外部機関の応援を求めておくことも効果的である．

（3）緊急事態発生時の対応

① 事故，災害の問題の発見，整理，原因調査など

② 事故，災害の問題解決に向けた優先順位の決定(経済的・技術的・人材的条件など)

③ 事故，災害時における対策案の企画と選択

④ 事故，災害時における対策案の実施訓練状況の評価

⑤ 事故・災害時対応マニュアルの整備，改訂

⑥ 外部関係機関との連絡調整，助言，指導など

⑦ その他

3　災害時のための備蓄と献立

災害時には水道，ガス，電気，交通機関などのライフラインが正常に機能しなくなる．食材料の入手が止まっても数日間は給食が提供できるように準備しておかなければならない．備蓄食品の条件としては，長期間の保存に耐えられるもの，調理に手間がかからないもの，持ち運びに便利なもの，各栄養素が確保できるもの，給食施設の特徴に合ったものなどがあげられる（**図7-3**）．

図 7-3　　**災害食**（例）

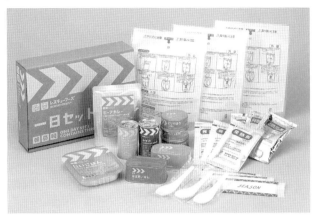

●レスキューフーズ
1日セット　スタンダード
・ごはん，おかゆ，ビーフカレー，ポテト
　ツナサラダ，みそ汁
・発熱セットで火を使わず 20 ～ 30 分で温
　められる
・れんげ，ナプキン付き
・常温で 3 年 6 か月保存

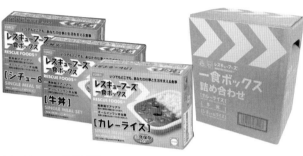

●レスキューフーズ
1食ボックス　詰め合わせ
・ごはん，おかず（シチュー＆ライス，牛丼，
　カレー）の組み合わせ
・発熱セットで火を使わず 20 ～ 30 分で温
　められる
・常温で 3 年 6 か月保存

〔ホリカフーズ㈱提供〕

　各都道府県・自治体において，災害時のための備蓄マニュアルが示されているが，
個人宅向けのマニュアルが多い．特定給食施設の災害時対策に参考となる備蓄品の例
（**表 7-3**）および東日本大震災後に示された「特定給食施設における非常・災害時対
策チェックリスト」のなかにある備蓄食品・物品の管理と活用を紹介する（**表 7-4**）．
　なお，備蓄食品にも期限があるため，日常の献立のなかで備蓄食品を消費し，使用
した分を新しく買い足していくローリングストックや，ふだん使用する食材料を多め
に購入し，消費しながら備蓄を同時に行うランニングストックといった方式を取り入
れるのもよい方法である．また，疾病者，高齢者，乳幼児，妊産婦など要配慮者への
食事も考慮し，備蓄食品を整備する必要もある．非常時における献立例を**表 7-5**に示
す．
　災害時には特定給食施設の人員，備蓄食品や施設・設備を活かし，地域社会を支援
する必要性が生じることも想定される．支援者としての心構えや避難所での炊き出し
や食事相談については十分に留意する必要がある．災害時の食事や栄養補給の流れを
表 7-6に，状況把握から給食提供，支援要請までの流れを**表 7-7**に示す．

表7-3	給食施設別の備蓄品（例）		
施設区分	具体例		留意点
病　　院	・米飯の缶詰，レトルト米飯，アルファ化米，パン缶などの主食，そうざいの缶詰，野菜ジュース，インスタント汁物など ・エネルギー制限食，たんぱく質制限食，脂肪制限食，アレルゲン除去食，経管栄養などの厳重な栄養管理を必要とする特別食患者への備え ・水（調理・飲料用）		病院の実情に合わせた食品の確保
介護老人保健施設，老人福祉施設，社会福祉施設	・米飯の缶詰，レトルト米飯，アルファ化米，パン缶などの主食，レトルト粥，そうざいの缶詰，野菜ジュース，インスタント汁物など ・水（調理・飲料用） ・高たんぱく，高カロリーの流動食，スープ，レトルト粥，ベビーフードなどの咀嚼・嚥下障害に対応した備え		施設の実情に合わせた食品の確保 ・「脱水」に注意 ・とろみ剤の活用も考慮
児童福祉施設	・米飯の缶詰，レトルト米飯，アルファ化米，パン缶などの主食，そうざいの缶詰，野菜ジュース，インスタント汁物など ・水（調理・飲料用） ・育児用ミルク，ベビーフード，使い捨て哺乳びんなど調乳セット一式，アレルギー用食品など		・食事回数と間食の確保 ・哺乳瓶の消毒がむずかしいため，紙コップでの授乳なども考慮
学校，事業所，寄宿舎	・給食提供回数や施設特性に合わせ，外部からの支援体制など，平常時から検討が必要		

（京都市：災害時等の給食提供に関するガイドライン，2012）

表7-4	備蓄食品・物品の管理と活用

【目　的】

　非常・災害時に使用する備蓄食品や物品は，利用者の特性や施設の立地条件などを勘案し，種類，量，保管方法，保管場所などを検討し，備蓄食品を活用した食事提供ができるように整備されている必要があります．また，非常・災害時用の備蓄食品のほか，在庫食品も有効に活用できるよう管理することが大切です．
　緊急な給食の配送や弁当の調達が可能で，十分な衛生管理を行っている業者を把握しておくなど，利用者に対し，給食提供を継続できる体制を整備しましょう．

【要　点】

☐　非常・災害時用献立に基づき，施設利用者の特性に合わせた食種（腎臓食，アレルギー食，離乳食など）や食形態（軟菜，ソフト食，ペースト食など）の食品や水を備蓄している．

☐　備蓄食品は，備蓄専用品だけでなく定期的に通常の給食として提供できる食材料（市販のレトルト・缶詰やLL牛乳など）を含めている．

☐　備蓄をしておくものは食品だけでなく，使い捨て食器，割り箸，スプーン，紙コップ，ストローなどの食事に必要なものや，トレー，コンテナなどの運ぶものについても検討し備蓄している．

☐　食品を温めたり，調理するための熱源（カセットコンロ，プロパンガスボンベとコンロの一式など）やお湯を沸かすための調理に必要なやかん，鍋なども用意している．

☐　備蓄食品・物品は，適切な場所（取り出しやすい場所，浸水被害を受けない場所，分散して保管するなど）を施設に合わせて検討し，保管している．

☐　備蓄品の保管場所は，施設内の見取り図，倉庫内のどこに何があるかなども図にするなど，施設内の誰が見ても分かるようにするとともに，施設内の全職員に周知している．

☐　非常・災害時に必要な食数については，施設利用者分だけでなく，職員分，施設利用者以外の受け入れ，地域住民分などの食事提供は必要かどうかを検討した上で，必要数（人数・日数・形態など）を確保している．

☐　栄養士や調理師が出勤できない場合でも，備蓄品などを活用し，誰もが食事を提供できるよう，提供時間，提供方法，備蓄場所などを施設内で共有している．

☐　給食を停止した場合に備え，緊急な給食の配送や弁当の調達が可能な業者を把握し，給食や弁当の提供について内容や配送方法を決めている．

表 7-4　つづき

災害用備蓄品管理表（例）

※ポイント：災害時の備蓄品について，品名，購入数，購入日，賞味（保証）期限を一覧にし，管理している．

購入備蓄品		購入数	購入日	賞味期限 保証期限	在庫数		
非常食 （ごはん）	アルファ米 五目ごはん	150 袋 （3 箱）	20○○ / ○ / ○	5 年 （20×× / ○）			
	アルファ米 山菜おこわ	100 袋 （2 箱）	20○○ / ○ / ○	5 年 （20×× / ○）			
	アルファ米 ドライカレー	100 袋 （2 箱）	20○○ / ○ / ○	5 年 （20×× / ○）			
	アルファ米 えびピラフ	100 袋 （2 箱）	20○○ / ○ / ○	5 年 （20×× / ○）			
	アルファ米 梅わかめごはん	100 袋 （2 箱）	20○○ / ○ / ○	5 年 （20×× / ○）			
汁　物	みそ汁缶	816 本 （34 箱）	20○○ / ○ / ○	3 年 （20△△ / ○）			
発熱材		650 セット	20○○ / ○ / ○	6 年 （20□□ / ○）			
非常食 （パン）	サバイバルパン チョコチップ	72 缶 （3 箱）	20○○ / ○ / ○	5 年 （20×× / ○）			
	サバイバルパン ミックスフルーツ	48 缶 （2 箱）	20○○ / ○ / ○	5 年 （20×× / ○）			
	サバイバルパン ドライリンゴ	48 缶 （2 箱）	20○○ / ○ / ○	5 年 （20×× / ○）			
飲料水（500mL）		816 本 （34 箱）	20○○ / ○ / ○	5 年 （20×× / ○）			
非常用ろうそく（液体ろうそく）		10 本	20○○ / ○ / ○	10 年 （20☆☆ / ○）			

購入備蓄品	購入数	購入日	賞味期限 保証期限	在庫数		
投光器（300W）	4 台	20○○ / ○ / ○	―			
ライト（30W×5 段式，φ400 × H400mm），三脚	各 1 台	20○○ / ○ / ○	―			
毛布（ヒートシート） （会社宿泊要員用）	10 枚	20○○ / ○ / ○	―			
ブルーシート（3.6m × 5.4m）	5 枚	20○○ / ○ / ○	―			
軍手（12 双）	240 双 （20 セット）	20○○ / ○ / ○	―			
ホンダ発電機（定格出力： 900VA） 燃料：カセットボンベ 2 本， 稼働時間：1.1 ～ 2.2 時間	2 台	20○○ / ○ / ○	―			
並列運転コード（発電機を接続： 900VA+900VA = 1,800VA）	1 本	20○○ / ○ / ○	―			
カセットボンベ	36 本 （12 セット）	20○○ / ○ / ○	―			
電工ドラム	4 台	20○○ / ○ / ○	―			
ガソリン携行缶	2 缶	20○○ / ○ / ○	―			

（宮城県保健福祉部健康増進課：特定給食施設における非常時・災害時対策チェックリスト利用の手引き，2016）

表7-5 非常時献立例 （火も水も使えない場合）

【一般食】

	災害発生当日				災害発生翌日	
災害発生 から 1食目	パン パイン缶 牛乳 （調理済みの副菜）	1袋 1缶 (110g) 200cc 災害発生時間帯に よりできたおかず があれば	朝　食		全粥 まぐろ水煮缶 白桃缶 ふりかけ	1缶 (280g) 1缶 (80g) 1缶 (110g) 1袋 (2g)
災害発生 から 2食目	パン スープ 白桃缶 ペットボトルお茶	1袋 1袋 (200g) 1缶 (110g) 1本 (250g)	昼　食		全粥 スープ りんご缶 ペットボトルお茶	1缶 (280g) 1袋 (200g) 1缶 (110g) 1本 (250g)
災害発生 から 3食目	パン 鮭水煮缶 みかん缶 乳酸菌飲料	1袋 1缶 (150g) 1缶 (110g) 1本 (65mL)	夕　食		全粥 鮭水煮缶 みかん缶 ふりかけ	1缶 (280g) 1缶 (150g) 1缶 (110g) 1袋 (2g)

災害翌日はプロパンガスコンロ，またはカセットガスコンロ（20台 備蓄あり）を使用し，缶入り全粥を湯煎にかけ温めて提供する．

【うらごし・嚥下困難】

	災害発生当日				災害発生翌日	
災害発生 から 1食目	全粥 形態調整デザート 形態調整果物 ふりかけ	1缶 (280g) 1缶 (70g) 50g 1袋 (2g)	朝　食		全粥 形態調整デザート 形態調整果物 ふりかけ	1缶 (280g) 1缶 (70g) 50g 1袋 (2g)
災害発生 から 2食目	鮭かゆ スープ 形態調整果物 ペットボトルお茶	1缶 (280g) 1袋 (200g) 50g 1本 (250g)	昼　食		鮭かゆ スープ 形態調整果物 ペットボトルお茶	1缶 (280g) 1袋 (200g) 50g 1本 (250g)
災害発生 から 3食目	全粥 形態調整惣菜缶 形態調整果物 ふりかけ	1缶 (280g) 1缶 (95g) 50g 1袋 (2g)	夕　食		全粥 形態調整惣菜缶 形態調整果物 ふりかけ	1缶 (280g) 1缶 (95g) 50g 1袋 (2g)

カセットコンロを利用し，缶入りの全粥を湯煎にかけ温めて提供する．

（新潟県福祉保健部：新潟県災害時栄養・食生活支援活動ガイドライン．2006）

■ 日本栄養士会の活動

　日本栄養士会は，2014（平成26）年に「日本栄養士会災害支援チーム（JDA-DAT）」を創設し活動している．JDA-DAT は，日本国内外で大規模な地震，台風などの自然災害が発生した際に，迅速に被災地の医療・福祉・行政と協力して，栄養・食生活支援活動を担うことを目的としている．チームは，日本栄養士会で養成されたリーダーと，指定栄養士会で養成されたスタッフで構成され，実際の活動時は，被災地の管理栄養士または栄養士を含む4名程度で編成され，緊急栄養補給物資の支援，被災施設および避難所や，仮設住宅などでの被災者への支援を行う．

表 7-6　災害時の食事や栄養補給の活動の流れ

フェイズ	フェイズ0 発生から24時間以内	フェイズ1 72時間以内	フェイズ2 4日目〜1か月	フェイズ3 1か月以降
栄養補給	高エネルギー食品の提供		たんぱく質不足への対応 →	
			ビタミン，ミネラル不足への対応 →	
	主食（パン類，おにぎり）が中心	炊き出し		
			弁当支給	
	水分補給			
	代替食の検討 ・乳幼児 ・高齢者（嚥下困難等） ・食事制限のある慢性疾患患者 ［糖尿病，腎臓病，心臓病 　肝臓病，高血圧，アレルギー］			
被災者への対応		巡回栄養相談		
			栄養教育（食事づくりの指導等） 仮設住宅入居前・入居後 被災住宅入居者	
場所 炊き出し	避難所	避難所，給食施設	避難所，給食施設	避難所，給食施設
栄養相談	避難所，被災住宅	避難所，被災住宅	避難所，被災住宅	避難所，被災住宅，仮設住宅

（国立健康・栄養研究所，日本栄養士会：災害時の栄養・食生活支援マニュアル，2011）

表7-7　災害時の状況把握、給食提供、支援要請の流れ

	フェイズ0：初動体制の確立　発生から24時間以内	フェイズ1：緊急対応　72時間以内	フェイズ2：応急対応　4日目～1か月
状況把握	給食提供に必要な人員の確認 ・調理従事職員の安否確認　・給食提供に必要な人員の確保 施設の被災状況などの把握 ・ライフラインの状況（電気・ガス・水道） ・通信手段の状況 ・食材、備蓄食品や物品の在庫状況 ・施設（厨房）の被災状況 ・給食実施の可否→給食実施の受け入れ ・一般被災住民の受け入れ ・炊き出し状況 ・配膳ルートの確認 施設の対策本部の確認 ・指令系統や役割分担の確認 市の対策本部の確認 ・施設の被災状況を把握後、速やかに保健所へ被災状況を報告	給食提供に必要な人員の確認 ・調理従事職員の健康状態を随時確認 施設の被災状況等の把握 ・ライフラインの復旧状況の把握 ・破損した機器・器具等の点検や修理－修繕計画の検討 ※給食施設に被害がない場合は、保健所への報告は必要ない	施設の対策本部の確認 ・災害対応が終息した後、災害対応の状況を検証
給食提供	食材の確保 ・使用可能な備蓄品の確認　・使用可能な冷蔵庫・冷凍庫などの在庫食品の確保 ・食材納入業者などの安否や納入可否、配達ルートの確認・連絡 給食提供数の把握 ・喫食者の現状確認・食数の集計 ・特殊食品やアレルギー食品の使用が必要な喫食者を把握 災害時用献立への移行 ・非常時用献立を参考に提供予定献立を作成・備蓄食品や納入食品を活用した予定献立の作成 調理場所の確認 ・厨房使用の可否を確認・調理機器や食器などの使用の可否の確認および衛生の確保 給食の提供 ・給食提供後、提供内容を記録	食材の確保 ・食材納入業者などへの在庫食品の確保 給食提供数の把握 ・一般被災住民などを受け入れた場合、喫食者の健康状態の把握 災害時用献立への移行 ・備蓄食品や納入食品を活用した予定献立の作成	食材の確保 ・食材納入業者などへ連絡し、食材を確保して、徐々に通常の給食の提供に戻す 給食提供数の把握 ・追加で把握・集計 災害時用献立への移行 ・栄養バランスに配慮した予定献立の作成 給食の提供 ・復旧状況に応じ、通常給食へ移行
支援要請		支援要請の準備 ・不足物資を確認　・他施設との連絡・連携 ・行政（関係機関）などへの支援要請	

（鹿児島市保健所：給食施設の災害時対応マニュアル作成のためのガイドライン，2020）

146

第8章
給食における経営管理

《本章で学ぶべき事柄》

① 給食において利用者の栄養的・嗜好的欲求を充足し，費用効率の優れた食事を提供するために，経営管理の手法の導入を理解する．

② 経営管理の基礎的な知識を整理し，給食における各種活動を計数的にとらえて給食経営管理を行うための考え方を醸成する．

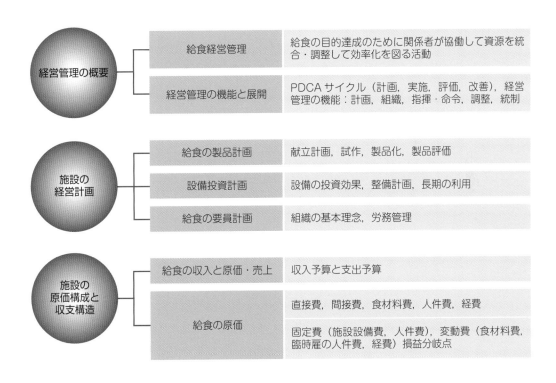

経営管理の概要	給食経営管理	給食の目的達成のために関係者が協働して資源を統合・調整して効率化を図る活動
	経営管理の機能と展開	PDCAサイクル（計画，実施，評価，改善），経営管理の機能：計画，組織，指揮・命令，調整，統制
施設の経営計画	給食の製品計画	献立計画，試作，製品化，製品評価
	設備投資計画	設備の投資効果，整備計画，長期の利用
	給食の要員計画	組織の基本理念，労務管理
施設の原価構成と収支構造	給食の収入と原価・売上	収入予算と支出予算
	給食の原価	直接費，間接費，食材料費，人件費，経費
		固定費（施設設備費，人件費），変動費（食材料費，臨時雇の人件費，経費）損益分岐点

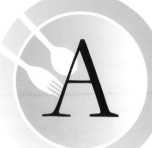

A 経営管理の概要

1 経営管理の意義

　経営管理を端的に表現すると，経営者の事業遂行と管理者による事業執行の協働的活動である．広辞苑によると「経営：継続的・計画的に事業を遂行すること」，「管理：よい状態を保つように処置すること」とある．この意味において経営者層（トップマネジメント）による経営と，管理者層（ミドルマネジメント）による管理活動が協働したときに効率的な運営が可能になるものと考えられる．さらに，これらの業務を的確に遂行する業務管理者層（ロワーマネジメント）の存在も重要な要素である．このように経営管理において，おのおのの職階に異なる任務や意思決定の内容が割り振られて組織体が形成され，企業活動が展開されている（p.178 **図 10-1** 参照）．

　経営体がその目的や理念に基づいて持続的・計画的に事業を遂行するためには，経営の資源である「人」を有機的に結合し，目的完遂のために職位の体系的な設定が必要である．それには経営者あるいは管理者の指揮・命令，統制が効率よく行え，かつ外部環境や内部状況の変化に即応できることが重要である．

　組織の体系としては経営体の目的達成のために経営者層が長期的・総合的観点から方針を決定し，管理者層において方針に沿った具体的な執行計画がつくられ，業務管理者・作業者層によって執行される．経営規模が拡大するに従い仕事量が増え，業務が複雑化するため，経営活動に適応した組織形態でなければならない．

　「給食経営管理」の固定的な概念を規定することはむずかしいが，ここでは「給食の目的を達成するために，経営者・管理者および作業者が協働して，効率的に動くため資源を統合し，調整する全般的な活動」としておく．これは，給食の経営資源となる人（給食従業員），物（食材料，施設，設備など），金（給食費など）を基盤に，情報や時間，方法などを統合采配し，仕事の目的を効率的な活動によって達成するいっさいの行為と解釈される．

　社会構造や経済状況の変化に伴い，食生活の多様化を促し，給食の環境に大きく影響をもたらしている．食の安全を確保し，利用者の食に対する欲求を充足させ，かつ経済効率の向上をはかり，総合的な顧客満足度を高めるためには経営管理の導入は不可欠である．

2　経営管理の機能と展開

　経営管理の行為は組織の活動を集約して合理的に目的達成をはかることである．そのためには，経営の外部環境の変化に適応した経営計画と，経営管理の機能の展開が重要となる．

　給食施設での管理には，栄養管理，食材管理，生産管理，衛生管理，施設・設備管理，原価管理，品質管理，人事・労務管理などがある（p.11 **表 1-4** 参照）．

（1）管理の対象

　効果的な経営管理には，目標を的確に設定し，これに基づいた計画，および実施後の結果を評価して必要に応じて改善するシステムの構築が重要である．管理の目標設定には，対象となる人材，資金，材料，方法，機械，市場などを効果的に組み合わせることが大切である．管理の対象と給食施設に想定される管理項目を**表 8-1** に示す．

　管理の対象は管理項目と相互に関連することから，1 つの管理対象に変更が生じると全体に影響することになる．これらの管理項目以外にも時間管理や環境管理などが項目対象となる．

（2）管理の機能

　フランスのファヨールは，企業を成功させるための経営管理は，計画，組織，調整，指揮，統制の要素により構成され，これらの実践によって目的が達成されると提唱した．事業の開始は計画であり，計画を実行する人の働きが重要で，そのためには人を組織化することが重要である．さらに効率的な業務遂行には，人を動かす指揮系統が存在し，計画と実施に違いが生じる場合には調整する．これらの各々の機能を全体業務として統制することによって，給食施設の経営管理が動いている（**表 8-2**）．

（3）管理のサイクル

　経営管理活動においては，目的達成のための計画（plan）を立て，それに沿って業務を実施（do）し，その成果を定期的に確認・評価（check）し，必要な改善（act）を加えて次の計画へと反映させるという活動の原則が繰り返し行われている．これを

表 8-1　**管理の対象と給食施設における管理項目**

管理対象	管理項目
人材（man）	人事・労務管理
資金（money）	経営管理，人事管理
材料（material）	食材料管理，商品管理
方法（method）	運営管理，作業・工程管理
機械（machine）	施設・設備管理
市場（market）	顧客管理，商品開発管理，営業管理

このほかにも情報管理，時間管理，危機管理などが想定される．

表 8-2　経営管理の機能

機能項目	機能内容
計画 planning	経営体の目的を定め，その目的を効率よく達成するために必要な目標，方針あるいは手順を決定することである．経営管理の過程としては出発点であり，経営管理のなかでも最も重要な機能である
組織 organizing	職務分担をもとに職務相互の関係を有機的に編成し，職務に対する責任と権限を明らかにすることによって効率的に構成する人を動員しようとするものである．したがって，計画はこの組織を介して実施される
指揮・命令 directing	組織を介して仕事を指揮し，実際に行わせることであり，指揮，動機づけ，監督の一連の行為をさす．とくに動機づけは，職務に対する自発的な活動を引き出し，組織としての最大の能力を発揮できるように仕向けることである．マネジメントサイクルでは指揮命令が実施の過程である
調整 coordinating	端的に表現すれば経営活動を一方向に統一する機能である．部門間の利害を一定の目的に合わせ，あるいは業務遂行の速度を調和させて一定の順序に整理することである
統制 controlling	計画に定められた業務が基準に沿って行われているか否かを検討し，基準との誤差がみられるときはこれを分析評価して是正措置をとる．この機能は計画の樹立と不可分の関係にあり，計画遂行のために構成員の業務遂行を測定評価し，必要な是正を行う

図 8-1　PDCA サイクル

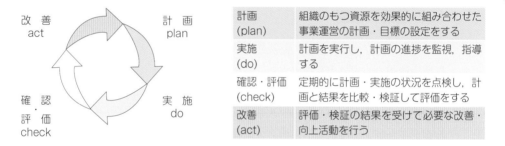

計画 (plan)	組織のもつ資源を効果的に組み合わせた事業運営の計画・目標の設定をする
実施 (do)	計画を実行し，計画の進捗を監視，指導する
確認・評価 (check)	定期的に計画・実施の状況を点検し，計画と結果を比較・検証して評価をする
改善 (act)	評価・検証の結果を受けて必要な改善・向上活動を行う

　マネジメントサイクル，あるいは PDCA サイクルとよび，目的達成に向けてしっかりとした計画を策定し，その実施結果を的確に評価しながら実質的効果を把握する経営管理の過程である．この繰り返しによって，より上位の目的を達成することが可能になってくる（**図 8-1**）．

（4）経営計画

　経営計画では，企業，団体としての計画が策定され，そのなかでの給食部門の計画，そして担当部署における計画が作成される．さらに計画は，長期，中期，短期（年度，半年，月別）といった期間で作成される．

　具体的には，企業体としての理念，経営方針，設備投資計画，要員計画，製品計画，予算の編成，生産計画，販売計画など，各々の組織階層ごとに必要な計画を作成する．

3　給食の経営資源

給食の経営資源は次のように考えられる.

① 人（給食従業員：管理栄養士，栄養士，調理師，調理作業員など）

　　従事者の高い能力は事業展開に貢献する. また，教育訓練により能力向上を
はかることが大切である. なお，経営縮小などにより余剰人員がある場合は，
大きな経営リスクとなる.

② 物〔食材料，施設（調理室，食堂），設備（調理機器）など〕

　　食材料は給食の品質を左右する資源であり，重要な管理対象である. また，
施設，設備は使用期間に応じて性能低下を生じることへの配慮が大切である.

③ 金（給食費など，食材料費，人件費，機器購入費用など）

④ 情報（食材料や顧客の情報）

　　食材料の流通網，生産方法，利用者の要望など，形として表現しにくいもの
であるが，現在の経営にとって大切な資源である.

⑤ 方法（技術・ノウハウ：調理技術，食材料の購入方法など）

　　技術の進歩など，社会環境の変化に応じた効果的な方法の導入をはかること
は大切である.

4　給食運営業務の外部委託化（アウトソーシング）

特定給食施設の管理・運営には，企業が給食部門を設置し，給食運営業務を直接経
営する方法と，給食運営を専門とする企業または子会社・系列会社などに任せる方法
があり，前者は直営給食方式，後者は委託給食方式と呼ばれる（**表8-3**）.

近年，経理事務，保守，清掃，夜間警備，施設管理などの汎用性の高い業務[*1]の
委託（アウトソーシング）が増えてきた. 給食部門においても，事業所，病院，福祉
施設，学校などが，給食運営を専門とする外部の企業への業務委託を進めてきた.

給食運営会社は，給食運営業務全般を請け負う全面委託と，食材料管理，調理，清
掃など業務の一部を請け負う部分委託に区分される. また，委託・受託間の契約方法
には，食単価契約や管理費契約などがある（**表8-4**）.

給食運営業務の外部委託は利点が多く，特定給食施設設置者である組織体の合理化
や労務対策として実施される（**表8-5**）. 受託側が備える帳票を**表8-6**に示す.

しかし，直営給食を外部に委託する場合は，献立作成・調理技術能力，栄養管理能
力，食材料調達力のほか，受託施設運営への企画能力など，多角的な能力をあわせも
つ給食会社を選択することが重要である.

NOTE　[*1] 汎用性の高い業務：共通化・標準化が可能な領域の業務

表 8-3　委託給食の種類

業者委託	給食運営専門会社に委託すること
準直営委託	子会社，系列会社，関連団体などに委託すること
協同組合	地域，または同業者による協同出資組合に委託すること

表 8-4　委託・受託間の契約方法

契約の種類	内　容	備　考
食単価契約	・食材料費，人件費，経費など（おもに販売価格）の一切を含めた食事単価（1食分）を利用者が支払う方式 ・食数変動が少なく，一定の利益が見込まれる大規模施設に多くみられる	【委託側】費用負担の軽減が可能 【受託側】食数変動による収益の影響を受けやすい
管理費契約	・管理費（食材料費以外の人件費，経費）を委託する事業体が給食会社に支払い，食材料費を利用者が支払う方式 ・中規模施設に多くみられる	【委託側】食数の変動に関係なく，費用を負担する必要がある 【受託側】食数の変動に関係なく，一定の管理費が支払われるため，安定した収入が見込まれる
補助金契約 （食単価・管理費併用契約）	・食単価契約をベースに，事業体が定額または定率の補助金を出し，利用者が販売価格のすべてを支払う	
労務委託契約	・管理部門を除き，給食の労務業務のみを給食会社に委託する方式	

表 8-5　委託給食の利点

・給食運営のコスト削減
・専門化による運営水準の向上
　　オリジナル献立（イベント食など）の提供が柔軟，技術の向上，新しい情報や技術・機器の導入
・運営方法の改善
・衛生管理の徹底
　　第三者機関，自社子会社による抜き打ち検査など
・人員，労務管理に係る事務負担などの軽減
・サービスの向上
・緊急時・災害時の迅速な対応
　　ネットワークが広いため，バックアップ体制が充実　など

表 8-6　受託責任者が備える帳票 （病院の例）

1. 業務の標準作業計画書
2. 受託業務従事者名簿および勤務表
3. 受託業務日誌
4. 受託している業務に関して行政にある病院への立入検査の際，病院が提出を求められる帳票
5. 調理などの機器の取り扱い要領および緊急修理案内書
6. 病院からの指示と，その指示への対応結果を示す帳票

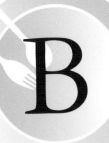

給食施設における経営計画

　経営計画とは経営の外部環境の変化に適応して目的を完遂するための準備である．経営計画は期間計画と個別計画とに分けられる．期間計画は，一定期間の企業方針を決めるもので短期（数か月～1年）を積み上げて中期（2～5年），長期（10年超）の計画を作成するものであり，個別計画は，設備計画（食堂，厨房），製品計画（メニュー），人員計画などの施策を扱う計画である．

　給食施設における経営計画は，最近の利用者のニーズの変化，食品流通の変化および給食業界の急速な変化などに対応して緻密な計画が求められる．一般的な給食施設での計画作成には次のような事項に配慮する．

① 給食の目的を完遂できる基本理念を定める．
② 長期的ビジョンの構築により将来の展望を含む．
③ 給食業務全体のシステム化をはかり，経営の維持・発展に寄与する．
④ 人員配置，施設・設備の新設および補修改善，予算など合理的，効率的な運営をはかる．
⑤ 献立，食材料購入，衛生対策などに配慮し，品質管理を重視する．
⑥ 利用者の欲求を取り入れ，顧客満足度の向上をはかる．

　具体的な策定手順としては，給食の目標を定め，利用者のニーズをとらえて食数，献立内容，供食方法などを設定し，食材料費，人件費，諸経費を算定して，効率的な運営をはかることができる計画を練る．とくに食材料の調達には経済，季節，地域などの変動要因を調査・研究して合理的な購入手段を計画したい．また，人件費の高騰は給食経営を圧迫する大きな要因でもある．抑制する方策を慎重に考える必要がある．場合によっては環境の変化に対応しやすいパートタイマーの活用も必要であろう．

1　給食施設における製品計画

　給食施設における製品計画とは，献立計画ということになるが，これは栄養管理の章で解説されているので，ここでは，献立計画を製品計画の側面から整理することにする．

　献立計画の基本的な手順としては次のことが考えられる．
① 情報（利用者の状況，食材料，調理機器，食器，調理技術など）の収集・分析
② 発案（嗜好，価格，調理技術などの条件をみたしている）
③ 試作

④ テスト（試食会などにより広く意見を徴集する）

⑤ 商品化（献立に取り入れ販売する）

⑥ 商品評価（嗜好調査，売上などから実績評価）

以上のことから給食施設での商品開発部門が設置される方向が望まれる．

2　給食施設における設備投資計画

給食施設における設備投資は，企業の福利厚生的な側面からの投資の色彩が強く，利益計画のための投資と違い積極的な設備投資がされるとはいいにくい．しかし，食事は欠かすことのできない生活行動であり，給食の重要性は大である．設備への投資効果を評価し，管理者の理解と積極的な設備投資を促すことが大切である．また，給食施設での労働環境，食の安全の側面からも施設・設備の改善整備は重要である．加えて給食の施設・設備は 15 〜 20 年にわたる長期利用が常であり，導入および配置は作業効率に大きく影響する．一度設置すると簡単に変更できないため投資計画には熟慮が必要である．

3　給食施設における要員計画

給食施設の体制は，管理者，栄養士，調理師および調理従業員，事務職員，パートタイマーなどによって構成されるが，その人員構成は施設の規模，種類（事業所，病院，学校など）によってさまざまである．

給食施設においては人員の異動が比較的早いともいわれ，管理者が人員確保に翻弄されるというのもしばしば聞かれることである．これは，労働環境あるいは職務への意欲の低さが誘因ともなっていることから，組織としての基本理念，設備投資，労務管理（育成，職務への動機づけなど）などと連携して従業員の定着をはかることが人員計画において大切である．

給食管理者の人員計画に対して必要な基本的事項を次に示す．

① 構成人員のバランスを考える（性，年齢，経歴などを加味する）．

② 配置の適正化（個人の能力に応じた配置：適材適所）

③ 給食施設の特性でもある時間による作業量の格差に配慮して，パートタイマーの有効利用も考慮する．

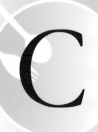

C 給食施設における原価の構成と収支構造

　給食施設の経営において，収支構造を明らかにし，原価を統制して，売上高の増加を図ることは重要な管理活動である．この活動により，原価を構成する食材料費，人件費，経費の支出と，給食費を主体とする収入を効率的な運営につなぐことができる．

1 給食の収入と原価・売価

　予算とは，一定期間における収支の数量的見積りのことをいう．給食での収入は給食費であり，場合によっては給食補助金が加わる場合もある．支出は食材料費，人件費および経費に分けられる．給食予算の編成方針は経営形態や施設の種類によって異なり，当該施設の実情に勘案して組まれる．

（1）給食の収入予算

　給食収入の見積りは，給食人数の推計と提供メニューの価格によって推計される．既存施設の場合には，前期の実績を分析し，これに経営目標を加味して新年度の収入が見積られる．

　事業所の場合，給食人数は，新入社員と退職予定者から基本人数を算出し，業務形態，周囲の飲食店の動向などから給食の利用傾向を把握して見積る．しかし，近くに一般の食堂などが集中するところでの給食人数の把握は，変動要因が大きくむずかしいようである．

　学校給食では，児童生徒の人数が年度当初に決まり，授業日数の関係から使用可能な食材料費の算定が可能である．このほかに，施設・設備の補修・整備にかかわる予算が含まれる．

　病院での給食予算は，前年度の病種別入院給食費の実績を分析して，新年度の見込みを立てる．社会保険制度との関連で，特別加算がある治療食の比率，ベッドの利用率など変動要因が多く，過去数年の実績を分析して推計することが大切である．

（2）給食の支出予算

　① **食材料費**：給食に要するすべての飲食材料費のことであり，総費用に占める割

155

合が大きい．本来，給食費は，給食に必要な支出金額に利益を加味して決められるものであるから，食材料費，人件費の割合はあらかじめ決まっている性格のものである．そのなかで品質の向上をはかるために施策がとられている．

② **人件費**：労働力の消費に伴って生じるすべての費用であり，賃金，賞与，退職引当金，諸手当，福利厚生費などが含まれる．

③ **経　費**：給食に使用される食材料費，人件費以外の費用をいう．光熱水費，減価償却費，修繕費，衛生費，消耗品費，旅費交通費，通信費，会議・教育訓練費，広告宣伝費などが含まれる．

2　給食の原価の構成

原価とは，製品の製造，販売，サービスなど事業目的のために消費される経済価値をいい，食材料費，人件費，経費を原価の3要素とよんでいる．

原価を料理（製品）との関連性から分類すると，原価の発生が料理の生成に直接的に認識される「直接費」と，それ以外の間接費に分けられる．また，料理を製造する過程での費用を「製造原価」とし，販売費，一般管理費を「営業費」として分けられる．製造原価は，料理原価であり，料理をつくるための食材料費，人件費，経費が含まれる．料理の販売価格は，「製造原価」に「営業費」を加え，所要の「利益」を加算した金額である．

給食の原価の引き下げをする場合には，上記の原価構成をふまえて，給食費に対する直接費の「食材料費率」，「人件費率」や「経費率」を献立立案時から配慮するなどが重要である（**図8-2**）．

給食の費用のなかで，食材費や水光熱費の一部などの製造食数の変化に応じて変わる費用を変動費，正社員の給与や施設設備等の減価償却費などの製造食数の変化にかかわりのない費用を固定費として分類することがある．固定費は初期投資の段階で計画され，通常の給食現場では管理しにくい費用と考えられる．

それに対して変動費は，製造する料理の食材料費，使用量に応じた水光熱費，食数の増加に伴って雇用される人員の時間給など，現場における原価管理の中心ともいえる（**表8-7**）．

給食の原価管理は，原価の実態を把握し，必要利益を確保し，さらに，給食の質を高めるためにも重要である．そのために給食従業員はつねに原価意識をもって業務に従事することが求められる．

（1）原価計算と売価

原価計算は，製造，販売，サービスなどに要した食材料費，人件費，経費のすべてを使用目的に応じて分類整理し，原価の計算に供する．ここで求められた数値は，原価管理の基礎資料としてだけではなく，損益計算や予算の計画など給食経営全般にわたるデータとして利用される．

図 8-2　　**給食施設における原価の構成**

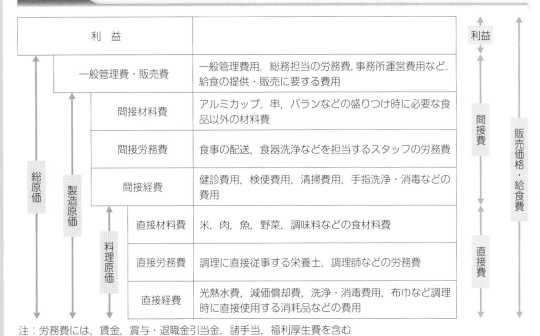

注：労務費には，賃金，賞与・退職金引当金，諸手当，福利厚生費を含む

表 8-7　　**給食における固定費と変動費の区分事例**

固定費	売上高の変動にかかわらず固定的に発生する費用	施設・設備の減価償却費，賃借料，電力，ガス，水道などの基本料金，正社員の労務費
変動費	売上高の増減に応じて発生する諸費用	・食材料費，洗浄・消毒費用 ・操業度に連動しての人件費（パートタイマーなど） ・水光熱費などの固定費以外の従量金額

　原価計算は通常1か月を単位として行うが，使用目的に応じて半年，1年に及ぶこともある．最近では週別あるいは日別での原価を計算し，原価意識の高揚をはかるために活用しているところもみられる．

　正確な原価計算を行うためには，人件費計算の根拠となる業務日誌，勤務簿を，食材料費の計算では発注，請求，食品受払い簿などの帳票類を正確に記録・保存することが必要である．また，施設・設備の減価償却費，水道料金，電気・ガス料金，大規模施設の場合には下水処理に要する費用など，給食部門で把握できる体制を整えておくことも大切である．

　販売価格の決定は，製造原価に一般管理費や販売費を加えた総原価に想定利益率と消費税率を乗じて求める．

$$製造原価 = \frac{期間（月間）材料費＋労務費（月間）＋経費（月間）}{調理（料理）数}$$

※期間（月間）材料費＝期首（月初）在庫金額＋期間内材料購入金額－期末（月末）

157

在庫金額 （p.65，食材料管理の評価）

販売価格＝｛総原価×（1＋利益率）｝×（1＋消費税率）

（2）損益分岐点売上高

損益分岐点は，総費用線と売上高線が交わる売上高であり，利益も損失もない点を示す．

総費用を節減することにより，少ない売上高で収益を得られることになり，損益分岐点が下がれば投資額の少ない段階で利益を生む経営となり，経営効率は良好と考えられる．

損益分岐点の計算により，「黒字と赤字の境界の売上高」の状況を知ることができる．また，この計算に使用する固定費，変動費，売上高を詳細に分析することで，費用の動きや収支の構造を把握でき，費用の削減や売上増の方策の検討資料にもなり得る．

給食施設では予定食数がほぼ決まっているので，施設設備の投資額や労務費などの固定費はおおよその積算が可能であり，目標利益を設定することで，食材料費が多くを占める変動費の範囲の推計が考えられる．そのうえで利用者の満足度向上に配慮し，食事の品質保証を担保できる経営計画の策定が大切である．

a　損益分岐点

損益分岐点は，固定費と変動費および売上高から，次の式により計算できる．

損益分岐点売上高＝固定費÷（1－変動費÷売上高）＝固定費÷（1－変動費率）
※変動費率＝変動費÷売上高

b　損益分岐点売上高

損益分岐点売上高は，損益分岐図により求めることができる．損益分岐図は，固定費，変動費および総費用額と売上高の関係性を視覚的に確認できることから収支構造の検討資料になり得る．

損益分岐図の事例として，算出した固定費が 500 万円，変動費が 600 万円，売上高が 1,200 万円である事例 1 を**図 8-3** に示す．

① 正方形の横軸（X軸）を「売上高」，縦軸（Y軸）を「費用（売上高・原価）」・「損益」とする（単位：1 目盛り 100 万円）．

② 売上高線は，料理の価格を一定と仮定して，基点（正方形の左下の「0」）からの対角線（正方形の右上隅）とする．

③ 固定費線（500 万円）は，売上の変動に関連しないので，Y軸の費用目盛の「5」をA点とし，X軸と平行に線を引く．

④ 総費用レベル線は，固定費（500 万円）と変動費（600 万円）の合算（1,100 万円）になるので，Y軸の 11 目盛をB点としてX軸と平行に線を引く（総費用レベルは，売上高 1,200 万円のときの総費用額を表示する）．

158

図 8-3　**損益分岐図**　事例 1：固定費 500 万円，変動費 600 万円，売上費 1,200 万円

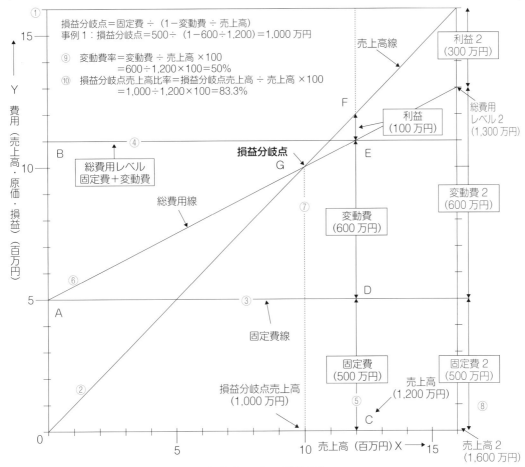

図の記載例：A，B，C…は点を示し，①，②，③…は作図手順を示す．

⑤ 算出した売上高（1,200 万円）は，X 軸の C 点（12 目盛）にとって，Y 軸と平行に上方へ線を引き，固定費線との交点を D 点，総費用レベル線との交点を E 点，基点からの対角線の売上高線との交点を F 点とする．

⑥ 総費用線は，固定費に変動費を加算した金額であり，売上高が「0」であっても固定費は存在するので，Y 軸の A 点（費用目盛の「5」）の固定費から総費用レベルと算出した売上高との交点の E 点を通る直線を右端縦軸の交点まで引く（総費用線は売上高に応じて変化する金額を示すものであり，総費用レベル線と異なる）．

⑦ 売上高線と⑥で引いた総費用線の交点が G 点「損益分岐点」であり，ここから下方へ垂線を引き，X 軸との交点の売上高「損益分岐点売上高 (1,000 万円)」を得る．

⑧ X 軸の売上高から上方へ線を引き，売上高に対する変動費，利益を求める．

　　たとえば，この施設で 1,600 万円の売上を計画すると，総費用線は右端縦軸（横軸では売上高 1,600 万円）の 13 目盛で交わり，総費用は 1,300 万円，変動費が 800 万円，利益は 300 万円と推測できる．

⑨ 変動費率を売上高に対する変動費の割合で計算する.

変動費率＝変動費÷売上高× 100 ＝ 600 ÷ 1,200 × 100 ＝ 50 ％

変動費の多くが料理の食材料費であることから，料理の質を評価する資料となり得る.

⑩ 損益分岐点売上高比率を売上高に対する損益分岐点売上高の割合で計算する.

損益分岐点売上高比率

＝損益分岐点売上高÷売上高× 100 ＝ 1,000 万円÷ 1,200 万円× 100 ＝ 83.3 ％

損益分岐点売上高比率が低ければ，売上低下による赤字になりにくく，運営が赤字に転換するまでの余裕度をみることができる. 売上が 16 ％程度低くなっても赤字にならずに持ちこたえる.

（3）損益分岐点分析

損益分岐点分析とは，原価と操業度（おもに食数）および利益の関係分析であり，原価，販売価格あるいは食数の設定に寄与するものと考えられる. 目標利益の達成には売上高の増加と総費用の抑制をはかることが必要であり，施設・設備の投資金額，人員配置計画を売上高に応じた適正な範囲に設定することが大切である. あわせて，通常の運営において変動費の抑制に向けて食材料の合理的な購入および消費と経費の節減を徹底することである. 結論としては，原価意識の高揚と売上高の増加につながる方策を講じることに集約される.

a　変動費節減による損益分岐点

給食施設の現場で比較的管理が容易な変動費の節減による損益分岐点売上高の動向を**図 8-4** に示した. 前述の変動費 600 万円を 400 万円に下げ，固定費，売上高を変えずに損益分岐点売上高を求める.

Ｘ軸のＣ点（売上高 1,200 万円）から上方へ線を引き，総費用（固定費 500 万円に変動費 400 万円を加算）をＨ点とし，Ｘ軸のＡ点からＨ点を通る総費用線 2 を引く. 総費用線 2 と売上高線の交点Ｉを損益分岐点とし，Ｉ点から下方へ線を引きＸ軸の交点（売上高 750 万円）の損益分岐点売上高 2 を得る.

b　利益と顧客満足度の均衡に配慮

変動費の節減によって損益分岐点は下がり，損益分岐点売上高は 250 万円下がり，750 万円を示した. このとき，Ｈ点からＦ点の利益は 300 万円，変動費が 600 万円の事例 1 と比較して，想定される利益は大きくなる. 損益分岐点売上高比率が 83.3 ％から 62.5 ％に下がることから，売上減少による赤字耐久性は向上し，利益率が上がり，経営的には，よい方向に展開できたことになる. しかし，変動費率は 50 ％から 33.3 ％になり，料理単価に占める食材料費が抑えられていることが想定され，顧客満足度への影響が懸念される.

また，損益分岐点における料理単価に占める固定費率が高くなり，固定費の多くを占める労務費に関与する要員計画の検討も必要であろう.

160

図 8-4　**損益分岐図**　事例 2：固定費 500 万円，変動費 600 万円，売上費 1,200 万円

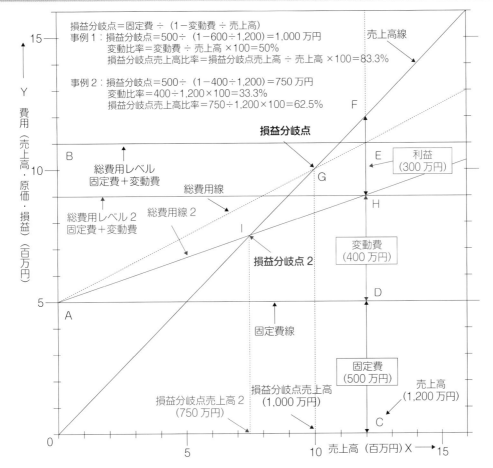

図 8-3 の損益分岐図の変動費を 200 万円減額した総費用レベルと総費用線を朱色で追記した.

第9章
給食とマーケティング

《本章で学ぶべき事柄》

① マーケティングの必要性を認識する.

② 効果的なマーケティング方法を理解する.

③ 給食にマーケティング理論を導入した給食経営を認識する.

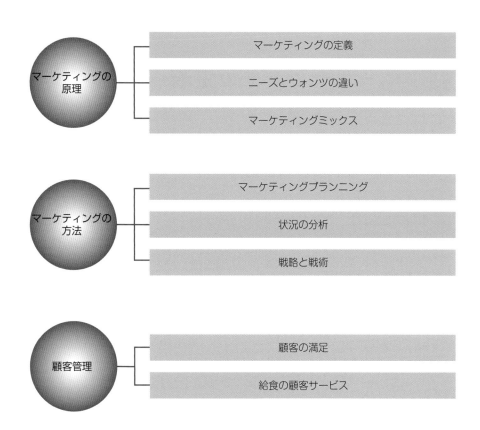

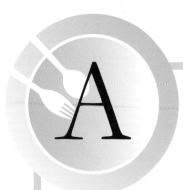

マーケティングの原理

マーケティングは経営戦略をつくるための方法論であり，「儲け続ける仕組みをつくること」によって顧客との良好な関係を築いていかなければならない．顧客の満足度を高めることがマーケティング活動に課されたテーマとなる．この課題を達成するには，顧客をよく知るためのマーケティング分析を行う必要がある．マーケティング分析とは，「マーケティングにかかわる意思決定のために必要な情報を生み出すプロセス」（1 からのマーケティング分析，碩学舎，2011）である．

給食の領域においての顧客とは，食事を提供する対象者（利用者）であり，食事の質や満足度を向上させることがテーマとなる．利用者の年齢・環境・嗜好などの情報を収集・分析し，ニーズに応じた食事を提供することにより，利用者の信頼を得ることにつながる．

1　マーケティングの定義

アメリカマーケティング協会（AMA：American Marketing Association）では，マーケティングを「顧客，依頼人，社会全体に対して価値を創造，伝達，提供するための活動であり，組織やその利害関係者に便益をもたらし，顧客関係を円滑に行うための組織的な機能であり，その一連の制度とプロセス」と定義している．一方，経営学者コトラー（Kotler P.）は，マーケティングを「個人やグループが製品やサービスなどの価値物を創造し，提供し，他者と自由に交換することで，ニーズ（needs）やウォンツ（wants）を満足させる社会的，管理的プロセス」と定義している．

マーケティングの思想は，顧客第一主義であり，顧客のニーズやウォンツに対して適切に応え，奉仕することを使命としている．そのためには，消費者のニーズとウォンツを探り，それに対応した商品やサービスを計画，開発し，広告・販売する．この一連の活動をマーケティングという．

2　ニーズとウォンツのとらえ方

ドラッカー（Drucker P. F.）は「顧客に目をやり，耳を傾けることで，顧客が期待しているものや価値を見いだしているものを知ることができる」と顧客ニーズの基本的な考え方を示した．コトラーは，ニーズをマーケティングの観点から 5 段階に階層化し具体的に表した．

① 明言されたニーズ：顧客が実際に言っていること

② 真のニーズ：顧客が実際に望んでいること

③ 明言されないニーズ：顧客が期待していること

④ 喜びのニーズ：顧客の望んでいるサプライズ

⑤ 隠れたニーズ：顧客が期待する周りの反応

　ニーズとウォンツはセットで使われることが多く，「目的と手段」の関係といえる．日常生活においては，満ち足りていないと感じている欲求「目に見えない欲求」がニーズであり，それを達成させるための「具体的な欲求」をウォンツという．

　給食におけるマーケティング活動は，顧客のニーズとウォンツを把握して，満足度の高い食事サービスを実施することである．利用者の本質的なニーズを知るためには，利用者に対するアンケート，他施設の食堂や食品市場の視察，メニューの検討会などを行い，具体的なウォンツを知る必要がある．さらに，自社の環境や競合会社に対する調査などにより，広く自社の実態を分析・検討することも重要である．

表 9-1　ニーズとウォンツの例

ニーズ	ウォンツ
・お腹が空いたので何か食べたい ⟶	・お寿司が食べたい
・喉が渇いたから何か飲みたい ⟶	・オレンジジュースが飲みたい

3　マーケティングミックス

　マーケティングミックスとは，マーケティングの目的を達成するために用いる，マーケティングツールの組み合わせをいう．ここでは 4P 論，4C 論，9F 論をあげる．

（1）4P 論

　マーケティングミックスの代表的なフレームワークに，マッカーシー（McCarthy J.）により発案された 4P がある．売り手の視点からみたマーケティング活動を行ううえで必要なカテゴリーを，製品（Product），価格（Price），流通経路（Place），販売促進（Promotion）の 4 つの P で整理している．4P は密接な関係をもっており，単独では機能しない．マーケティングの基本となるよい製品を開発し，売れる価格で，効率的に流通させ，効果的な広告活動で販売促進をするためには，これら 4 つの視点から戦略を練ることが必要である．

　4P の具体例を**表 9-2** に示す．

a　製品（Product）

　製品には**表 9-2** のように有形財のものばかりではなく，サービス・イベント・情報などの無形財のものもある．マーケティングにおける製品戦略としては，消費者のニーズを生み出すとともに，ニーズを満たす製品をつくることが目的となる．顧客は，製

165

表9-2　マーケティングミックス　4P とその例

4P　企業の視点	具体例	給食例
製品（Product）	品質，デザイン，ブランド，サービス，保証	提供する料理（味つけ，盛りつけ，彩り，ボリュームなど）
価格（Price）	標準価格，割引，支払い，条件，アローワンス[*1]	販売価格（対象者ニーズに合っているか），商品の利益幅
流通経路（Place）	立地（環境），輸送，流通範囲	食堂の環境・衛生面など，立地条件
販売促進（Promotion）	販売促進，広告，PR，ダイレクト マーケティング	イベントの宣伝

品の特徴・品質，サービスミックス[*2]などを通して，ベネフィット[*3]やサービスを購入することになる．

b　価格（Price）

価格とは，顧客が製品を選択する要素のひとつである．消費者は，価格から品質を連想するため，価格の妥当性を考えて設定する必要がある．また，原価計算から価格を決定するだけでなく，消費者のもつ「値ごろ感」との関係を的確に把握することも大切である．

c　流通経路（Place）

流通経路は，メーカー，卸売，小売業という取引主体の流れを意味する．そのため，流通経路戦略は，必要なときに必要とされる場所に必要とされる量をそろえるために必要な戦略である．これには食堂の環境が含まれる点も重要視する．

d　販売促進（Promotion）

販売促進とは，製品の内容を顧客に的確に伝えるすべての活動である．消費者に対して商品の存在を知らせ，購買行動を起こしてもらうための広告宣伝は，販売促進戦略のひとつである．

（2）4C 論

これまで述べてきた4Pは，売り手（企業）の視点からのマーケティングツールである．1993年にローターボーン（Lauterborn R.）により顧客の視点に立ったマーケティングツールである4Cが提唱された．4Cとは，顧客価値（Customer Solution），顧客コスト（Customer Cost），利便性（Convenience），コミュニケーション（Communication）である．4Pとの対応を**表9-3**に示す．

（3）9F（function；機能）論

9Fとは，マーケティングを計画・実行するのに必要な機能で，①リサーチ，②商品・

NOTE
[*1] アローワンス：手当て，引当金
[*2] サービスミックス：マーケティングを実行する機能の組み合わせ．
[*3] ベネフィット：利益

表9-3　4C と 4P との対応とその例

4C 顧客の視点		4P との関係	具体例
顧客価値 (Customer Solution)	総顧客価値と総顧客コストの差であり，両者の差が大きいほど顧客価値が大きい	製品（Product） 商品を選ぶ基準，付加価値や価値観に応じた価格設定も必要	提供する食事 メニューの質や量，自然食品や SDGs などを考慮
顧客コスト (Customer Cost)	顧客は商品の価格だけでなく，購入コスト，時間コストを費やし購入している	価格（Price） 利用者が納得する・選択するメニュー設定が大事	値段設定（同一料金，あるいは○円アップなどでも選択されるニーズを喚起する） 割引クーポン券発行
利便性 (Convenience)	買いやすさ（食堂の場所，距離など），スピード感（購入時の早さ）に配慮した機器の導入	流通経路（Place） 店舗を構えて待つだけでなく，利用者の距離的条件にとらわれない販売方法（売り方，食事環境など）も考慮	食堂のレイアウト 清潔感のほか，正月・七夕など季節感のあるメニュー設定や，それに連動した飾りつけなど
コミュニケーション (Communication)	「誰に」「何を」「どのくらい」を伝えることがポイント．写真映えする彩りで，おいしさを伝える調理・盛りつけ方などの工夫	販売促進（Promotion）	イベント開催 チラシ，卓上メモ，ポスターを使った栄養情報の表示 SNS で食欲や購買意欲を誘うメニュー（季節感，盛りつけ方など）を配信

サービス，③流通，④広告，⑤販売促進，⑥営業，⑦情報，⑧物流の８つの機能に⑨価格を加えたものをいう．マーケティングはこれらを組み合わせて行われる．

4　マーケティングプランニング

マーケティングを効果的に進めるためには，マーケティングプランを立てることが必要である．以下に，マーケティングプランニングのステップを示す（**図 9-1**）．

図9-1　マーケティングプランニング

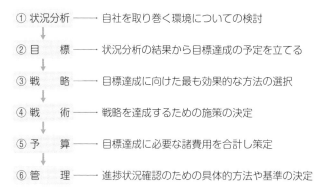

① 状況分析 ── 自社を取り巻く環境についての検討

② 目　　標 ── 状況分析の結果から目標達成の予定を立てる

③ 戦　　略 ── 目標達成に向けた最も効果的な方法の選択

④ 戦　　術 ── 戦略を達成するための施策の決定

⑤ 予　　算 ── 目標達成に必要な諸費用を合計し策定

⑥ 管　　理 ── 進捗状況確認のための具体的方法や基準の決定

（1）状況分析

マーケティングにおける状況分析は，マーケットの環境をマクロ環境とミクロ環境からバランスよく分析することが必要である．

マクロ環境とは，企業みずからはコントロールできないが，企業活動に影響力を及ぼす環境である．政治，法律，経済，社会，文化，自然環境，技術などであり，具体的な例として，人口構成，経済成長率，景気，産業構造，業界売上高，原料供給状況，自然環境，技術革新，法律改正，外圧，ライフスタイル，交通状況，治安，通貨価値などがあげられる．マクロ環境はコントロールできない部分も多いが，放置せずに可能なかぎりリスクを低減させるなど，継続的に対応することが必要である．マクロ環境分析によりトレンド*1（trend）を見きわめる．

ミクロ環境は，市場と競合に大別される．具体的な例として，市場規模，成長性，競合他社の状況，流通チャネル*2の構造，顧客の動向などが含まれる．

a　AIDMA の法則

販売促進戦略では消費者の行動を把握し戦略を練ることが必要である．AIDMA の法則とは，消費者が実際に購買行動を起こすまでのプロセスを示したモデルである．

A :	Attention	注目する
I :	Interest	興味をもつ
D :	Desire	欲しいと思う
M :	Memory	記憶にとどまる
A :	Action	購買行動

b　マーケティングリサーチ

マーケティング環境は日々変化しており，過去の経験や勘に頼るだけでは，現在の状況とかけ離れた判断をすることもある．マーケティングリサーチとは，市場の状況に関するデータと調査結果を体系的に分析し報告することである．商品開発をするためには，コンセプトに沿って，ターゲットのニーズに合った新しい商品とサービスを企画立案する必要がある．そのプロセスを以下に示す．

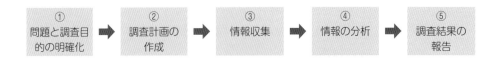

■ 具体的手法

マーケティングリサーチにはシーズ（開発技術）を優先したマーケティングリサー

NOTE
*1 トレンド：ある程度の勢いを保ちながら継続して起きている事象の方向性または連続性のこと．
*2 流通チャネル：商品が生産者から消費者まで流通する経路のことである．直接流通チャネルと間接流通チャネルとに大別される．

チとニーズを優先したマーケティングリサーチの2つの種類がある．「シーズ」優先のリサーチは，まったく新しい製品や技術が開発されたとき，それをどのように売るかという戦略を立てるために行う．「ニーズ」優先のリサーチは，消費者が何を欲しがっているかを綿密にリサーチし，ヒットする製品や技術を新たに開発する場合に行う．

■ データの収集方法

市場データを収集する際には，文献や過去のデータベースを利用し既存のデータの収集・分析を行うか，新たに調査を実施し新規データを収集・分析するのかを検討する．調査には，現場の顧客の動向を観察する「観察法」と顧客データをとるためのアンケート調査を行う「実査法」がある．実査法には，郵送法，電話調査法，インターネットリサーチ，集合法，グループインタビュー法，個人面接法などがある．時間，予算，対象となる地域の広さによって調査方法を選択する必要がある．

■ 意思決定に必要な情報のための調査

さらに，マーケティングの意思決定に必要な情報を得るための調査には，量的な情報を使った定量調査と，言語や映像などの質的な情報を使った定性調査の2つがある．

① **定量調査**：結果が数値で示されるため明確であり，調査結果を使って他者を説得する際や，仮説を検証するときによく使用される．アンケートなどで収集したデータを統計手法によって分析する方法である．

② **定性調査**：インタビューで顧客から聞いた内容を分析したり，顧客の行動を観察して得た情報を解釈したりする．新たな視点を発見し，顧客の深い心理を理解するのに向いている．共通の属性をもつ対象者を5〜6人程度集めて行うフォーカスグループインタビューは，調査したいテーマに関しての会話のなかから新製品のヒントを得たり，競合製品との差を分析する方法である．

c　SWOT 分析

現状分析の代表的な手法としてSWOT分析がある．SWOT分析とは，組織側の「内部環境」と組織を取り巻く「外部環境」の両面から，現状を把握することにより今後の経営方針や改善策を立案していく診断手法である（**図 9-2**）．

「強み」と「弱み」は現状把握としてとらえ，「機会」と「脅威」は将来を推測した

図 9-2　SWOT 分析の基本

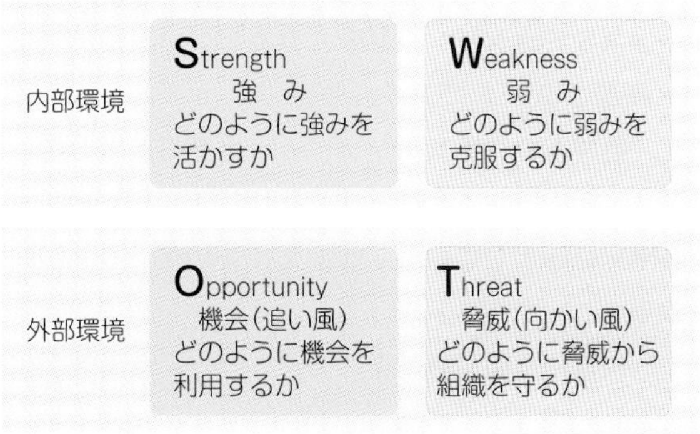

内部環境	**S**trength 強み どのように強みを活かすか	**W**eakness 弱み どのように弱みを克服するか
外部環境	**O**pportunity 機会（追い風） どのように機会を利用するか	**T**hreat 脅威（向かい風） どのように脅威から組織を守るか

表9-4　**SWOT 分析による強みと弱みの例**（医療機関）

	強　み	弱　み
患者対応	患者の多様な治療食に対応できる献立が準備されている	患者の個人的な要望が多く，すべてに応えられていない
スタッフの人数	患者数に対する栄養士・管理栄養士の人数が充足している	各部署の業務量に差がみられ，残業時間の格差がある
スタッフの質	主任クラスの給食・栄養管理の専門的知識が豊富	新人，中堅栄養士への教育体制が整備されていない
設置機器	機能的な調理器具が設置されている	メニューが単調なために，機器類を活かしきれていない

状況として考える．「強み」を活かし「機会」を利用し，「弱み」を克服して「脅威」から組織を守ることが，最も強力な戦略となる．

例として，駅前にあるチェーン店のレストランで，売上を伸ばす目標を立てた場合は，次のように考える．

駅に近く立地条件がよいことは「強み」，この地域にファミリー層が多く，ヘルシー志向の高い街に発展していることは「機会」となる．しかし，近隣のスーパーやコンビニエンスストアのメニュー展開は「脅威」，チェーン店の傘下にあるため独自のメニュー展開ができないことが「弱み」になる，などの要因をあげていく．

そこで，「ヘルシーメニューを店舗のブランドイメージにする」という目標を立て，居心地のよい清潔な店内で，この地域に特化したメニュー開発をする．また，適切な顧客管理に努め，支持されるヘルシーメニューの検討を続けていく．

d　BSA 分析（benefit structure analysis；価値構造分析）

BSA 分析は，米国で考案された調査方法で，ある商品やサービスに対する消費者の重視度と満足度との関連から，ブランドがもつ「強み」や「弱み」，改良の「優先順位」を視覚的に明らかにすることを目的としたマーケティングデータ（調査データ）分析である．それらの結果は散布図とその元になる数表で評価することができる．

（2）戦略と戦術

状況分析の結果をふまえ，経営目標を設定する．その後，目標を達成するための戦略と戦術を設定する．

戦略とは，企業のミッション（使命）の実現と，具体的な目標を達成するために立てる長期的・高度なプランである．戦略では，「何を（What）」，「なぜ（Why）」を具体的に考え，消費者のマインドシェアの獲得を目的としている．

戦略決定後に戦術を策定する．戦術とは，戦略を具体化する方策で，企業のマーケットシェアの獲得を目的としている．例として差別化，販売活動，マーケティングミックスなどがある．

状況に応じ，頻繁に戦略や戦術を見直すことにより環境変化への柔軟な対応が可能となる．

170

マーケティング戦略として，代表的なものを以下に述べる．

a　セグメンテーション

セグメンテーションとは，ターゲットとなる利用者を決定するために，利用者の居住地，年齢，性別，職業，収入，趣味，行動パターンなどの共通の特徴をもったグループに分け，市場を細分化して分析する方法である．それぞれのグループはセグメントとよばれ，顧客のニーズに対応して活用される．

b　ターゲティング

ターゲティングは，セグメンテーションを行ったあと，いずれかの対象に的を絞ってマーケティングを展開することをいう．

ポイントを押さえたターゲティングにより，最も利益が見込める顧客層や好まれるメニューの選定ができ，利用者の満足度に対応した市場選定が可能である．

c　ブランディング

ブランディングとは，ブランドを形づくるためのさまざまな活動で，組織的で長期的な取り組みのことをいう．ブランドは，ある商品を別の（類似した）商品と区別するために，商品の名前，デザイン，シンボルマーク，キャッチフレーズなど，さまざまな要素を組み合わせてつくられている．たとえば，牛丼といえば「▲▲家」といったように，利用者の意識をターゲット市場に浸透させるのがブランディングという活動の目的となる．

d　ポジショニング

ポジショニングとは，自社製品（メニューや料理など）やサービスについて，他社との差別化を行うことをさす．独自のポジションを築き，差別化のイメージを明確に位置づけするための活動である．利用者に自社製品の価値を認めてもらい，他社製品より優位に立つことを目的としている．

e　PPM（プロダクト・ポートフォリオ・マネジメント）

PPM とは，経営資源を最適に配分することを目的として，ボストン・コンサルティング・グループが 1970 年代に提唱したマネジメント手法である．自社商品の市場占有率を横軸に，商品の市場成長率を縦軸とした座標軸の 4 象限（ポートフォリオ：花形商品，問題児，金のなる木，負け犬）として表す（**図 9-3**）．それぞれに自社商品を置いて，最も効果的・効率的な商品の組み合わせを決定する経営分析・管理方法である（給食経営管理用語辞典，第一出版より）．

f　エリアマーケティング

エリアマーケティングとは，エリア（地域，地区）とマーケティングを組み合わせた造語であり，地域の特性に応じてきめ細かなマーケティングを行う手法をいう．

g　ダイレクトマーケティング

ダイレクトマーケティングとは，利用者に対して，直接的なコミュニケーションによって，注文や問い合わせなどで相手の反応（レスポンス）を見ながら，ニーズや嗜好に合わせて宣伝活動を行っていく手法のことである．企業が利用者に対して直接（ダイレクト）販売するインターネット販売や通信販売のようなケースをさすこともある．

171

図 9-3　PPM（プロダクト・ポートフォリオ・マネジメント）

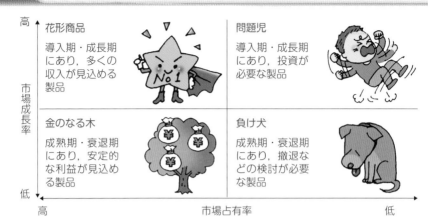

	高			
市場成長率	花形商品 導入期・成長期にあり，多くの収入が見込める製品		問題児 導入期・成長期にあり，投資が必要な製品	
	金のなる木 成熟期・衰退期にあり，安定的な利益が見込める製品		負け犬 成熟期・衰退期にあり，撤退などの検討が必要な製品	
低	高	市場占有率		低

h　価格戦略

　価格戦略とは，マーケティングミックス 4P のひとつ「Price」のことである．利用者が購入する製品（給食においてはメニュー，料理など）の対価として支払う金額を決めることが価格戦略の基本となる．

i　非価格戦略

　非価格戦略とは，安売り競争に安易に応じず，品質，デザイン，サービスなど価格以外の質的な要素によって他者と差別化し，競争に打ち勝つ手法をいう．

j　ランチェスター戦略

　ランチェスター戦略とは，イギリス人エンジニア F. W. ランチェスターにより，はじめて定量的，統計的，数学的に体系化された販売戦略，競争戦略をいう．

（3）マーケティングの実行

　マーケティングは，戦略や戦術に基づき具体的に進めていく．マーケティングの実行では，「誰が(Who)」「どこで(Where)」「いつ(When)」「どのように(How)」の 3W1H を具体的に考える．マーケティングを実行する 4 つのスキルを以下に示す．

① マーケティングの実行による問題点を探る能力
② 問題点がどこに生じているかを探る能力
③ 予算配分やメンバーへの動機づけなど，マーケティングプランを推進する能力
④ 成果を評価する能力

　目的達成のためには，つねにプランを評価し，改善もしくは新たに展開していくことが必要である．

5　顧客管理

（1）顧客とは

顧客とは，自社の商品やサービスを購入し，利用してくれる者をいう．給食施設の場合は，施設の利用者をさす．

（2）顧客満足（CS）

顧客が購入前に抱いていた期待と購入後に認識した成果の差を顧客満足度（CS：Customer Satisfaction）という．顧客は，購入した商品への成果が期待を下回った場合，不満を感じるが，期待を上回れば満足する．満足度が高まるほど顧客ロイヤルティ[*1]が向上し，無条件でその企業を選択するようになる．さらに顧客は，ほかの顧客にも無償で勧めるようになる．

企業が安定的に成長するためには，新規顧客獲得とともに，既存の顧客との関係性を重視して離反率を抑え，顧客を維持するよう努める．それにより安定的な利益の確保が期待できる．

（3）給食の顧客サービス

給食経営のためのマーケティングを行い，顧客ニーズに合った食事提供を探求し，日々進化することが求められる．その方法を以下に示す．

① 顧客満足度調査

　味つけや料理の提供温度，栄養的配慮などの食事の品質，値段，サービス，食環境などについてアンケートやインタビュー調査を実施する．

② 食材のマーケティング

　安全，高品質の食材を安定的，安価に購入できるシステムを確立する．

③ メニューのマーチャンダイジング

　マーチャンダイジングは商品化計画をさし，合理的な管理方法で適正な商品を，適正価格，時期，数量で提供する計画を立案する．

④ インタラクティブ マーケティング

　インタラクティブ マーケティングとは，利用者と従業員の双方向性のあるコミュニケーションによるマーケティングである．給食サービスの質の担保および向上のために，利用者からの苦情や要望を直接受けた従業員がただちに反映できる体制を築くことが重要である．

給食におけるマーケティングを円滑に進めるためには，利用者・競合業者・供給者の状況などを調査し，供食目標を設定し，目標実現に向けての課題を検討することが大切である．

NOTE　[*1] 顧客ロイヤルティ：商品に対する愛着や信頼

第10章
給食の組織・人事管理

《本章で学ぶべき事柄》

① 管理者として必要な組織の概念を理解し，実際の給食運営に置き換えることができる.

② 人事管理の必要性を理解し，効果的な組織運営を学ぶ.

③ 客観的な観点から人事考課の必要性をとらえ，管理者に必要な人事・労務管理の基本を把握する.

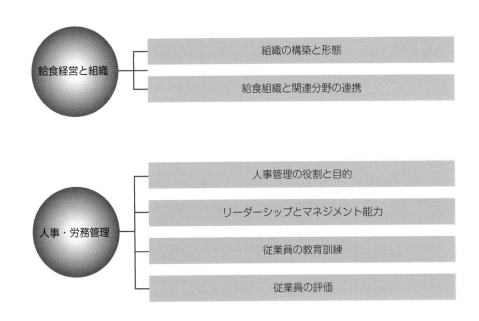

給食経営と組織
- 組織の構築と形態
- 給食組織と関連分野の連携

人事・労務管理
- 人事管理の役割と目的
- リーダーシップとマネジメント能力
- 従業員の教育訓練
- 従業員の評価

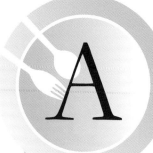

給食経営と組織

1　組織の構築

　組織とは，複数の人間が特定の目的を達成するために，専門的な役割を持った部門で構成されている集合体であり，多人数が集まって仕事を進めることで，規模を拡大できるという理由により形成されている．

　経営組織は，組織目標を達成させ，さらに発展させるために，効率的で効果的な運営をすることが重要となる．そこで，組織を，ある一つの方向に進ませるということを考えた場合，「なぜそうしたいと思うのか」「ねらいは何か」「どうしてそのような仕組みにしたいのか」ということを明確にする必要がある．

　組織は，協働の体系，協働のシステムを形成し，維持・改善していくことが重要となる．そのためには，経営資源であるヒト・モノ・カネ・情報を有効活用する能力が求められている．

　その反面，組織が成長すると，組織的な意思決定，組織内の調整などを行うためのコストがかかるようになり，個人の影響力は限定される．また，事業の範囲が拡大し，生産やサービスのプロセスに携わる人が多くなるほど，個人の能力，業績はみえづらくなるため，個人を評価する仕組みも必要となる．

　給食組織の目的・目標は，利用者の健康増進・管理のために食事提供を行い，満足度の高い評価を得ることである．さらに，最適な栄養管理を実施することで栄養状態の改善に貢献することである．給食部門は施設の収益と食事管理上の収支を管理する必要があり，提供管理と栄養管理の2つの側面からの組織管理が必要である．

（1）組織運営

　特定給食施設には，病院，学校，高齢者福祉施設，児童福祉施設，事業所などがあり，給食を提供するという明確な目的のために，管理栄養士，栄養士，調理師（員）等が協働して成立する組織として活動している．

　組織における指揮命令系統，責任の所在は組織図に示されている．また，その組織の「あるべき姿」として，理念・目標なども明文化され，職員に方向性を周知して運営されている．

（2）組織を効率的，効果的に運営するための原則

組織を効率的，効果的に運営するため，次のような原則があげられる.

① 命令一元化の原則

　　組織の秩序維持，統一的行動のためには，つねに一人の上司からの指示・命令を受けることが望ましい.

② 権限，責任の原則

　　委任された業務の遂行に必要な権限が付与されることに伴い，業務遂行の責任を負わなければならない.

③ 専門化の原則

　　従業員への業務の割り振りは，単一の専門化したものに限定して行う.

④ 権限委譲の原則

　　定型的な日常業務の権限を従業員に委譲することは，委譲された者のモチベーションの向上にもつながる.

⑤ 例外の原則

　　権限の委譲（定期的業務は従業員に委譲）に伴い，管理者は戦略的な事項をみずからの責任として遂行することができるようになる. なお，管理者は非日常的な突発的事項を担当できることが求められる.

⑥ 統制範囲の原則

　　1人の管理者の管理能力には限界がある. 一般に1人の管理者が効果的に従業員を直接管理・監督できる人数の適正範囲は5〜20人程度とされる. 高度な判断を要する職位では人数は少なく，単純作業の職位では多くなる傾向にある.

⑦ 管理階層の短縮平準化の原則

　　統制範囲の原則に従うと組織階層は増加する. 組織階層が増加すると，意思の疎通が円滑に行われにくく，内容の歪曲を招く可能性がある. そのため，管理階層の短縮平準化が求められる.

（3）組織の構造

　組織において，目的を達成するためには，一般的に運営のためのマネジメントが必要であり，その経営管理は経営体を4つの階層に区分して行われる（**図10-1**）.

（4）組織の形態

　経営組織は，職能の分化と統合の過程で，業務の分担と協働関係を規定し成立する. 組織の形態は規模や活動内容に応じて，ライン組織，ファンクショナル組織，ラインアンドスタッフ組織，事業部制組織，プロジェクト組織，マトリックス組織がある.

a　ライン組織（直系組織）

　組織目標に直接関与する業務にかかわる形態で，管理者をトップにおき，指揮命令系統が組織の末端まで達する直系組織である. 比較的小規模な組織に適する（**図10-2**）.

177

図 10-1　管理階層

経営者層
トップマネジメント
管理者層
ミドルマネジメント
業務管理者層
ロワーマネジメント
作業者層
ワーカー
(現場作業集団)

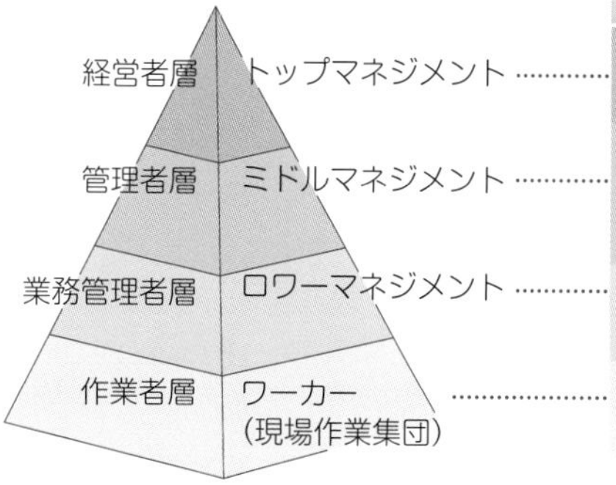

職　務	事業所給食組織(例)	病院給食組織(例)
経営理念，長期的方針，戦略を策定・提示する	経営幹部	経営幹部
経営理念を視野に具体的目標，計画の策定，管理を担当する	支配人，現業所長，マネージャー	部長，課(科)長
計画の実行および管理を行う	主任，副主任，職長，チーフ，班長	係長，主任
計画に基づいて直接的に実行する	係員，調理員	調理員

■長　所

- 組織構造が単純である．
- 指揮命令系統が明確で，命令が一元化できるため，責任と権限が一致する．
- 組織の秩序が維持される．

■短　所

- 下から上，水平間のコミュニケーションが悪くなりやすい．
- 組織規模の拡大に伴い，上司の責任が過重になりやすい．
- 専門能力をもつ者を活用しにくい．

b　ファンクショナル組織（職能別組織）

ファンクショナル組織（担当する仕事や任務）は，職能ごとに部門編成された組織形態である．全体の最終的な意思決定は上位部門で行われるが，個別の部門ではその管理者が行う．専門化された部門ではこの組織形態をとることが多い．大規模組織で採用されることが多く，企業では人事部，営業部，経理部などに編成される組織であ

図 10-2　ライン組織(直系組織)

経営者層
指揮，命令
管理者層
業務管理者層
報告
作業者層

図 10-3　ファンクショナル組織（職能別組織）

運営本部
管理者
管理者
管理者
栄養管理部
商品企画部
営業推進部

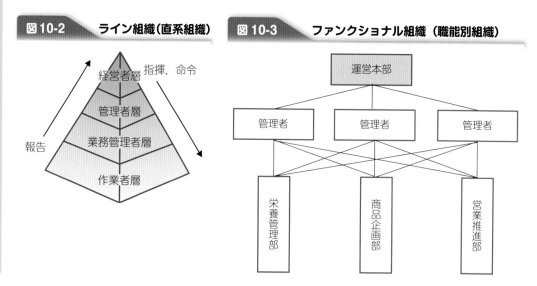

る（**図 10-3**）.

■ 長所

- 専門能力を活用できる.
- 上位者の負担が軽減できる.
- 専門家集団なので生産性が高い.

■ 短所

- 複数の上位者命令により混乱しやすい.
- 下位者の仕事の掌握がしにくい.

c　ラインアンドスタッフ組織

ライン組織とスタッフ組織の長所を活かして組み合わせた組織形態である（**図 10-4**）.

図 10-4　**ライン アンド スタッフ組織**

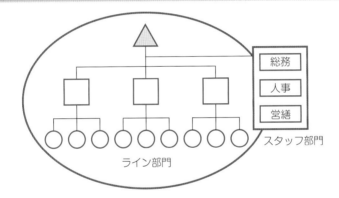

スタッフ組織は，ライン組織を支援する専門的な仕事を行い，ラインに対して助言，支援を行う．スタッフ組織は命令権限をもたないため，命令の一元化が維持される．

■ 長所

- 命令が統一しやすい.
- ライン組織の長所が活かせる.

■ 短所

- 業務の拡大化により担当が分化され，人件費が増えるケースがある.
- 他の担当部署とのコミュニケーションが少なくなりがちである.

d　事業部制組織

市場の多角化により，組織を地域別・製品別などに分割し，事業部門ごとに独立した経営運営を図る組織であり，独立採算制をとる．その長は利益目標の達成責任および権限委譲が行われる．

■ 長所

- 意思決定が迅速で，柔軟な対応が可能となる.

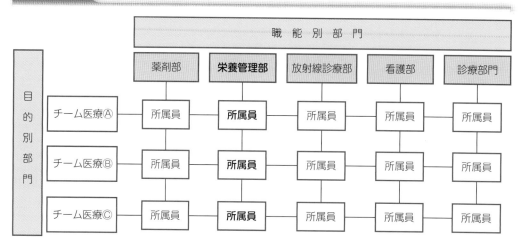

図 10-5　マトリックス組織

職能別部門

	薬剤部	栄養管理部	放射線診療部	看護部	診療部門
チーム医療Ⓐ	所属員	**所属員**	所属員	所属員	所属員
チーム医療Ⓑ	所属員	**所属員**	所属員	所属員	所属員
チーム医療Ⓒ	所属員	**所属員**	所属員	所属員	所属員

目的別部門

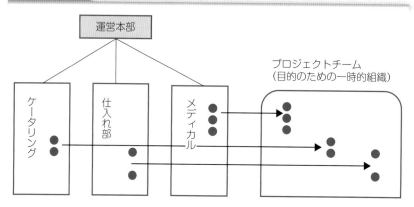

図 10-6　プロジェクト組織

運営本部

ケータリング　仕入れ部　メディカル

プロジェクトチーム
（目的のための一時的組織）

e　マトリックス組織

　地域別・製品別・業務別などの系列を，縦・横マトリックス別に分けて編成した組織である．目的別組織と職能別組織の2つの軸が組み合わさっている組織がその例である．従業員は，職能別の組織と，特定の事業・プロジェクトの2つの所属をもつことになる（**図 10-5**）．

f　プロジェクト組織（タスクフォース）

　食中毒が発生した場合に対策チームが結成されるなど，問題や課題が発生した場合に一時的に編成される．事務部門，サービス部門，調理部門，栄養部門など各部署から選任された人材で構成され，特定の期間専従する組織である．問題が解決した後は解散する（**図 10-6**）．

（5）給食の職務と業務内容

　給食組織は，管理栄養士をトップに栄養士，調理師，調理員，調理補助員などの調

表 10-1	給食の職務と業務内容
職　務	業務内容
管理栄養士	給食管理，栄養管理（栄養指導・栄養アセスメントなど）業務全般，給食組織の総括業務
栄養士	献立作成を中心に，発注業務，調理業務，衛生管理など
調理師および調理員	仕込み，調理，盛りつけ，配膳などの厨房業務全般，洗浄
事務員	食数集計，電話対応，食札管理，検品，帳票類（栄養士も兼ねる）
パートタイマー	調理補助，食器洗浄，厨房清掃など

理従事者で構成される．メンバーは組織機能や業務内容により異なる（**表 10-1**）．

① **病院**：病院における管理栄養士は，コメディカルスタッフの構成員としての役割をはたす．管理栄養士は，医師を中心とした組織の一部として，看護部門，検査部門，リハビリ部門，薬剤部門，事務部門などの他職種と協働を行う．病院給食における栄養部門の位置づけは，診療部門が主体となるが，組織や機能によっては事務部門に所属が分かれることもある．また給食部門の職務と業務内容は，施設の種類や規模，給食組織により異なる．

② **学校**：学校給食は，児童・生徒の心身の健全な発達に資するものであり，食に関する正しい理解と適切な判断を養うことを目的としている．学校長を核に，副校長，教務課長，教務主任，学年主任，担任，養護教諭，栄養教諭，家庭科教諭などと連携し，給食組織を運営する．

③ **事業所**：従業員の心身の健康を増進させるとともに，良好な人間関係の形成に役立たせるため，福利厚生の一環として運営されている．

④ **高齢者福祉施設**：入所者に対して，管理栄養士・栄養士は，施設長，医師，ケースワーカー，理学療法士，作業療法士，言語聴覚士，介護士などコメディカル部門や事務部門と，栄養ケア・マネジメントを実施し，その評価により適正な給食組織を運営する．

⑤ **児童福祉施設**：対象者（乳幼児，児童）の成長段階に応じて，管理栄養士・栄養士は，施設長，園長，保育士，看護師などと話し合い，その結果を日々の給食や食教育に反映させるだけでなく，保護者への啓蒙活動も行う．

2　給食組織と関連分野の連携

（1）栄養管理委員会（給食委員会）

給食組織の運営は，顧客満足度の高い給食提供が目的であり，その位置づけとして栄養管理委員会（給食委員会など）が設置されている．施設による違いはあるが，委員会では，栄養部門の運営の改善・向上のため，献立内容，食材料費，栄養管理，衛生管理，設備など，多岐にわたる内容の審議を行っている．

医療施設では，管理栄養士のほか，医師・看護師・事務職員の参加が義務づけられ

ている.

（2）多職種との連携

　管理栄養士は,栄養部内だけでなく,チームの一員として,他職種との連携業務をとおして,治療効果を上げている.

　医療施設では,診療報酬上での位置づけにおいて,管理栄養士の参加が必須であるチームとして,褥瘡対策チーム,ＳＳＴ（摂食嚥下チーム）,緩和ケアチーム,呼吸器リハビリチームなどが設定されている.その内容例を**表10-2**に示した.

表10-2　**管理栄養士が参加している医療チーム例**

チーム	メンバー（例）	内　容
NST(Nutrition Support Team)	医師,薬剤師,**管理栄養士**,看護師,臨床検査技師,言語聴覚士	専門職種により,症例個々の栄養管理を各疾患治療に応じて適切な内容を提案する
褥瘡対策チーム	医師,看護師,**管理栄養士**,薬剤師,理学療法士	褥瘡のある患者の最適な治療を提案・実施する
摂食嚥下チーム	医師,歯科医師,看護師,歯科衛生士,言語聴覚士,理学療法士,**管理栄養士**	口腔内の評価と,摂食嚥下について評価し,改善する
緩和ケアチーム	医師,歯科医師,看護師,歯科衛生士,言語聴覚士,理学療法士,**管理栄養士**,臨床心理士	治療がほとんどできない病気になり,患者とその家族が身体的,社会心理的,スピリチュアルな問題などに直面しているとき,早期にチームで介入することでQOL（人生の質,生活の質）を改善する
呼吸器リハビリチーム	医師,看護師,**管理栄養士**,薬剤師,理学療法士	呼吸リハビリテーション（呼吸の際に使う筋肉などをトレーニングし,呼吸をスムーズにする）をチームで行い,呼吸器疾患による息苦しさを改善する

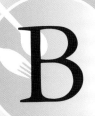

B 人事・労務管理

1　人事（人的資源）管理の役割と目的

　「組織は人なり」というように，ひとりひとりの力を合わせた場合，何倍にも増して成果を上げる要因は「ヒト」である．組織を運営するための経営管理には，経営資源のひとつである「ヒト」が重要であり，その核となるのが人事管理である．人事管理は，組織行動において人的能力ととらえられ，経営活動においては人的資源として考えられて，人的資源管理[*1]の形成に位置づけられている．

　人的資源管理の運用は，経営活動の役割を担い，組織経営の成果に影響を及ぼすため，組織経営は，人的能力を経営戦略と連動させ，有効度を高めるアプローチが大切である．戦略的な人事資源開発を通して，従業員の能力のレベルアップ体制が必要とされる．

　人的資源管理の運用には，2つの特性がある．

　① 組織の人事戦略

　組織の人事戦略に連動した人事資源管理を通じて能力確保，能力の育成，能力の活用，さらに能力評価・処遇における領域分野のアプローチを図る側面である．このような経営環境では，経営戦略と人的資源管理の連関性を高めることにより，経営目標の達成が実現可能になる．

　② 人的資源管理と組織管理の連結関係

　企業の従業員の能力は，各担当分野・担当業務における経営活動が成果となって発揮される．

　そこで着目すべきは，従業員の業務への取り組み姿勢や組織内ではたす役割の明確化，業務目標に対する進捗状況など，各自が保有している能力の把握である．

　このように，従業員能力を把握・分析して，その有効活用を図るには，「人を活かし組織活力を高める」という考えから人的資源管理として展開することにより，能力の確保，育成，活用，評価等を導入し運用していくことが重要となる．これらを組織理念に基づいた組織目標に反映し，さらに個人目標への設定に結びつけ，経営目標の達成につなげることが求められている．

NOTE　[*1] 人的資源管理（HRM：Human Resource Management）：「企業の現在から将来にわたる人的資源の需要と供給を予測・調整し，企業戦略の現実に必要な人的資源を確保するために行われる一連の活動」といわれている．

2　人事・労務管理

　20世紀初頭に，企業経営者であり，管理原則の父と呼ばれたアンリ・ファヨール（Fayol J. H.）は，「管理過程論」の基礎を確立した（p.149 **表 8-1** 参照）．これらを基に，従業員の評価，人材の募集や採用，配置，能力などを展開していく．

（1）人事管理の意義

　組織として生産性の高い目標を立てるためには，情報を分析し，目標や方針を決定する．その後，組織は有形の資源「ヒト・モノ・カネ」と無形の資源「情報・時間・技術」を使って，効果的な活用を進めていく．

　このなかで，経営管理における「ヒト」は，経営資源のひとつであり，「人事管理」と「労務管理」の２つの側面をもつ．

　人事とは，人に関する制度や体制の総称であり，これを管理していくことを人事管理という．人事管理は，従業員のもつ能力を引き出し，目的達成につなげていくことを使命とする．そのためには，従業員の素質を十分見きわめ，適所で力が発揮できるようにすることが大切である．

　また，労務管理とは，組織全体や組織に所属する従業員を対象として，安心して働くことができる環境を整備・管理する役割を担っている．

　管理者は，人事管理と労務管理を併せて，経営環境の変化に動じない分析能力をもち合わせる力が求められる．

　人事管理と労務管理は，以下のような項目があげられる．

　・人事管理：従業員の採用，教育訓練，人事配置・異動・昇格など
　・労務管理：労働条件，福利厚生，労使関係

（2）人事管理の方法

　組織の管理者が，最小限の費用で効果的に人事管理を行うためのスキルとして，モチベーションとモラールがあげられる．

a　モチベーション

　モチベーションは，個人の仕事への動機づけ，意欲づけであり，① 行動を方向づける，② 行動に駆り立てる，③ 行動を継続させる，の３つの役割がある．管理者の働きかけや周囲の環境により従業員のモチベーションは高まり，行動が変容すると生産性は向上し，組織の質やサービスも高まる．

b　モラール

　モラールは，勤労意欲もしくは集団全体の仕事や目標に対しての意識の高さや熱意，士気などとされ，モラールが高ければ生産性が向上する．そのなかで，近年，コミュニケーションが重要視されてきた．従業員同士のコミュニケーションを円滑にするための手段として，社内報，上司と部下の面接制度などがあり，さらに，メンタルサポートの専門家やカウンセリング制度を取り入れ，ストレスチェック[*1]による職員の健

全な心身をフォローし，施設全体の環境整備を行っている.

3　リーダーシップとマネジメント

（1）リーダーシップ

　リーダーは，経験年数や技術だけでなく，人柄や人望，仕事に対する熱意，指導力や統率力とともに客観的な視点や情報の分析能力などを基に任命される．また，ある課題を解決するためにどれほどの準備ができているか（レディネス・レベル）[*2]を把握し，与えられた業務を遂行するための能力（知識や経験，技能など）と意欲（自信，熱意，動機の強さなど）を的確にとらえることが要求される.

　リーダーシップは，組織を率いる能力とされ，組織のビジョンと戦略を考案し，その遂行に向けて従業員の能力とやる気を引き出すことである．リーダーシップはトップやリーダーだけに必要と考えられがちだが，トップとは役割であり，リーダーシップは組織を動かすための要素であり方法である．リーダーシップはトップのみではなく，メンバー全員がもつべき能力である.

（2）リーダーに必要なマネジメント能力

a　マネジメントとは

　給食経営管理における経営資源は，有形資源では人（Man），物（Material），金（Money），無形資源では情報，技術，時間，信用などがある．これらの資源を活用し効果的に目標を達成することが経営であり，リーダーに必要なマネジメント能力である.

　人の管理には，人事管理と労務管理とがあるが，組織においては，とくに人事管理における従業員の採用や教育訓練，人事配置などが，経営に大きな影響をもたらす.

　リーダーは，業務を遂行する従業員に，能力を身につけさせる教育をしなければならない．そのため，リーダーには，施設の方針や部門の方針に対して，命令に従わせ

表 10-3	リーダーシップを発揮するために必要な能力
判断能力	多数の情報を分析し，今後の情勢と影響をよみ，組織の方向性を判断する能力
適応能力	状況に応じて自分の行動や経営資源を応用する能力や関係者と意見交換し，部門の活動を組織全体の目標に沿ったものにする能力
コミュニケーション能力	相手の状況を把握し，意思の疎通を可能にし，目標を達成するためにほかの部門と協力・協調できる能力

NOTE

[*1] ストレスチェック：労働安全衛生法に基づき，定期的に労働者のストレスの状況について検査を行い，本人にその結果を通知して個人のメンタルヘルス不調のリスクを低減させるとともに，検査結果を分析して職場環境の改善につなげることによって，労働者の不調を未然に防止することをおもな目的としたもの

[*2] レディネス・レベル：特定の課題の達成に対する部下の能力と意欲の程度のレベル

るのではなく，部下が積極的な姿勢で働こうとする意欲をもたせることが求められる．

リーダーは部下との信頼関係をしっかり築き，モラールを高めるように働きかけることが大切である．リーダーは，モチベーションのスタートとして，部下に対してわかりやすく課題や目標を提示し，その意義を指導することが重要である．モチベーションにおいて，モラールは課題や目標の達成のために発揮されるものでなければならない．

リーダーの基本的要件には，①部下とじっくり話せる，②部門（組織）や施設のあるべき姿を導き，方向性・戦略・目標の設定に結び付けられるように指導する，③部下の可能性を評価し，やりたいことにチャレンジさせる，④すべての部下に公平に対応し，ほめる，認める，ときにはきちんと叱る，⑤会社や部門のルールを守り，部下の手本となる，などがある．

さらに，基本的な能力として求められる要素として，次のようなものがある．

① 組織をまとめ効率よく動かす能力

② 部門間での意見交換，他職種部間を調整するコミュニケーション能力

③ 内部環境や外部環境など，環境の変化を見極め対応する能力

④ 情報収集能力とその分析能力

b　医療機関における栄養管理の評価

医療機関の栄養等の質の評価は，構造評価（ストラクチャー），過程評価（プロセス），成果評価（アウトカム）の順に確認する．構造評価は，人員配置，勤務体制，業務マニュアル（手順）の整備などである．過程評価では，栄養ケアの流れ，スクリーニング，モニタリングの実施状況，栄養ケアの質などに着目する．成果評価は，栄養状態の改善率，要介護度，日常生活動作，患者満足度，平均在院日数などで数値化が可能なため明確な評価がしやすい．

最終的な評価をするためには，科学的根拠に基づいたガイドラインに則り，先行論文や所属組織での成果評価やモニタリングと評価を繰り返して科学的根拠を提供していく EBN づくり（Evidence-Based Nutrition）が必要である．

病院を例にあげると，治療食の質と量を最適な状態で提供し，喫食率を高めて症状を改善させることが求められており，これが良好な評価とされる．そのため，リーダーは，献立の質，調理の組み立て，食材料費の調整などの知識に加えて，スタッフを適材適所に配置し，栄養部門全体をマネジメントできる能力が必要である．

4　給食従事者の雇用形態

雇用形態は，業務に就くための人を雇うときの方法で，企業と従業員が締結する雇用契約の採用種別のことをいう．大きく分けて，企業が直接雇用する正規雇用と，他社に雇用されている人を雇用する形などの非正規雇用がある．とくに，給食部門は正社員だけでの雇用は経営的に困難であり，非正規雇用者との併用により成立することが多い．一般的な雇用形態としては，正社員，契約社員，派遣社員，パートタイムな

表 10-4	労働者の一般的な雇用形態
正社員	正規雇用として，企業の定める日数の就業と雇用契約期間に期限がない労働者をいう.
契約社員	労働者と使用者の合意により契約期間を定め，その満了によって労働契約が自動的に終了する形態の労働者をいう.
派遣社員	人材派遣会社（派遣元）との間で労働契約を結んだ上で，派遣元が労働者派遣契約を結んでいる会社（派遣先）に派遣されて，派遣先の指揮命令を受けて働く労働者をいう.
パートタイム	1 週間の所定労働時間が，同じ事業所に雇用されている正社員と比べて短い労働者をいう.
短時間正社員	所定労働時間（所定労働日数）がフルタイムより短い正社員であって，①期間の定めのない労働契約を結んでいる，②時間あたりの基本給および賞与・退職金などの算定方法などが同事業所の同種フルタイムの正社員と同等である，のどちらにもあてはまる労働者をいう.

（厚生労働省ホームページより）

どがあげられる（**表 10-4**）.

5　教育訓練

（1）教育訓練の意義

　給食施設では，利用者から「満足度の高い食事提供」が求められる．そのために，従業員に対して，企業が求める能力と従業員が持ち合わせる能力の隔たりを埋める人材育成が必要である.

　教育訓練は，従業員の能力や技術力を向上させる目的で，各部門において実施されている．とくに，給食部門では，献立作成，調理のほか，食材のカッティング，盛りつけのセンスなどの技術の習得が必要であるが，同時に，これらに取り組む姿勢や向上心も必須とされる.

（2）教育訓練の方法

　教育訓練には，OJT（On-the-Job Training），Off-JT（Off-the-Job Training），自己啓発（Self Development）の 3 つの方法がある.

　① **OJT**：職場内での教育や指導方法である．上司や先輩が直接行う教育訓練で，仕事に必要で実践的な内容を，ダイレクトに近くで教えることができる.

　② **Off-JT**：日常の業務と切り離して，集中的に実施する教育研修方法である．職場外で行われる教育である.

　③ **自己啓発**：従業員が自発的に受ける教育研修方法である．栄養士が管理栄養士取得のための研修を受講するなど，業務上，必要とされる場合や個人のキャリア構築の準備などがおもなケースで，昇給にかかわることも多い.

　管理栄養士は，複数の専門学会に所属し，学術集会の勉強会に参加することが必然となってきており，業務内容の拡大やさらなる専門資格取得をめざしたい.

　それぞれの教育訓練の特徴を**表 10-5** に示した.

表 10-5　　教育訓練の特徴

教育方法	利　点	欠　点	研修内容
OJT（職場内教育）	・時間的，コスト的に効率的 ・実践的な知識・技能の習得になり，上司も部下にもプラス ・能力や個性，仕事の必要性に応じた教育が可能	・指導者の育成能力や熱心さにより訓練効果が左右される ・経験主義になりやすい ・体系的な内容が理解しにくい	・厨房での実技指導 ・事務所での業務指導
Off-JT（職場外教育）	・多数の従業員に同時に共通する知識や技能を教育可能 ・高度専門的な知識・情報を習得可能 ・効果的なカリキュラムの実施 ・参加者同士の情報交換や交流を深める機会となり，人間関係の構築につながる	・習得した知識が実際の職場内で活用できない場合がある ・知識は得られるが，実践で活用できないことでストレスになる ・研修期間は職場を離れることになる ・費用が高い	・保健所等の講習会 ・専門団体でのセミナー ・厨房設備企業による，技術講習会 ・展示会等による体験講習 ・各施設の見学会
自己啓発	・個人の能力アップ ・同レベルの人材交流によりモチベーションが上がる ・専門資格の取得により，業務のレベルアップ	・費用が高い ・業務に活用できない場合がある ・現実と理想のギャップを感じる	・専門の学術集会 ・各団体の専門セミナー ・通信教育 ・e-ラーニング ・社会人大学

6　従業員の業績と評価

（1）人事考課

円滑な組織活動を運営するためには，経営者・管理者だけでなく，従業員も含めた職務活動が不可欠である．この活動状況を把握するために，人を評価できる評価システムの導入が求められる．その基準として，人事考課がある．人事考課は，従業員の業務に対する能力，業務態度，取り組み姿勢などを，評価項目に従い具体的に分析して評価することである．評価方法は，昇進，昇給，昇格などの判断材料になるため，公平性，透明性，客観性，納得性の観点から実施する．

考課区分として，3つの領域が広く実施されている．各考課の総合評価が，最終的な人事考課の評価となる（**表 10-6**）．組織への貢献度を評価するだけでなく，どのように活用するかも大切である．

（2）職務評価

職務評価は，職務分析の結果を用いるとされ，**表 10-6** のような内容で業務分析した結果を用いる．職務分析とは，情報を広く調査・分析し，業務内容を明確化することである．具体的には，職務に求められている仕事の内容を洗い出したうえで，当該職務の遂行に必要な知識や能力，経験，責任，権限または職務の難易度などを明らかにすることである．職務の内容を比較して，相対的に評価すること，「能力」「責任」「負荷」「労働環境」などの要素に分けて，段階を区分して点数をつけ，合計する方法が最も客観的である，とされている．

| 表 10-6 | 人事考課の区分 |

区　分	評価のポイント
「業績（成績）考課」 （仕事の質，仕事の量，仕事の成果）	一定期間の目的達成度やその過程（活動）を評価する．来年度の目標などの項目を設定し，翌年の人事面談で「この1年間でどのくらい目標を達成できたか」を評価する
「能力考課」 （知識・技能・体力などの基本的能力）	難易度の高い仕事の達成度や，緊急時や突発時の対応の方法・結果が，能力考課の評価ポイントとなり，職務を通して身に付けた能力を評価する．よって，職能要件に照らして評価を行い，評価者が置かれている立場や作業内容により，必要とされる能力は異なる
「情意考課」 （規律性，協調性，積極性，責任感など）	行動や態度に関する人事管理を適正に実施するためには，このような人事考課，職務分析，諸記録の整備などが基本となるが，それだけでなく，教育・訓練だけでなく能力開発を計画する傾向にある

（3）目標管理

　目標管理による評価は，組織のマネジメント手法の1つで，1950年代に米国のドラッカーが提唱したとされる．部下を管理統制するのではなく，自主性を引き出し，個々の担当者にみずからの業務目標を設定させて，主体的に管理する手法である．本人の自主性に任せることで，主体性が発揮されて結果として大きな成果が得られるという人間観・組織観に基づくものとされている．その評価方法の1つにコンピテンシー[1]評価があり，導入する企業や医療機関が増えてきている．とくに，看護部門の人事評価では早くから取り入れられており，独自の評価モデルを作成して組織向上に役立てている．

NOTE　[1] コンピテンシー（competency）：高い業績・成果につながる行動特性のことである．1970年代からアメリカ・ハーバード大学のマクレランド（McCleeand）教授（心理学）により，知識，技術，人間の根源的特性を含む広い概念として発表された．

表10-7　業務管理のスケジュール（例）

スケジュール表　予定　・　実施　（　●山▲子　）　提出日　7月3日
達成度評価値　1：ゼロ　2：予定の80％未満　3：予定の80〜100％　4：予定の100〜150％未満　5：予定の150％以上

時間	業務内容		業務内容			業務内容		累計	
	6月26日（月）		6月27日（火）			6月30日（金）		合計	
達成度	スケジュール	3	スケジュール	3		スケジュール	3	15	3
	目標　実施予定　無		目標　実施予定　無			目標　実施予定　無			
6:00									
7:00									
8:00									
8:30	全体朝礼		全体朝礼			全体朝礼			
9:00									
9:30									
10:00			内科カンファレンス						
10:30									
11:00									
11:30	休憩		休憩			休憩			
12:00						ミールラウンド			
12:30	食事対応								
13:00									
16:00	栄養管理計画書作成		栄養管理計画書作成			栄養管理計画書作成			
16:30	検食					検食			
17:00						栄養指導報告書作成			
18:00									
19:00									

　このスケジュール表は，管理栄養士の週間業務のマネジメントに活用する．

　はじめに翌週の1週間の業務の行動予定を設定し，予定表として作成する．さらに，その予定表をベースに実際の業務を記録し，その達成度を評価していく．

　このスケジュール表により，自分がすべき業務を把握し，スケジューリングして整理することで，仕事のもれをチェックし，効率化を図ることができる．さらに管理者が，予定表と実際の業務を自己評価したスケジュールを提出させて確認することで，業務の進捗状況や全体的な業務のマネジメント管理が可能となる．

第11章

保健・医療・福祉・介護における給食の位置づけと給食経営

《本章で学ぶべき事柄》

① 特定給食施設の法的根拠として，特定給食施設の定義およびその種類と内容について学習する．

② 病院においての入院時食事療養について，その概要や特徴，また，入院時食事療養費や入院時食事療養制度による治療食の分類，内容について学習する．さらに，管理栄養士の重要な業務の一部である栄養食事指導料について理解する．

③ 児童福祉施設の目的と種類を理解し，それぞれの給食の特徴や栄養士の配置の法的根拠などを学習する．
　　保育所給食の意義と特徴を理解し，給与栄養目標量について学習する．

④ 高齢者・介護福祉施設では，施設の種類とその概要および栄養士の配置の法的根拠を理解し，給食の内容について学習する．

⑤ 学校給食の法的根拠および目的，目標を理解し，運営形態や摂取基準，食品構成，今後の課題などについて学習する．

⑥ 事業所給食の種類，運営形態，給食の供食形態などを理解し，今後の課題について学習する．

⑦ 院外調理について，給食業務の範囲や院外での調理加工方式などについて学習する．配食サービスでは，給食の配食方法やサービスの種類について学習する．

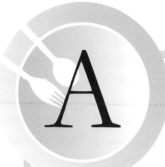

給食施設における給食の位置づけと給食運営・経営

1 病 院

(1) 給食の意義・目的

a 意 義

　病院給食は，医療の一環として入院患者に対し，栄養管理のプロセスにおいて品質管理された食事を提供している．病院給食の目的は，患者に合った適切な食事により疾病および病状の回復・改善を行うこと，退院後の食事のあり方に配慮し治療食を栄養教育媒体とした生活習慣の改善を行うことである．

b 利用者の特徴，運営形態

　疾病の治療を目的に医療提供を受けている入院患者が対象である．病状に適した食事の提供により疾病の治療や回復を図りながら，疾病や病状に加えて患者個人のライフステージや生活習慣，心理状態などにも配慮した食事サービスを行う．

　病院における給食業務は，保険医療機関が直接運営するものと，病院内の給食施設を使って外部の給食専門会社が運営する委託給食がある（p.241 参照）．病院給食の外部委託は，日本栄養士会全国病院栄養士協議会による平成 28(2016)年 8 月実施の「栄養部門実態調査」の結果では，給食業務の委託率は 81.5% であった．また，同調査による委託給食の年次推移は，平成 8(1996)年 32%，平成 16(2004)年 52%，平成 20(2008)年・平成 26(2014)年 64.6% と増加傾向にある．また，平成 8(1996)年には，病院外の調理加工施設を利用して調理を行い，病院内で再加熱して提供する院外調理（p.243 参照）が認められた．

c 病院における組織の特徴

　病院における給食部門は，事務部門に所属する施設もみられたが，近年，食事が医療の一環（治療のための食事）として重要視されるようになったことから，診療部門・診療補助部門に位置づける施設が増えている．その際，組織の責任者には管理栄養士の資格を持つ者が就き，栄養管理業務全体を統括する（**表 11-1**）．給食部門を適正に運営するためには，他部門や他職種との連携が必要である．

d オーダリングシステム

　オーダリングシステムは，医師が医療行為にかかわるさまざまな指示をコンピュー

表11-1　**病院等保険医療機関の栄養士配置**（医療法による）

施設の種類	栄養士の配置
一般病院	必置義務，100 床以上
特定機能病院（高度の医療を提供している病院）	必置義務（管理栄養士）

図11-1　**院内ネットワークの例**

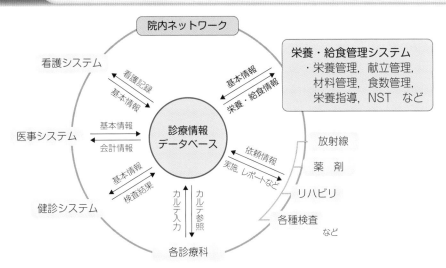

タで入力して，診察内容を正確にかつ迅速に各部門へ伝達するシステムをいう．これらの情報は栄養部門も伝達され，患者の病状，摂食能力や嗜好などに対応した栄養管理や栄養教育にも活用されている．オーダリングシステムは，給食業務の効率化が図られるとともに，患者の待ち時間の短縮や，蓄積された情報をもとに検査結果や服薬の状況を確認することができ，医療の質の向上，事故防止などに役立っている（**図11-1**）.

（2）栄養管理

a　入院基本料（栄養管理実施加算）

医療機関の入院基本料算定条件として，入院診療計画，院内感染，医療安全管理，褥瘡対策とともに栄養管理体制の整備が掲げられ，入院時からの栄養管理を医師，看護師，管理栄養士などが共同して行うこととなった．栄養管理体制の基準を**表11-2**に示す.

b　給与栄養目標量

病院における治療食は一般食（一般治療食）と特別食（特別治療食）に区分される．一般食は，特別な食事療法を必要としないもので，主食の形態によって，常食，軟食（一分粥，三分粥，五分粥，七分粥，全粥），流動食（おもゆ）に分けられる．特別食は栄養素の制限が必要と判断された場合に医師の発行する食事せんに基づき提供される食事で，加算食（加算の対象）と非加算食（加算外）に区分される（**表11-3**）.

表11-2	入院基本料における栄養管理体制の基準

（1）栄養管理を担当する常勤の管理栄養士が1名以上配置されていること

（2）管理栄養士をはじめとして，歯科医師，看護職員，その他の医療従事者が共同して栄養管理を行う体制を整備し，あらかじめ栄養管理手順（栄養スクリーニングを含む栄養状態の評価，栄養管理計画，定期的な評価等）を作成すること

（3）入院時に患者の栄養状態を歯科医師，看護師，管理栄養士が共同して確認し，特別な栄養管理の必要性の有無について入院診療計画書に記載していること

（4）特別な栄養管理が必要と医学的に判断される患者について，栄養状態の評価を行い，歯科医師，管理栄養士，看護師その他の医療従事者が共同して，患者ごとの栄養状態，摂食機能及び食形態を考慮した栄養管理計画を作成していること

（5）栄養管理計画には，栄養補給に関する事項（栄養補給量，補給方法，特別食の有無等），栄養食事相談に関する事項（入院時栄養食事指導，退院時の指導の計画等），その他栄養管理上の課題に関する事項，栄養状態の評価の間隔等を記載すること．当該計画書の写しを診療録等に添付すること

（6）栄養管理計画に基づいた栄養管理を行うとともに，栄養状態を定期的に評価し，必要に応じて栄養管理計画を見直していること

（基本診療料の施設基準等及びその届出に関する手続きの取扱いについて，保医発0305第2号 令和2年3月5日より抜粋）

① **一般食**：一般食患者の推定エネルギー必要量および栄養素〔脂質，たんぱく質，ビタミンA，ビタミンB_1，ビタミンB_2，ビタミンC，カルシウム，鉄，ナトリウム（食塩）および食物繊維〕については，食事摂取基準の数値を適切に用いる．また，推定エネルギー必要量は，治療方針にそって身体活動レベルや体重の増減などを考慮して適宜増減する．

② **特別食**：各病院では疾病の種類や程度により，あらかじめ給与栄養量や食品構成などの基準を定めたもの（約束食事せん）をつくり，対応している．約束食事せんには疾患別分類と栄養成分別分類（**様式11-1**）がある．

　患者を診察・診断した医師は，特別食が必要であると判断すると，約束食事せんのなかから適切な治療食を選び食事せんを発行する．

c　献立の特徴

　入院患者は，一般に食欲が低下していたり，感染症に対する抵抗力も弱くなっている．このため，食事は消化・吸収のよいもので，食品のもち味を生かしておいしく調理し，食欲の増進をはかるとともに，患者の嗜好にも配慮する．

　特別食の献立は，食事せんに基づき，管理栄養士が作成する．特別食は疾病治療の直接手段として提供されるものであるため，約束食事せんによる献立作成では，習慣的にならず，つねに患者の病状に応じた配慮が必要である．

　病院給食は治療食の一環として提供されているが，多人数を対象とした給食でもある．このため，献立作成および食品管理の能率化と調理作業の省力化を目的として，常食の献立を基本に特別食へ展開している．

　栄養成分別食事基準による展開は，常食献立からエネルギーコントロール食，たんぱく質コントロール食，脂質コントロール食など，各栄養成分をコントロールした食事に合うよう献立や使用する食品，調味料を変えて調整する．**表11-4**に栄養成分別献立の展開例を示した．

| 表 11-3 | 病院における食事の分類 |

区分	食種名	適応症および食種	
		加算食（特別食）	非加算食
一般食	常食		特別な食事療法を必要としない常食
	軟食		特別な食事療法を必要としない軟食
	流動食		特別な食事療法を必要としない流動食
特別食（治療食・そのほか）	腎臓食	腎臓疾患の食事療法に対する食事	高血圧症に対しての減塩食
	肝臓食	肝庇護食，肝炎食，肝硬変食，閉鎖性黄疸食（胆石症と胆嚢炎による閉鎖性黄疸を含む）	肝がん，胆石症など
	糖尿食	糖尿病	
	胃潰瘍食	十二指腸潰瘍も含む	流動食
		クローン病，潰瘍性大腸炎などにより腸管の機能が低下している患者に対する低残渣食および侵襲の大きな消化管手術の術後は，胃潰瘍食に準じる	手術前後に提供する高カロリー食
	貧血食	血中ヘモグロビン濃度 10 g/dL 以下（鉄欠乏に由来）を対象	白血病，血友病，紫斑病，悪性腫瘍など
	膵臓食	急性・慢性膵炎	膵がんなど
	脂質異常症食	空腹時定常状態における血清 LDL-コレステロール値 140 mg/dL 以上，または HDL-コレステロール値 40 mg/dL 未満，もしくは中性脂肪 150 mg/dL 以上の患者に対する脂質異常食	その他の脂質異常症
		高度肥満症（肥満度 +70％または BMI 35 kg/m^2 以上）に対する食事療法は，脂質異常症食に準ずる	その他の肥満症
	痛風食	痛風	高尿酸血症
	てんかん食	難治性てんかん（外傷性のものを含む）の患者に対し，炭水化物量の制限および脂質量の増加が厳格に行われた治療食	
		グルコーストランスポーター 1 欠損症またはミトコンドリア脳筋症の治療食	
	フェニールケトン尿症食	先天性代謝異常	そのほかの先天性代謝異常
	楓糖尿症食		
	ホモシスチン尿症食		
	ガラクトース血症食		
	治療乳	乳児栄養障害に対する直接調製する治療乳	治療乳既製品（プレミルクなど），添加含水炭素の選定使用など
	無菌食	無菌治療室管理加算算定患者を対象	
	検査食	潜血食，大腸 X 線検査，大腸内視鏡検査のための低残渣食	各種検査食（ヨード制限，ミネラル定量テスト，レニンテスト，乾燥食など）
	減塩食	心臓疾患，妊娠高血圧症候群などに対して減塩食療法（食塩相当量 6 g/日未満）を行う場合は，腎臓食に準じる．ただし，妊娠高血圧症候群の場合は，日本高血圧学会，日本妊娠高血圧学会などの基準に準ずる	高血圧症に対しての減塩食
			左記以外の疾患患者に対する減塩食

195

表 11-3　つづき

区分	食種名	適応症および食種	
		加算食（特別食）	非加算食
特別食（治療食・そのほか）	鼻腔栄養	特別食加算の対象となる食事（薬価基準に収載されていない濃厚流動食など） 胃ろうより流動食を点滴注入した場合は，鼻腔栄養に準ずる	特別食加算の対象となる食事以外の鼻腔栄養（1 kcal/mL 以上の熱量を有する濃厚流動食など）
	口腔・咽頭・食道疾患食		口内炎，舌炎，舌がん，上下顎がん，上下顎骨折，食道炎，食道潰瘍，食道がんなど
	アレルギー食		食事性アレルギーなど
	乳児期食		乳児期（調乳が大部分を占める）
	離乳期食		離乳期（離乳食が大部分を占める）
	幼児期食		就学前の幼児期
	嚥下食		嚥下困難な患者に対する食事 （軟食，とろみ剤を使用する食事など）

資料）厚生労働省保険局医療課：「入院時食事療養費に係る食事療養及び入院時生活療養費に係る生活療養上の実施上の留意事項について」保医発 0305 第 14 号　令和 2 年 3 月 5 日

（髙城孝助，三好恵子，松月弘恵 編/佐藤敏子 著：実践給食マネジメント論，第一出版，2016 を一部改変）

d　一般食の栄養補給量

■ 一般食対象者の把握

　一般食患者の栄養補給量は，性，年齢，体位，身体活動レベル，病状などによって，個々に適正量を算定することが必要になる．入院時の栄養スクリーニングを含めた栄養アセスメントを実施し，個々人の身体状況や栄養状態などを十分把握した栄養ケア（計画）に基づく食事の提供が必要である．栄養スクリーニングなどにおいて十分な情報が得られない場合は，病棟，医事課などから情報を得るなどの対応をする．

■ 一般食対象者の推定エネルギー必要量（EER）の算定

　個々の詳細な情報が得られない場合には，PAL1.3 を用いて EER を求める．

> 身体活動レベル（PAL）
> 　：ベッド上安静 1.2，ベッド外活動 1.3，リハビリテーション中 1.4

　病院給食では，できるだけ個々人に適用させるために，誤差範囲を ±100kcal にとどめたい．

■ 3 大栄養素

　推定エネルギー必要量（EER）をもとに給与目標を決める．たんぱく質は推奨量（RDA）を満たし，13 ～ 20％エネルギー値とし，脂質と炭水化物は％エネルギーとして，それぞれ 20 ～ 30％，50 ～ 65％，飽和脂肪酸 7％以下とする．

■ その他の栄養素

　同一食種内における栄養素として，ビタミン A・B_1・B_2・C は推定平均必要量（EAR）から耐容上限量（UL）の間であること．カルシウムは RDA をめざし，UL（2,500mg）

様式 11-1　特別食栄養成分別分類（約束食事せん）

コントロール別		エネルギーkcal	たんぱく質g	脂質g	炭水化物g	塩分g	備考
エネルギー・たんぱく質・食塩	1	1,400	30 / 40			5	糖尿性腎症〔治療用特殊食品使用〕 特別指示の場合は数値を指示ください.
	2	1,600	30 / 40			5	
	3	1,800	40 / 50			6	
	4	2,000	40 / 50			6	
エネルギー	1	1,000	55	20	100〜120		糖尿 脂質異常症（コレステロール，中性脂肪）指示 痛風（プリン体）指示 肥満，脂肪肝，動脈硬化 糖尿病と高血圧合併の場合塩分6g
	2	1,200	60	40	150〜170		
	3	1,400	70	40	200〜210		
	4	1,600	75	50	220〜240		
	5	1,800	80	50	260〜280		
	6	2,000	80	55	300		
たんぱく質・食塩	1	1,600	20	40	290	5	腎炎，腎不全，心臓疾患，高血圧，慢性肝炎，肝不全，ネフローゼ，肝硬変，貧血（水分・カリウム制限は特に指示）
	2	1,800	30	50	320	5	
	3	1,800	50	40	320	6	
	4	1,800	70	50	300	6	
	5	2,200	100	70	300	6	
脂質	1	300	5	1	70	流動	急性・慢性膵炎，胆石症，肝不全，肝炎，肝硬変
	2	600	15	3	130	3分	
	3	1,000	40	10	200	5分	
	4	1,500	60	20	300	全粥	
	5	1,800	70	30	320	常食	
易消化	1	400	15	15	60	流動	術後，潰瘍 ※大腸炎，クローン病〔この場合，牛乳不適のため特に指示注意〕
	2	600	20	20	90	流動	
	3	900	40	30	130	3分	
	4	1,100	60	30	220	5分	
	5	1,600	70	45	200	全粥	
	6	1,600	70	45	200	常食	
	7	1,900	75	45	250	常食	

普通食（標準治療食）
基準一覧表（非加算）

食事名称		エネルギーkcal	たんぱく質g	脂質g	炭水化物g	備考
常食		1,700〜2,000	70	50	280	
全粥		1,400〜1,600	65	45	210	食塩基準量は8g
5分		1,200	60	35	160	
3分		1,000	40	30	130	
流動		700	25	20	110	（アッペ等）
学童I		1,900	70	50	250	6〜10歳
学童II		2,300	85	65	330	11〜15歳
幼児I		1,200	40	35	180	1〜2歳
幼児II		1,500	50	45	220	3〜5歳
離乳I		170	8	6	20	前期
離乳II		300	14	9	45	中期
離乳III		600	26	15	90	後期
嚥下開始		100				100〜200 mL
嚥下I		1食当たり150				1食当たり300〜400 mL 約2品
嚥下II		1食当たり300				1食当たり500 mL 約3〜4品
嚥下III		1日当たり1,300〜1,500				1日当たり約2,000 mL
移行食		1日当たり1,300〜1,500				1日当たり約2,000 mL
濃厚流動	1	1,500	70	45	200	経口
		100 mL 当たり栄養量				経口・経管
	2	100	5.3	2.5	14.9	メイバランス ZCS
	3	100	3.5	3.4	13.8	笑顔クラブ
	4	100	3.2	4.2	12.7	テルミール

＊離乳食は個人差があるため母親に日常の食形態を伺い，指示してください.

食事の指示留意事項
1. 食事伝票提出については，伝票の注意事項を参考にください.
2. 休日の食事変更は，その前日の 16 時 30 分までにお届けください.
3. 休日は入院と緊急対応のみと願います.

（峡南医療センター富士川病院）

に留意する．鉄は RDA をめざし，UL に留意する．食塩は 7.0 〜 8.0g 未満をめざす．食物繊維は 1,000kcal あたり 10g 以上をめざす．

■ 評価・改善

　つねに患者の喫食状況を把握し，栄養状態は体重，血液生化学データなどを確認して評価し，必要に応じて改善する．

表11-4　栄養成分別献立展開（昼食例）

	常食 エネルギー 1,900kcal　脂質 50g　食塩 8g たんぱく質 70g			エネルギーコントロール食 エネルギー 1,400kcal たんぱく質 70g			たんぱく質・食塩コントロール食 エネルギー 1,800kcal　たんぱく質 30g　食塩 5g			脂質コントロール食 エネルギー 1,800kcal 脂質 30g		
	献立名	食品名	1人当たり重量 (g)	献立名	食品名	1人当たり重量 (g)	献立名	食品名	1人当たり重量 (g)	献立名	食品名	1人当たり重量 (g)
昼食	ご飯	精白米	90	ご飯	ご飯	150	PLC ご飯 1/20	PLC ご飯 1/20	180	じゃがいもの煮物	鶏もも肉	40
	しいたけとレバーのカキ油炒め	しいたけ	25	*			*				じゃがいも	40
		レバー	50	かに風味サラダ	カリフラワー	45					たまねぎ	50
		ピーマン	20		にんじん	5					にんじん	10
		にんじん	5		かにかま	8					砂糖	3
		長ねぎ	20		ノンオイルドレッシング	7					しょうゆ	6
		もやし	30	きゅうりの塩もみ	きゅうり	30					だし	1
		油	2		食塩	0.1					みりん	3
		オイスターソース	3	味付けのり	味付けのり	1.5						
		しょうゆ	2	フルーツ	バナナ	45						
		酒	3									
		食塩	0.2									
	エビシューマイ	エビシューマイ	54	エビシューマイ	エビシューマイ	45	エビシューマイ	エビシューマイ	36	エビシューマイ	エビシューマイ	36
		パセリ	1		パセリ	5		パセリ	1		パセリ	1
		粉がらし	0.5									
		しょうゆ	3									
	きゅうりの塩昆布和え	きゅうり	30	きゅうりの塩もみ	きゅうり	30	きゅうりのマヨネーズ和え	きゅうり	30	きゅうりの塩もみ	きゅうり	30
		食塩	0.1		食塩	0.1		マヨネーズ	5		食塩	0.1
		塩昆布	3	味付けのり	味付けのり	3						
	お吸物	豆腐	30	フルーツ	バナナ	45	コンポート	りんご	45	コンポート	りんご	45
		かいわれだいこん	3					粉あめ	20		粉あめ	20
		食塩	0.8									
		だし汁	150									

*献立・食品・分量が常食と同じ

PLC ご飯：低たんぱく質ご飯，粉あめ：低甘味ブドウ糖重合体（エネルギーを増やす）

※不足するエネルギーや栄養素を補うために，MCT パウダー（中鎖脂肪酸（エネルギー）：エネルギーを増やし，消化吸収が早く消化管の負担が少ない）や Fe ふりかけ（鉄）を使用することもある。

（映南医療センター富士川病院）

（3）給食の運営（生産管理，調理作業管理）

a　給食の職務と人員

　病院における栄養士業務には，臨床栄養管理業務と給食管理業務があり，給食管理業務のおもなものは，栄養管理業務（利用者の栄養確保，給食効果の向上など），安全・衛生管理業務（施設・設備，器具の衛生，給食関係職員の衛生・健康管理，食品の衛生など），事務管理業務（栄養関係事務，栄養委員会の運営など），調理作業業務（調理，配食，下膳，洗浄，消毒，保管，清掃など）などである．

　これらの業務を管理栄養士，栄養士，調理師，調理員などが分担して行っている．一般的に管理栄養士・栄養士は，栄養管理業務や給食業務全体の管理を行う．調理作業業務は調理師，調理員などが中心となり行っている．

　病院給食は，1 年をとおして休みがなく，しかも 1 日 3 回の食事が提供される．このため給食業務は，一般に早出，通常，遅出などの交替勤務制となっている．

b　供食サービス

　食事をおいしく提供するには適温給食への配慮がとくに大切である．また，給食が給与栄養目標量にそって行われている場合は，患者個々の盛りつけ量に配慮する．

■ 配膳方法

　病院における配膳方法には，中央配膳，病棟配膳，患者食堂などがある．一般には中央配膳が多いが，患者が食堂で食事をすると加算の対象になることから患者食堂を設ける施設が増えている．施設の実態や患者の状況を考慮して配膳方法を決める．

① **中央配膳**：調理室で調理されたものを 1 人分ずつ盛りつけ，配膳車を用いて各病棟の病室，食堂へ運搬する．1 か所で集中して配膳ができるので，能率的に行える．冷温配膳車，保温食器などがあれば適温給食が可能である．

② **病棟配膳（パントリー）**：調理室で調理されたものを，各病棟の配膳室まで運び盛りつける．そのため配膳に多くの人手が必要になる．施設によっては，においや騒音が病室へ入ることもある．

③ **患者食堂**：病棟近くに設けた患者用の食堂で食事ができるようにする．病室に比べ雰囲気がよく，患者の喫食状況が把握しやすく，食事指導の場ともなる．

（4）財務管理

　病院給食における収入は，医療保険法と健康保険法に基づいている．医療保険制度では，栄養管理加算が入院患者の栄養管理に対する診療報酬として入院基本料に包括されている．健康保険法では，入院時食事療養費，入院時生活療養費による食事療養費，栄養サポートチーム加算，栄養食事指導による診療報酬などがある．

a　入院時食事療養・入院時生活療養制度

　入院時食事療養・入院時生活療養制度は平成 6(1994)年より導入され，疾病を治療するための経済的負担を軽くするために医療保障を行う保険制度である．この制度により，病院の食事は"医療の一環"として位置づけられ，患者の病状に応じた食事や

適時・適温，食堂での食事などのサービスを提供したときに算定される．また，入院時生活療養制度は，65歳以上の人が療養病床に入院する場合に算定される．入院時食事療養および入院時生活療養にはⅠとⅡがある．

資料 11-1　入院時食事療養費に係る食事療養及び入院時生活療養費に係る生活療養の実施上の留意事項について（保医発 0305 第 14 号　令和 2 年 3 月 5 日）

1　一般的事項
（1）　食事は医療の一環として提供されるべきものであり，それぞれ患者の病状に応じて必要とする栄養量が与えられ，食事の質の向上と患者サービスの改善をめざして行われるべきものである．
　　　また，生活療養の温度，照明及び給水に関する療養環境は医療の一環として形成されるべきものであり，それぞれの患者の病状に応じて適切に行われるべきものである．
（2）　食事の提供に関する業務は保険医療機関自らが行うことが望ましいが，保険医療機関の管理者が業務遂行上必要な注意を果たし得るような体制と契約内容により，食事療養の質が確保される場合には，保険医療機関の最終的責任の下で第三者に委託することができる．なお，業務の委託にあたっては，医療法（昭和 23 年法律 205 号）及び医療法施行規則（昭和 23 年厚生省令第 50 号）の規定によること．食事提供業務の第三者への一部委託については「医療法の一部を改正する法律の一部の施行について」（平成 5 年 2 月 15 日健政発第 98 号厚生省健康政策局長通知）の第 3 及び「病院診療所等の業務委託について」（平成 5 年 2 月 15 日指第 14 号厚生省健康政策局指導課長通知）に基づき行うこと．
（3）　患者への食事提供については病棟関連部門と食事療養部門との連絡が十分とられていることが必要である．
（4）　入院患者の栄養補給量は，本来，性，年齢，体位，身体活動レベル，病状等によって個々に適正量が算定されるべき性質のものである．従って，一般食を提供している患者の栄養補給量についても，患者個々に算定された医師の食事せんによる栄養補給量または栄養管理計画に基づく栄養補給量を用いることを原則とするが，これらによらない場合には，次により算定するものとする．なお，医師の食事せんとは，医師の署名または記名・押印がされたものを原則とするが，オーダリングシステム等により，医師本人の指示によるものであることが確認できるものについても認めるものとする．
　　ア　一般食患者の推定エネルギー必要量及び栄養素（脂質，たんぱく質，ビタミン A，ビタミン B$_1$，ビタミン B$_2$，ビタミン C，カルシウム，鉄，ナトリウム（食塩）及び食物繊維）の食事摂取基準については，健康増進法（平成 14 年法律第 103 号）第 16 条の 2 に基づき定められた食事摂取基準の数値を適切に用いるものとすること．なお，患者の体位，病状，身体活動レベル等を考慮すること．また，推定エネルギー必要量は治療方針にそって身体活動レベルや体重の増減等を考慮して適宜増減することが望ましいこと．
　　イ　アに示した食事摂取基準についてはあくまでも献立作成の目安であるが，食事の提供に際しては，病状，身体活動レベル，アレルギー等個々の患者の特性について十分考慮すること．
（5）　調理方法，味付け，盛り付け，配膳等について患者の嗜好を配慮した食事が提供されており，嗜好品以外の飲食物の摂取（補食）は原則として認められないこと．
　　　なお，果物類，菓子類等病状に影響しない程度の嗜好品を適当量摂取することは差し支えないこと．
（6）　当該保険医療機関における療養の実態，当該地域における日常の生活サイクル，患者の希望等を総合的に勘案し，適切な時刻に食事提供が行われていること．
（7）　適切な温度の食事が提供されていること．
（8）　食事療養に伴う衛生は，医療法及び医療法施行規則の基準並びに食品衛生法（昭和 22 年

　　法第 233 号）に定める基準以上のものであること.
　　　なお，食事の提供に使用する器器等の消毒も適正に行われていること.
（９）　食事療養の内容については，当該保険医療機関の医師を含む会議において検討が加えられ
　　ていること.
（10）　入院時食事療養及び入院時生活療養の食事の提供たる療養は 1 食単位で評価するものであ
　　ることから，食事提供数は，入院患者ごとに実際に提供された食数を記録していること.
（11）　患者から食事療養標準負担額または生活療養標準負担額（入院時生活療養の食事の提供た
　　る療養に係るものに限る. 以下同じ.）を超える費用を徴収する場合は，あらかじめ食事の
　　内容及び特別の料金が患者に説明され，患者の同意を得て行っていること.
（12）　実際に患者に食事を提供した場合に 1 食単位で，1 日につき 3 食を限度として算定するも
　　のであること.
（13）　1 日の必要量を数回に分けて提供した場合は，提供された回数に相当する食数として算定
　　して差し支えないこと（ただし，食事時間外に提供されたおやつを除き，1 日 3 食を限度と
　　する.）.
2　入院時食事療養または入院時生活療養
（１）　入院時食事療養（Ⅰ）または入院時生活療養（Ⅰ）の届出を行っている保険医療機関にお
　　いては，下記事項の点に留意する.
①　医師，管理栄養士または栄養士による検食が毎食行われ，その所見が検食簿に記入されて
　　いる.
②　普通食（常食）患者年齢構成表および給与栄養目標量については，必要に応じて見直しを
　　行っていること.
③　食事の提供に当たっては，喫食調査等を踏まえて，また必要に応じて食事せん，献立表，
　　患者入退院簿および食料品消費日計表等の食事療養関係帳簿を使用して食事の質の向上に努
　　めること.
④　患者の病状等により，特別食を必要とする患者については，医師の発行する食事せんに基
　　づき，適切な特別食が提供されていること.
⑤　適時の食事の提供に関しては，実際に病棟で患者に夕食が配膳される時間が，原則として
　　午後 6 時以降とする. ただし，当該保険医療機関の施設構造上，厨房から病棟への配膳に時
　　間を要する場合には，午後 6 時を中心として各病棟で若干のばらつきを生じることはやむを
　　得ない. この場合においても，最初に病棟において患者に夕食が配膳される時間は午後 5 時
　　30 分より後である必要がある.
⑥　保温食器等を用いた適温の食事の提供については，中央配膳に限らず，病棟において盛り
　　付けを行っている場合であっても差しつかえない.
⑦　医師の指示のもと，医療の一環として，患者に十分な栄養指導を行うこと.
（２）　「流動食のみを経管栄養法により提供したとき」とは，当該食事療養または当該食事の提
　　供たる療養として食事の大半を経管栄養法による流動食（市販されているものに限る）によ
　　り提供した場合を指すものであり，栄養管理が概ね経管栄養法による流動食によって行われ
　　ている患者に対し，流動食とは別にまたは流動食と混合して，少量の食品または飲料を提供
　　した場合（経口摂取か経管栄養の別を問わない）を含むものである.

b　給食費

　　保険医療機関における給食は，入院時食事療養費・入院時生活療養費（**図 11-2**, **3**）
でまかなわれており，患者は自己負担分を支払っている.

■　入院時食事療養（Ⅰ）・入院時生活療養（Ⅰ）

　　入院時食事療養費は 1 食につき 640 円，入院時生活療養費は 1 食につき 554 円を,
1 日 3 回を限度に算定できる.

図 11-2 　　**入院時食事療養費・入院時生活療養費の額の基本構造**

●入院時食事療養費

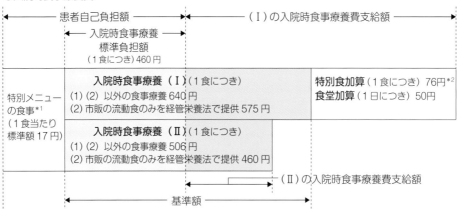

●入院時生活療養費

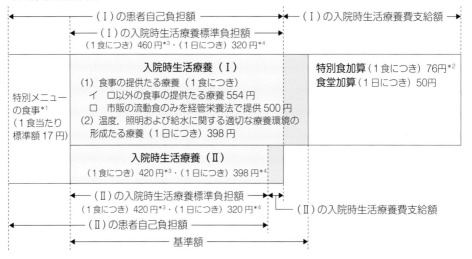

注) *¹ 特別メニューの食事：通常の食事療養費用では提供が困難な高価な食材料や異なる食材料を使用して調理を行う特別の食事であり，患者がその食事を選択した場合に追加的な費用がかかる
　　 *² 市販の流動食のみを提供する場合には算定不可
　　 *³ 食事の提供たる療養
　　 *⁴ 温度，照明および給水に関する適切な療養環境の形成たる療養

（韓順子，大中佳子：サクセス管理栄養士講座 給食経営管理論，第一出版，2016）

図 11-3 　　**入院時食事療養（Ⅰ）による１日分の算定額（特別食・食堂加算あり）**

特別メニューの食事 17円×3食 =51円	入院時食事療養（Ⅰ）640円×3食＝1,920円	特別食加算　76円×3食＝228円 食堂加算　50円
51円	2,198円	

■ 特別食加算：1食につき76円

入院時食事療養（Ⅰ）または入院時生活療養（Ⅰ）の届出を行っている保険医療機関が対象となる.

① 疾病治療の直接手段として, 医師の発行する食事せんに基づき提供される.

② 特別食として加算するには, 基準献立表を作成する必要がある.

■ 食堂加算：1日につき50円（病棟, 診療所単位で算定）

① 食堂で食事療養を行ったとき, 算定できる（療養病棟の入院患者は対象外）

② 食堂の床面積は, 病床1床当たり, $0.5\mathrm{m}^2$ 以上の広さが必要である.

■ 特別メニューの食事（妥当な範囲の料金：患者負担）

① 通常の入院時食事療養費では提供が困難な食材料など, 別途費用がかかる場合

② 患者への十分な情報提供を行い, 患者の自由な選択と同意に基づいて行う.

③ 各病棟内などの, みやすい場所に特別メニューの食事メニューおよび料金を掲示し, 文書も交付してわかりやすく説明する.

④ 特別メニューの食事の提供を行っている保険医療機関は毎年7月1日現在で, その内容および料金などを地方社会保険事務局長あてに報告する.

c　その他の加算, 栄養指導

患者に対する栄養食事指導は, 病院栄養士として重要な業務のひとつであり, 医師からの指示箋に基づいて行われる. 指導は, 入院患者, 外来患者, 在宅患者に対して行うもので, 指導に対しては栄養食事指導料を受け取ることができ, 病院の収入となる. 栄養食事指導料には, 栄養サポートチーム加算などがあり（**表11-5**）,「診療報酬の算定方法の一部改正に伴う実施上の留意事項について」（保医発0304第1号令和4年3月4日）別添により運用されている.

表11-5 **診療報酬の概要**

内　容	算定額	要　件
栄養サポートチーム加算	1　200点（週1回）	1　一般病棟，急性期病棟，結核病棟，精神病棟，障害者施設等の算定病棟で栄養障害が生じている患者，栄養障害のリスクが高い患者が対象．医師，看護師，薬剤師，管理栄養士などによるチームを編成し，栄養状態の改善の取り組みを行った際に算定．歯科医師が共同で診療を行った場合はさらに50点加算（歯科医師連携加算）
	2　100点（週1回）	2　医療提携体制確保のため厚生労働大臣が定める地域所在の一般病棟で算定
入院栄養管理体制加算	270点（1回の入院につき2回算定）	特定機能病院入院基本料を算定している患者に対して，病棟専従の管理栄養士が他職種と連携した栄養管理を行う体制を新設，退院後の栄養指導を行った際に算定．1回の入院につき，入院初日及び退院時に2回算定．病棟に専従の常勤管理栄養士が1名以上配置されているのが条件．退院時に栄養管理に関する情報を他の保健医療機関等に提供した場合に1回限りで栄養情報提供加算（50点）が追加算定 ※この加算を算定する場合は，入院栄養食事指導料，栄養サポートチーム加算算定不可
外来栄養食事指導料1	初回（30分以上） 　対面で行った場合：260点 　情報通信機器等を用いた場合：235点 2回目以降（20分以上） 　対面で行った場合：200点 　情報通信機器等を用いた場合：180点	特別食を必要とする患者に対し，医師の指示に基づき管理栄養士が具体的な献立によって指導を行った場合に，初回の指導を行った月は2回，その他の月は1回算定．医師の指示に基づき管理栄養士が電話または情報通信機器によって必要な指導を行った場合に月1回算定
外来栄養食事指導料2*	初回（30分以上） 　対面で行った場合：250点 　情報通信機器等を用いた場合：225点 2回目以降（20分以上） 　対面で行った場合：190点 　情報通信機器等を用いた場合：170点	
入院患者栄養指導料1	初回：260点（30分以上） 2回目：200点（20分以上）	入院中の患者に対し，医師の指示に基づき管理栄養士が具体的な献立などによって指導を行った場合に，入院中2回を限度に算定．
入院患者栄養指導料2	初回：250点（30分以上） 2回目：190点（20分以上）	有床診療所において，当該保険医療機関以外の管理栄養士が具体的な献立などによって指導を行った場合に入院中2回を限度に算定
集団栄養食事指導料	80点（15人以下，40分以上）	特別食を必要とする複数の患者に対し，医師の指示に基づき管理栄養士が栄養指導を行った場合に月1回算定
糖尿病透析予防指導管理料	350点	医師が糖尿病透析予防に関する指導の必要性があると認めた場合に月1回算定．外来糖尿病患者のうち，ヘモグロビンA1cが6.1％以上または内服薬やインスリン製剤を使用しており，糖尿病性腎症第2期以上の患者が対象
周術期栄養管理加算	270点（1手術に1回）	全身麻酔を実施した患者に手術の前後に必要な栄養管理を専任の管理栄養士が行った場合に算定．周術期の栄養管理を行うにあたって十分な経験を有する専任の管理栄養士が配置されていることが算定条件

表 11-5　つづき

内　容	算定額	要　件
在宅患者訪問栄養食事指導料 1	1) 同一建物診療患者が 1 人の場合：530 点 2) 同一建物診療患者が 2〜9 人の場合：480 点 3) 1 および 2 以外の場合：440 点	診療に基づき計画的な医学管理を継続して行い，さらに管理栄養士が訪問して具体的な栄養管理に係る指導を行った場合に月 2 回まで算定 1) 在宅での療養を行っている通院が困難な患者（ある建物内に当栄養食事指導の対象患者が 1 人のみの場合） 2) 在宅での療養を行っている通院が困難な患者（ある建物内に当栄養食事指導の対象患者が 2〜9 人のみの場合） 3) 1) および 2) 以外の在宅での療養を行っている通院が困難な患者
在宅患者訪問栄養食事指導料 2*	1) 同一建物診療患者が 1 人の場合：510 点 2) 同一建物診療患者が 2〜9 人の場合：460 点 3) 1 および 2 以外の場合：420 点	

* 診療所において，特別食を医師が必要と認めたものに対し，当該保険医療機関以外の管理栄養士が対面で必要な栄養指導を行った場合に算定

（5）帳　票

病院の管理部門における帳票のおもなものを**表 11-6** に示した．

表 11-6　　帳票の種類（例）

食事療養部門概況書　組織図（NST 含む）・人員配置	食品発注表，納品書綴
栄養士・管理栄養士免許証写	治療食管理票綴（喫食，残食状況など）
調理師免許証写，資格講習会受講終了証	検食簿綴
職員健康管理および検便結果綴	食料品消費日計表綴
病院食管理・衛生管理日誌	在庫品受払簿
食事療養委員会記録簿	特定給食施設栄養管理報告書綴
食事せん・約束食事せん・食事変更伝票綴	栄養食事指導依頼せん（入院・外来）
一般食（常食）患者年齢構成表および給与栄養目標量綴（調査月 15 日現在）	栄養・食事相談依頼票，指導記録簿 給食の満足度調査結果綴
食品構成・食品量表綴	仕込み・盛りつけ指示票
献立表（一般食：常食・軟食・流動食，特別食）綴	食数集計表，食札
食数伝票（加算食の明記），患者入院簿	

2　児童福祉施設

　児童福祉施設の種類と栄養士の配置について**表 11-7** に示した．給食対象者は，18歳未満の保育を必要とする乳幼児，身体や精神に障害をもつ者や家庭環境に問題がある者で，施設への入所あるいは通所している者である．

　助産施設は胎児，乳児の母親である妊産婦を対象としている．

（1）児童福祉施設給食の意義・目的

a　児童福祉施設給食の意義

　入所児童あるいは通所児童にとって必要な栄養量を給与するだけでなく，児童が心身ともに健全な成長発育をとげるために，身体的状況を考慮し，家庭的な環境のなかで，児童の嗜好や食の娯楽性を取り入れた給食であることが望ましい．一方，食事をとおして心豊かな人間性の形成および正しい食習慣の育成に当たる必要がある．

表 11-7　児童福祉施設の種類と栄養士の配置

施設の種類と関連法規	対象者	栄養士の配置
助産施設（児童福祉施設の設備及び運営に関する基準　第 15 条）	保健上，必要があるにもかかわらず，経済的理由で入院助産を受けることができない妊産婦	必置義務 100 人以上
乳児院（児童福祉施設の設備及び運営に関する基準　第 21 条）	乳児（安定した生活環境の確保その他の理由によりとくに必要な場合は幼児を含む）	必置義務 10 人以上
保育所（児童福祉施設の設備及び運営に関する基準　第 33 条）	保護者の就労や病気などにより，保育を必要とする乳児・幼児	
認定こども園 （認定こども園に関する国の指針）	小学校就学前の子ども（保護者の勤務状況に関わらず利用可能）	
児童養護施設（児童福祉施設の設備及び運営に関する基準　第 42 条）	保護者のいない児童（安定した生活環境の確保その他の理由によりとくに必要な場合は乳児を含む），虐待されている児童その他環境上養護を要する児童	必置義務 41 人以上
障害児入所施設 （児童福祉施設の設備及び運営に関する基準　第 49 条および第 58 条）	身体に障害のある児童，知的障害のある児童または精神に障害のある児童（発達障害児を含む）	福祉型：必置義務，41 人以上 医療型：必置義務，100 人以上
児童発達支援センター （児童福祉施設の設備及び運営に関する基準　第 63 条および第 69 条）	身体に障害のある児童，知的障害のある児童または精神に障害のある児童（発達障害児を含む）	福祉型：必置義務，41 人以上 医療型：必置義務，100 人以上
児童心理治療施設 （児童福祉施設の設備及び運営に関する基準　第 73 条）	家庭環境，学校での交友関係その他の環境上の理由により社会生活への適応が困難となった児童	必置義務
児童自立支援施設（児童福祉施設の設備及び運営に関する基準　第 80 条）	不良行為をなし，またはなすおそれのある児童および家庭環境その他の環境上の理由により生活指導を要する児童	必置義務 41 人以上

（厚生労働統計協会：国民の福祉と介護の動向 2022/2023 より作成）

b　児童福祉施設給食の特徴

　児童の肥満や生活習慣病予防の観点から，エネルギーや脂肪の過剰摂取に注意し，偏りのない食事内容とすることが大切である．給与栄養目標量は，あくまでも献立作成上の目安であり，個々の対象児の給与に際してはその特性を十分配慮し，弾力的に用いなければならない．また，乳幼児は食中毒などに対する抵抗力が弱いため，食品衛生管理上とくに注意する．

（2）栄養管理

a　給与栄養目標量の設定

　「児童福祉施設における『食事摂取基準』を活用した食事計画について」（令和 2 年 3 月 31 日厚生労働省子ども家庭局長，社会・援護局障害保健福祉部長連名通知）では，①その基本的考え方，②策定に当たっての留意点，③実施上の留意点が示されている（**資料 11-2**）．

　食事計画を目的として「食事摂取基準」を活用する場合には，集団特性を把握し，それに見合った食事計画を決定したうえで，献立の作成および品質管理を行った食事の提供を行うこととされている．

　また，「保育所における食事の提供ガイドライン」（平成 24 年 3 月厚生労働省雇用均等・児童家庭局保育課）が公表されており，食事の提供および栄養管理の実践にあたっての考え方や留意点，具体的な実践例などが示されている．

資料 11-2　児童福祉施設における「食事摂取基準」を活用した食事計画について
（子発 0331 第 1 号・障発 0331 第 8 号　令和 2 年 3 月 31 日）

■児童福祉施設における「食事摂取基準」を活用した食事計画の基本的考え方
（1）「食事摂取基準」は，エネルギーについて，成人においては「ボディ・マス・インデックス（BMI）」，参考として「推定エネルギー必要量」，栄養素について「推定平均必要量」「推奨量」「目安量」「耐容上限量」「目標量」といった複数の設定指標により構成されていることから，各栄養素及び指標の特徴を十分理解して活用すること．
（2）「食事摂取基準」は，健康な個人及び集団を対象とし，国民の健康の保持・増進，生活習慣病の予防を目的とし，エネルギー及び各栄養素の摂取量の基準を示すものである．よって，児童福祉施設において，障害や疾患を有するなど身体状況や生活状況等が個人によって著しく異なる場合には，一律の適用が困難であることから，個々人の発育・発達状況，栄養状態，生活状況等に基づいた食事計画を立てること．
（3）子どもの健康状態及び栄養状態の特徴に応じて，必要な栄養素について考慮すること．子どもの健康状態及び栄養状態に特に問題がないと判断される場合であっても，基本的にエネルギー，たんぱく質，脂質，ビタミン A，ビタミン B_1，ビタミン B_2，ビタミン C，カルシウム，鉄，ナトリウム（食塩），カリウム及び食物繊維について考慮するのが望ましい．
（4）食事計画を目的として「食事摂取基準」を活用する場合には，集団特性を把握し，それに見合った食事計画を決定した上で，献立の作成及び品質管理を行った食事の提供を行い，一定期間ごとに摂取量調査や対象者特性の再調査を行い，得られた情報等を活かして食事計画の見直しに努めること．その際，管理栄養士等による適切な活用を図ること．
■児童福祉施設における「食事摂取基準」を活用した食事計画の策定に当たっての留意点
（1）子どもの性，年齢，発育・発達状況，栄養状態，生活状況等を把握・評価し，提供するこ

207

とが適当なエネルギー及び栄養素の量（以下「給与栄養量」という.）の目標を設定するよう努めること. なお, 給与栄養量の目標は, 子どもの発育・発達状況, 栄養状態等の状況を踏まえ, 定期的に見直すように努めること.

（２） エネルギー摂取量の計画に当たっては, 参考として示される推定エネルギー必要量を用いても差し支えないが, 健全な発育・発達を促すのに必要なエネルギー量を摂取することが基本となることから, 定期的に身長及び体重を計測し, 成長曲線に照らし合わせるなど, 個々人の成長の程度を観察し, 評価すること.

（３） たんぱく質, 脂質, 炭水化物の総エネルギーに占める割合（エネルギー産生栄養素バランス）については, ３大栄養素が適正な割合によって構成されることが求められることから, たんぱく質については13%〜20%, 脂質については20%〜30%, 炭水化物については50%〜65%の範囲を目安とすること.

（４） １日のうち特定の食事（例えば昼食）を提供する場合は, 対象となる子どもの生活状況や栄養摂取状況を把握, 評価した上で, １日全体の食事に占める特定の食事から摂取することが適当とされる給与栄養量の割合を勘案し, その目標を設定するよう努めること.

（５） 給与栄養量が確保できるように, 献立作成を行うこと.

（６） 献立作成に当たっては, 季節感や地域性等を考慮し, 品質が良く, 幅広い種類の食品を取り入れるように努めること. また, 子どもの咀嚼や嚥下機能, 食具使用の発達状況等を観察し, その発達を促すことができるよう, 食品の種類や調理方法に配慮するとともに, 子どもの食に関する嗜好や体験が広がりかつ深まるよう, 多様な食品や料理の組み合わせにも配慮すること. また, 特に, 小規模グループケアやグループホーム化を実施している児童養護施設や乳児院においては留意すること.

■ 児童福祉施設における食事計画の実施上の留意点

（１） 子どもの健全な発育・発達を目指し, 子どもの身体活動等を含めた生活状況や, 子どもの栄養状態, 摂食量, 残食量等の把握により, 給与栄養量の目標の達成度を評価し, その後の食事計画の改善に努めること.

（２） 献立作成, 調理, 盛りつけ・配膳, 喫食等各場面を通して関係する職員が多岐にわたることから, 定期的に施設長を含む関係職員による情報の共有を図り, 食事の計画・評価を行うこと.

（３） 日々提供される食事が子どもの心身の健全育成にとって重要であることに鑑み, 施設や子どもの特性に応じて, 将来を見据えた食を通じた自立支援にもつながる「食育」の実践に努めること.

（４） 食事の提供に係る業務が衛生的かつ安全に行われるよう, 食事の提供に関係する職員の健康診断及び定期検便, 食品の衛生的取扱い並びに消毒等保健衛生に万全に期し, 食中毒や感染症の発生防止に努めること.

■ 保育所における栄養計画・食事計画

保育所給食の献立はおもに調乳, 離乳食, １〜２歳児食, ３〜５歳児食に分けて作成されており, 給与栄養目標量は１〜２歳児, ３〜５歳児の設定が必要である. ０歳児は個人差が大きいので個別対応が必要となる. 乳児ごとの月齢階級別推定エネルギー必要量および「授乳・離乳の支援ガイド（2019年改訂版）」（2019年３月厚生労働省子ども家庭局母子保健課）の離乳の支援のポイント（**表11-8**）や「離乳の進め方の目安」（**表11-9**）を参考にし, 乳児の発育状況を考慮しながら進めていく.

１〜２歳児, ３〜５歳児の食事の提供については,「食事摂取基準」を活用しながら, 個別対応により推定エネルギー必要量を算出し, 施設の給与栄養目標量を決定する.

いずれにしても, 園児ひとりひとりの身体計測値を成長曲線（**図11-4**）に記録し

表11-8	離乳の支援のポイント

離乳の開始	離乳の開始とは，なめらかにすりつぶした状態の食物をはじめて与えたときをいう．開始時期の子どもの発達状況の目安としては，首のすわりがしっかりして寝返りができ，5秒以上座れる，スプーンなどを口に入れても舌で押し出すことが少なくなる（哺乳反射の減弱），食べ物に興味を示すなどがあげられる．その時期は生後5〜6か月頃が適当である．ただし，子どもの発育および発達には個人差があるので，月齢はあくまでも目安であり，子どもの様子をよく観察しながら，親が子どもの「食べたがっているサイン」に気がつくように進められる支援が重要である．なお，離乳の開始前の子どもにとって，最適な栄養源は乳汁（母乳または育児用ミルク）であり，離乳の開始前に果汁やイオン飲料を与えることの栄養学的な意義は認められていない．また，はちみつは，乳児ボツリヌス症を引き起こすリスクがあるため，1歳を過ぎるまでは与えない．
離乳の進行	離乳の進行は，子どもの発育および発達の状況に応じて食品の量や種類および形態を調整しながら，食べる経験を通じて摂食機能を獲得し，成長していく過程である．食事を規則的に摂ることで生活リズムを整え，食べる意欲を育み，食べる楽しさを体験していくことを目標とする．食べる楽しみの経験としては，いろいろな食品の味や舌ざわりを楽しむ，手づかみにより自分で食べることを楽しむといったことだけでなく，家族などが食卓を囲み，共食を通じて食の楽しさやコミュニケーションを図る，思いやりの心を育むといった食育の観点も含めて進めていくことが重要である．
離乳初期 （生後5か月 〜6か月頃）	離乳食を飲み込むこと，その舌ざわりや味に慣れることが主目的である．離乳食は1日1回与える．母乳または育児用ミルクは，授乳のリズムに沿って子どもの欲するままに与える．食べ方は，口唇を閉じて，捕食や嚥下ができるようになり，口に入ったものを舌で前から後ろへ送り込むことができる．
離乳中期 （生後7か月 〜8か月頃）	生後7〜8か月頃からは舌でつぶせる固さのものを与える．離乳食は1日2回にして生活リズムを確立していく．母乳または育児用ミルクは離乳食の後に与え，このほかに授乳のリズムに沿って母乳は子どもの欲するままに，ミルクは1日に3回程度与える．食べ方は，舌，顎の動きは前後から上下運動へ移行し，それに伴って口唇は左右対称に引かれるようになる．食べさせ方は，平らな離乳食用のスプーンを下唇にのせ，上唇が閉じるのを待つ．
離乳後期 （生後9か月 〜11か月 頃）	歯ぐきでつぶせる固さのものを与える．離乳食は1日3回にし，食欲に応じて，離乳食の量を増やす．離乳食の後に母乳または育児用ミルクを与える．このほかに，授乳のリズムに沿って母乳は子どもの欲するままに，育児用ミルクは1日2回程度与える．食べ方は，舌で食べ物を歯ぐきの上に乗せられるようになるため，歯や歯ぐきでつぶすことができるようになる．口唇は左右非対称の動きとなり，噛んでいる方向に依って行く動きがみられる．食べさせ方は，丸み（くぼみ）のある離乳食用のスプーンを下唇にのせ，上唇が閉じるのを待つ．手づかみ食べは，生後9か月頃から始まり，1歳過ぎの子どもの発育および発達にとって，積極的にさせたい行動である．食べ物を触ったり，握ったりすることで，その固さや触感を体験し，食べ物への関心につながり，自らの意志で食べようとする行動につながる．子どもが手づかみ食べをすると，周りが汚れて片付けが大変，食事に時間がかかるなどの理由から，手づかみ食べをさせたくないと考える親もいる．そのような場合，手づかみ食べが子どもの発育および発達に必要である理由について情報提供することで，親が納得して子どもに手づかみ食べを働きかけることが大切である．
離乳の完了	離乳の完了とは，形のある食物を噛みつぶすことができるようになり，エネルギーや栄養素の大部分が母乳または育児用ミルク以外の食物から摂取できるようになった状態をいう．その時期は生後12か月から18か月頃である．食事は1日3回となり，そのほかに1日1〜2回の補食を必要に応じて与える．母乳または育児用ミルクは，子どもの離乳の進行および完了の状況に応じて与える．なお，離乳の完了は，母乳または育児用ミルクを飲んでいない状態を意味するものではない．食べ方は，手づかみ食べで前歯で噛み取る練習をして，ひと口量を覚え，やがて食具を使うようになって，自分で食べる準備をしていく．

（厚生労働省：授乳・離乳の支援ガイド，2019）

表 11-9　　離乳の進め方の目安

	離乳の開始 ➡			離乳の完了
	あくまでも目安であり，子どもの食欲や成長・発達の状況に応じて調整する			
	離乳初期 生後5～6か月ころ	離乳中期 7～8か月ころ	離乳後期 9～11か月ころ	離乳完了期 12～18か月ころ
食べ方の目安	○子どもの様子をみながら，1日1回1さじずつ始める ○母乳や育児用ミルクは飲みたいだけ与える	○1日2回食で，食事のリズムをつけていく ○いろいろな味や舌ざわりを楽しめるように食品の種類を増やしていく	○食事のリズムを大切に，1日3回食に進めていく ○共食を通じて食の楽しい体験を積み重ねる	○1日3回の食事のリズムを大切に，生活リズムを整える ○手づかみ食べにより，自分で食べる楽しみを増やす
調理形態	なめらかにすりつぶした状態	舌でつぶせるかたさ	歯ぐきでつぶせるかたさ	歯ぐきでかめるかたさ
1回あたりの目安量　Ⅰ 穀類 (g)	つぶしがゆから始める	全がゆ 50～80	全がゆ90 ～軟飯80	軟飯80 ～ご飯80
Ⅱ 野菜・果物 (g)	すりつぶした野菜なども試してみる	20～30	30～40	40～50
Ⅲ 魚 (g)	慣れてきたら，つぶした豆腐・白身魚，卵黄などを試してみる	10～15	15	15～20
または肉 (g)		10～15	15	15～20
または豆腐 (g)		30～40	45	50～55
または卵 (個)		卵黄1～全卵1/3	全卵1/2	全卵1/2～2/3
または乳製品(g)		50～70	80	100
歯の萌出の目安		乳歯が生え始める		1歳前後で前歯が8本生えそろう 離乳完了期の後半ころに奥歯（第一乳臼歯）が生え始める
摂食機能の目安	口を閉じて取り込みや飲み込みができるようになる	舌と上あごでつぶしていくことができるようになる	歯ぐきでつぶすことができるようになる	歯を使うようになる

※衛生面に十分に配慮して食べやすく調理したものを与える

（厚生労働省：授乳・離乳の支援ガイド，2019）

ながら，肥満・やせが気になるケースについては継続した栄養管理が必要である．

b　障害児，アレルギー児などに対する食事上の配慮

近年，障害児，アレルギー児および病弱児など給食面で特別な配慮を必要とする児童が増加し，食事についての適切な配慮が求められている．

■ 障害児の特徴

① 身体活動の低下による過食からの肥満

② 少食によるやせの問題

③ 食事をとる際に必要な上肢や手指などがうまく動かせない

図 11-4　成長曲線

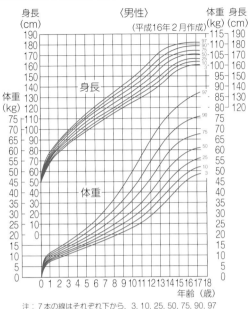
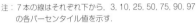
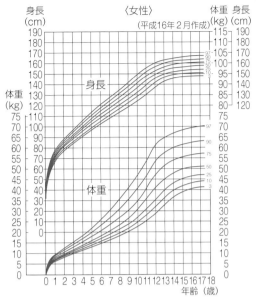

注：7本の線はそれぞれ下から，3, 10, 25, 50, 75, 90, 97
　　の各パーセンタイル値を示す.

注：7本の線はそれぞれ下から，3, 10, 25, 50, 75, 90, 97
　　の各パーセンタイル値を示す.

表 11-10　帳票の種類（例）

調理員検便結果
調理委託契約および明細書（委託の場合）
予定・実施献立表（幼児・離乳食・おやつなど）
発注，納品書綴
食品構成表，栄養出納表
特定給食施設栄養管理報告書綴
在庫管理表（受払簿）
アレルギー指示表
備蓄食品台帳

④ 口腔機能の異常により咀嚼，嚥下が困難である

　これらの障害児に対しては，バランスのとれた栄養量が給与できるような食事内容や食事形態を考慮した個別の対応が必要である．また，アレルギー児に対しては，「保育所におけるアレルギー対応ガイドライン（2019 年改訂版）」（2019 年 4 月厚生労働省子ども家庭局保育課）を参考にしながら，施設内で情報を共有し，調理時の混入や誤配膳を防ぐ．孤立感を与えないようになるべく外観の変わらない代替食を用意するなど，食事内容に配慮する必要がある．

（3）帳　票

　保育所給食の管理部門における帳票のおもなものを**表 11-10** に示した.

3 高齢者・介護福祉施設 (老人福祉施設)

(1) 介護保険制度

　日本人の 65 歳以上の高齢者[*1] の割合は今後も増加が見込まれ，2025 年には全人口の 3 割になると推定されている．高齢者を支える制度として，平成 12 年(2000)に開始された介護保険制度は，市町村が運営主体（保険者）となり，これを国，都道府県，医療保険などが重層的に支えあう社会保険方式である．これにより対象者は，保健医療サービスや福祉サービスを総合的に受けられるようになった．

　平成 17(2005)年，介護保険法は大幅に改正が行われ，介護予防に重点を置いた栄養マネジメント加算が創設され，さらに平成 21(2009)年には在宅の高齢者に対しての栄養改善加算が創設された．平成 30(2018)年の改正では，どこに住んでいても適切な医療・介護連携サービスを切れ目なく受けることができる自立支援と重症化防止を資するサービスの実現としての体制整備がなされた．令和 3 年度の介護報酬改定では，団塊の世代のすべてが 75 歳以上となる 2025 年度に向けて，2040 年も見据えながら，「地域包括ケアシステムの推進」，「自立支援・重症化防止の取組の推進」，「介護人材の確保・介護現場の革新」，「制度の安定性・持続可能性の確保」を図るとし，医療と介護の連携の推進も掲げている．

図 11-5　介護保険におけるサービス利用の流れ

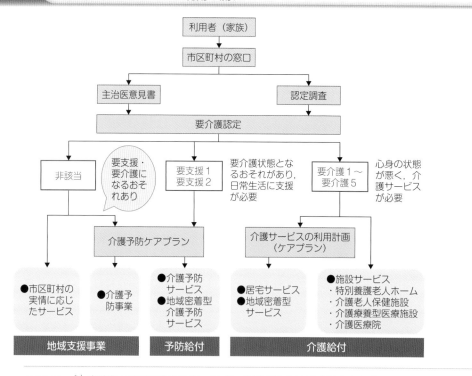

NOTE　[*1] 高齢者：前期高齢者は 65～74 歳，後期高齢者は 75 歳以上をさす．

表 11-11	介護保険のサービス	
種　類	サービス	内　容
施設サービス	施設の入居者に提供するサービス	・介護老人福祉施設 ・介護老人保健施設 ・介護療養型医療施設 ・介護医療院
居宅サービス	自宅で暮らす利用者を訪問または受け入れて提供するサービス	・訪問サービス 　（訪問介護，訪問入浴介護　など） ・通所サービス 　〔通所介護（デイサービス），通所 　リハビリテーション（デイケア） 　など〕 ・短期入所サービス 　（短期入所生活介護，短期入所療 　養介護　など）
	特定施設での介護やケアプラン作成などのサービス	・特定施設（有料老人ホームなど） 　入居者生活介護 ・居宅介護支援 ・住宅改修・福祉用具貸与　など
地域密着型サービス	地域で暮らす高齢者に事業所が提供するサービス	・認知症対応型通所介護 ・夜間対応型訪問介護 ・小規模多機能型居宅介護　など ・介護予防認知症対応型通所介護 ・介護予防小規模多機能型居宅介護 　など
地域支援事業	地域で暮らす高齢者に市町村が提供するサービス	・介護予防支援

介護給付（要介護1〜5）

予防給付（要支援1〜2）

a　介護保険サービスの仕組み

サービスの利用者（家族）が市町村に「要介護認定」の申請を行い，介護認定審査会により，日常生活能力などが総合的に評価され，要介護状態等が認定され，サービスの利用が開始される（**図 11-5**）.

介護保険の認定は，要支援と要介護の2種類に大別される．要支援1〜2を対象とする「予防給付」は地域包括支援センター[*1]が担当し，要介護1〜5を対象とする「介護給付」は，おもにケアマネジャー[*2]が担当する．要支援・要介護認定の区分により，介護保険内で利用可能な上限額があり，それに応じて各種サービスを組み合わせて利用できる.

また，住まいは施設か居宅か，さらにサービスは，①施設サービス，②居宅サービス，③地域密着型サービスに分類され，個人の状況に応じたサービスを受けられる（**表 11-11**）.

NOTE

[*1] 地域包括支援センター：公正・中立の立場から，地域における介護予防ケアマネジメントや総合相談などを担う中核機関.
[*2] ケアマネジャー：介護保険サービス利用の仲介業務を担当する．サービスを利用するための計画書（ケアプラン）を作成する.

b　施設サービス

　介護保険制度の入所施設は，2018年度の改正により，次の4種類となり，いずれも介護給付者（要介護者）のみを対象としている.

■ 介護老人福祉施設（特別養護老人ホーム）

　介護老人福祉施設は，日常生活の世話や介護，機能訓練や健康管理などのサービスを提供する長期入所型の生活施設である．利用は要介護3〜5に限られる.

■ 介護老人保健施設

　介護老人保健施設は，医療法人が運営し，医学的管理下で，看護・介護・機能訓練や医療を提供する施設である．生活期のリハビリテーションを提供し，在宅生活への復帰を支援する目的のため，入所期間は比較的短い．利用は要介護1〜5に限られる.

■ 介護療養型医療施設

　介護療養型医療施設は，医学的管理下で看護・介護・機能訓練を行い，医療を重視した長期療養者のための医療施設である．医療法に基づく病院・診療所の療養病床・老人性認知症疾患療養病棟のうち，病棟・病室単位で介護保険法の指定を受けて運営されている．しかし，この施設は，2024年3月末までで廃止予定である.

■ 介護医療院

　介護医療院は，介護療養型医療施設の廃止予定に伴い，2018年改正の際，「医学的管理が必要な重度者の受け入れ」と「看取り・ターミナル」などに加えて「生活施設」の機能を兼ね備えた施設として創設された.

（2）高齢者福祉施設給食の意義・目的

a　高齢者福祉施設給食の意義・目的

　高齢者福祉施設の給食の目的は，利用者に必要な栄養素バランスの整った食事を提供し，健康の維持・増進をはかることである．食事は，施設での単調な生活のなかでの楽しみであり，それが生活全般の喜びにつながり，QOLを向上させるという意義もある.

b　高齢者福祉施設給食の特徴

　高齢者は，それまでの生活環境や食生活の嗜好の違いに加え，疾病（寝たきり，認知症など）や食事に関する機能の変化（歯の欠損などによる咀嚼力の低下，嚥下困難，味覚の低下により味つけの濃いものを好む）など，個人差が大きくなるのが特徴である．食事の提供には，状況に即した対応が必要である（**表11-12**）.

（3）栄養計画

a　給与栄養目標量の設定

　利用者個々の食事摂取状況のアセスメントにより，エネルギー・栄養素の摂取量が適切かどうかを評価し，目指すべき値を決定する必要がある．しかし，入所時などの理由で食事評価が困難な場合は，「日本人の食事摂取基準」，「日本人の食事摂取基準の実践・運用」を参考に，推定エネルギー必要量を算出する．利用者個々のエネルギー

表 11-12	高齢者福祉施設の種類と栄養士の配置		

根拠法	施設の種類と関連法規	対象者	栄養士の配置
老人福祉法	**養護老人ホーム**（養護老人ホームの設備及び運営に関する基準　第12条の6）	65歳以上で，環境上の理由および経済的理由により居宅において養護を受けることが困難な者	必置義務（入所50人未満で栄養士のいる特養と併設する場合は除く）
	軽費老人ホーム（ケアハウス）（軽費老人ホームの設備及び運営に関する基準　第11条）	身体機能の低下等により自立した生活を営むことに不安が認められる者で，家族による援助を受けることが困難な60歳以上の者	必置義務（入所40人以下，または他の福祉施設と連携がとれる場合は除く）
	特別養護老人ホーム（特別養護老人ホームの設備及び運営に関する基準　第12条の5）	65歳以上で，身体上または精神上著しい障害があるため常時の介護を必要とし，かつ居宅においてこれを受けることが困難な者	必置義務（入所40人以下で他の福祉施設と連携がとれる場合は除く）
介護保険法	**介護老人保健施設**（介護老人保健施設の設備及び運営に関する基準　第2条）	入院治療の必要はないが，病状が安定期にある要介護状態の高齢者	必置義務，100人以上
	介護療養型医療施設（令和6年3月末まで経過措置を延長）（指定介護療養型医療施設の人員，設備及び運営に関する基準）	病院または診療所の療養病床等に入院する要介護者	必置義務，100人以上
	介護医療院（平成30年4月より）（介護医療院の人員，施設及び設備並びに運営に関する基準　第4条の6）	主として長期にわたり療養が必要である要介護者	必置義務，100人以上

（厚生労働統計協会：国民の福祉と介護の動向 2022/2023 より作成）

必要量の分布状況を確認しながら，給食施設としての給与エネルギー目標量を設定する．ただし，身体活動レベルは，病院における入院患者のベッド上安静 1.2，ベッド外活動 1.3，リハビリ施行中 1.4 を参考にする（**図 11-6**）．

> 推定エネルギー必要量
> ＝ 基礎代謝量（性・年齢別基礎代謝基準値 × 体重）× 身体活動レベル

しかし，利用者の多くが80歳以上の女性であるため，男性の利用者にとっては必要な栄養量が不足する場合もある．

一般に，高齢者は食生活歴，嗜好，身体活動などの個人差が著しく，とくに身体活動は，リハビリや徘徊[*1]などによっては活動量が高くなり，あるいは反対に，寝たきりにより低い場合もある．また，疾病によっては医師の指導が必要になる場合もある．したがって，推定エネルギー必要量が給与エネルギー目標量と著しく異なるときは，適切な栄養量を確保できるような配慮が必要である．

NOTE　[*1] 徘徊：認知症などの影響により，家の中や外を歩き回る行動．

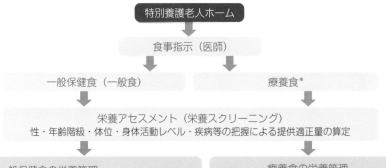

図 11-6　特別養護老人ホームにおける栄養管理の概略

特別養護老人ホーム

食事指示（医師）

一般保健食（一般食）　　　　　療養食

栄養アセスメント（栄養スクリーニング）
性・年齢階級・体位・身体活動レベル・疾病等の把握による提供適正量の算定

一般保健食の栄養管理
給与栄養目標量の設定
詳細な情報の有無により算出方法が違う
1）入所高齢者の年齢階級別による推定エネルギー必要量の算出
2）許容範囲を設定したうえでの段階給与エネルギー目標量設定
3）給与エネルギー目標量に対するたんぱく質，その他栄養素量の算出
食品構成の作成
給与エネルギー目標量に基づく全体とエネルギー別の食品構成の作成
献立作成，食事評価
・献立は，食品構成の主旨をふまえて作成
・食事評価は，ベッドサイド訪問および他職種からの情報等によって
　摂取量の確認を行い，体重増減，診察で得られた臨床検査値などに
　より栄養摂取量の評価を行う

療養食の栄養管理
医師の食事箋，施設の療養指針，療養のガイドライン等による個別の栄養管理

つねに喫食状況を把握し，栄養状態は体重・臨床検査値などを確認して評価し，必要に応じて改善する（医師を中心とする専門職間で調整）

詳細は介護の臨床栄養管理を参考にする

成分別栄養管理を行う施設もある

（食事摂取基準の実践・運用を考える会 編：日本人の食事摂取基準〔2020 年版〕の実践・運用，p.183，第一出版，2020）

　献立作成においては，不足しがちなアミノ酸やたんぱく質，カルシウムや鉄などの微量栄養素の摂取にも配慮する．一方，高齢者に多くみられる脱水症状については，水分を多く摂取できるような献立作成だけでなく，日常生活のなかでの水分補給の方法も工夫する．

b　献立業務における留意事項

　給与栄養目標量の決定後，摂食・嚥下機能の低下やそれに伴う誤嚥性肺炎[*1]を防ぐために，食品の選択や食事の形態を工夫するなどの配慮が必要である（**表 11-13**）．日本摂食嚥下リハビリテーション学会分類 2021 やスマイルケア食[*2]の基準などを参考に，個々の状況に合わせた食品選択や調理形態に配慮するとよい．

　また，口腔ケアや摂食時の姿勢など，多職種からの支援が大切である．

　さらに，施設に入居している高齢者には生きがいをもって楽しく生活してもらうことが大切である．毎日の生活にメリハリをつける意味でも，施設の年間行事や季節を考慮に入れた行事食（p.41 **表 2-19** 参照）の計画が重要である．

NOTE
[*1] 誤嚥性肺炎：嚥下機能障害のため，食物や唾液などとともに細菌が気道内に入ることにより発症する肺炎．
[*2] スマイルケア食：農林水産省が介護食品の普及に向けて行っている取組．介護食品を①栄養補給用，②嚥下困難者用，③咀嚼困難者用に分け，マークを設けた．

表 11-13	嚥下にかかわる食品や料理の形態
嚥下しやすい食べ物	・とろみのある液体 　ポタージュスープ，ネクター状飲料 ・均一でまとまりのあるもの 　温泉卵，ヨーグルト ・つるりとして，粘着性が低いもの 　卵豆腐，ムース，ゼリー
嚥下しにくい食べ物	・固体と液体の混合 　さらさら状の雑炊，具入り汁，果物 ・繊維の多いもの 　ごぼう，たけのこ，ふき，パインアップル ・噛み切りにくいもの 　餅，いか，たこ，こんにゃく ・バラバラになりやすいもの 　パン，焼き魚，そぼろ，クッキー，せんべい ・粉状になるもの ・口の中に張りつくもの 　海苔，わかめ，きゅうり（薄切り）

■ 高齢者の低栄養

　高齢者の多くは身体的活動の低下により食事量が減少し，栄養不足から低栄養状態の出現となる．

　低栄養になると，活動に必要なエネルギー源や筋肉量や筋力，身体機能の維持に必要なたんぱく質が不足し，筋力の低下（サルコペニア[*1]），易疲労性，身体機能の低下などにつながる．この状態をフレイル[*2]といい，多くの高齢者がフレイルの段階を経て，徐々に要介護状態に陥るとされている．摂食・嚥下機能や口腔機能の低下（オーラルフレイル），脱水・褥瘡などの症状が現れ，栄養不足が著明になると，さらにリスクは高まる．フレイルは，適切な介入や支援により，生活機能の維持・向上が可能となるため，高齢者の低栄養に対する予防と治療，栄養不良状態の早期発見とケアが必要である．

　また，咀嚼・嚥下機能の弱い人のための介護食の基準として，日本介護食品協議会によるユニバーサルデザインフードの基準がつくられ，活用されている（**図 11-7**）．

c　栄養ケア・マネジメント

　平成 17 年介護保険法改正により，介護保険施設短期入所生活・療養介護などの入所者に対する給食は，栄養管理の手法により実施することになった．入所者すべてに，栄養スクリーニング → 栄養アセスメントを行い，栄養リスク者を振り分けて，それぞれに対応した給与栄養量，栄養補給法を実施する．

NOTE

[*1] サルコペニア：筋肉量の減少に加えて，筋力（握力など）低下，身体機能（歩行速度など）低下のうち，1 つ以上認められた場合にサルコペニアと判断される

[*2] フレイル：Fried による定義では，体重減少，主観的疲労感，日常生活活動量の減少，身体能力（歩行速度）の減弱，筋肉（握力）の低下のうち，3 つ以上当てはまる場合をフレイルと呼んでいる

217

図 11-7　ユニバーサルデザインフード（日本介護食品協議会）

区分	容易にかめる	歯ぐきでつぶせる	舌でつぶせる	かまなくてよい
かむ力の目安	かたいものや大きいものはやや食べづらい	かたいものや大きいものは食べづらい	細かくてやわらかければ食べられる	固形物は小さくても食べづらい
飲み込む力の目安	普通に飲み込める	ものによっては飲み込みづらいことがある	水やお茶が飲み込みづらいことがある	水やお茶が飲み込みづらい
かたさの目安 ごはん	ごはん〜やわらかごはん	やわらかごはん〜全がゆ	全がゆ	ペーストがゆ
たまご	厚焼き卵	だし巻き卵	スクランブルエッグ	やわらかい茶わん蒸し(具なし)
肉じゃが	やわらか肉じゃが	具材小さめやわらか肉じゃが	具材小さめさらにやわらか肉じゃが	ペースト肉じゃが
調理例（ごはん）	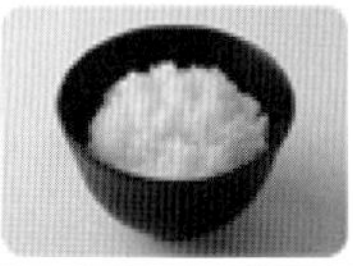	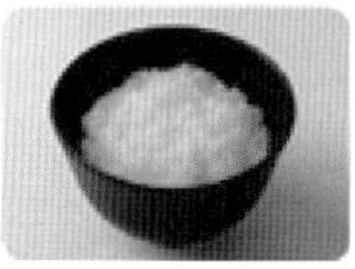	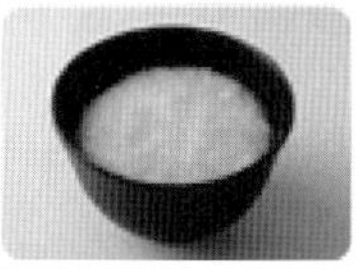	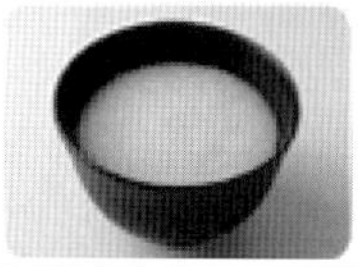
物性規格 かたさ上限値 N/m³	5×10⁵	5×10⁴	ゾル：1×10⁴ ゲル：2×10⁴	ゾル：3×10³ ゲル：5×10³
粘度下限値 mPa·s			ゾル：1500	ゾル：1500

※食品のメニュー例で商品名ではありません.

※「ゾル」とは，液体，もしくは固形物が液体中に分散しており，流動性を有する状態をいう．「ゲル」とは，ゾルが流動性を失いゼリー状に固まった状態をいう.

（出典：日本介護食品協議会資料）

■ 栄養ケア・マネジメントの手順

① 栄養スクリーニング（栄養状態のリスクのレベル）

② 栄養アセスメント

- 全員に作成：食事の提供のための必要事項，多職種による栄養ケアの課題
- 中リスク・高リスク者に作成：生活機能・身体機能・身体計測，臨床検査，経口摂取量，経腸・静脈栄養補給，栄養補給量の算定，栄養補給法の選択および移行の可能性，食事形態に関する評価，専門職によるアセスメントの結果（転記），総合的評価

③ 栄養ケア計画（要介護状態区分，利用者および家族の意向，解決すべき課題，長期目標と期間，短期目標と期間）

④ 栄養ケア提供経過記録（栄養補給，栄養食事相談，関連職による栄養ケア，食事）

⑤ 栄養ケアモニタリング（アウトカム，栄養補給量，その他の項目，評価，計画の変更，総合評価）

表 11-14　**介護報酬（栄養関連）加算の種類と算定要件**

	加算の種類	算定要件	単位
施設	栄養マネジメント強化加算	・管理栄養士を常勤換算方式で入所者の数を 50（施設に常勤栄養士を 1 人以上配置し，給食管理を行っている場合は 70）で除して得た数以上配置すること ・低栄養状態のリスクが高い入所者に対し，医師，管理栄養士，看護師等が共同して作成した，栄養ケア計画に従い，食事の観察（ミールラウンド）を週 3 回以上行い，入所者ごとの栄養状態，嗜好等を踏まえた食事の調整等を実施すること ・低栄養状態のリスクが低い入所者にも，食事の際に変化を把握し，問題がある場合は，早期に対応すること ・入所者ごとの栄養状態等の情報を厚生労働省に提出し，継続的な栄養管理の実施に当たって，当該情報その他継続的な栄養管理の適切かつ有効な実施のために必要な情報得を提供していること ※栄養ケア・マネジメントの未実施：14 単位／日減算（3 年の経過措置期間を設ける）	11 単位／日
	経口移行加算	・医師の指示に基づき，医師，歯科医師，管理栄養士，看護師，介護支援専門員その他の職種の者が共同して，現に経管により食事を摂取している入所者ごとに経口による食事の摂取を進めるための経口移行計画を作成している場合であって，当該計画に従い，医師の指示を受けた管理栄養士又は栄養士による栄養管理及び言語聴覚士又は看護職員による支援が行われた場合に算定 ・栄養ケア，マネジメント未実施減算に該当している場合は算定できない ・経口による食事の摂取を進めるための経口移行計画に基づき，管理栄養士又は栄養士が行う栄養管理及び言語聴覚士又は看護職員による支援が，当該計画が作成された日から起算して 180 日を越えた期間に行われた場合であっても，経口による食事の摂取が一部可能な者であって，医師の指示に基づき継続して経口による食事の摂取を進めるための栄養管理及び支援が必要とされるものに対しては，引き続き当該加算を算定できる	28 単位／日 当該計画が作成された日から起算して 180 日以内の期間に限る
	経口維持加算	・経口維持加算（Ⅰ）は，現に経口により食事を摂取するものであって，摂食機能障害や誤嚥が認められる入所者に対して，医師又は歯科医師の指示に基づき，医師，歯科医師，管理栄養士，看護師，介護支援専門員その他の職種の者が共同して，食事の観察及び会議等を行い，入所者ごとに経口維持計画を作成している場合であって，医師又は歯科医師の指示（歯科医師が指示を行う場合にあっては，当該指示を受ける管理栄養士が医師の指導を受けている場合に限る）に基づき管理栄養士等が栄養管理を行った場合に算定 ・経口維持加算（Ⅱ）は，当該施設が協力歯科医療機関を定めている場合であり，経口維持加算（Ⅰ）において行う食事の観察及び会議等に，医師（人員基準に規定する医師を除く），歯科医師，歯科衛生士又は言語聴覚士が加わった場合，経口維持加算（Ⅰ）に加えて算定できる ・経口維持加算（Ⅰ）は，栄養ケア・マネジメント未実施減算に該当している場合は算定できない．経口維持加算（Ⅱ）は，経口維持加算（Ⅰ）を算定していない場合は，算定できない	Ⅰ：400 単位／月 Ⅱ：100 単位／月
	療養食加算	・食事の提供が管理栄養士又は栄養士によって管理されていること ・入所者の年齢，心身の状況によって適切な栄養量及び内容の食事の提供が行われていること ・疾病治療の直接手段として，医師の発行する食事せんに基づき提供された適切な栄養量及び内容を有する糖尿病食，腎臓病食，肝臓病食，胃潰瘍食，貧血食，膵臓病食，脂質異常症食，痛風食及び特別な場合の検査食 ・経口移行加算又は経口維持加算との併算定が可能	6 単位／回 1 日 3 回限度

表 11-14 つづき

施設	再入所時栄養連携加算	・介護保険施設の入所者が医療機関に入院し，施設入所時とは大きく異なる栄養管理が必要となった場合（経管栄養又は嚥下調整食の新規導入）であって，介護保険施設の管理栄養士が当該医療機関での栄養食事指導に同席し，再入所後の栄養管理について当該医療機関の管理栄養士と相談の上，栄養ケア計画の原案を作成し，当該介護保険施設に再入所した場合に，1 回に限り算定できる ・栄養ケア・マネジメント未実施減算に該当している場合は算定できない	200 単位／回
居宅・通所	栄養アセスメント加算	・当該事業所の従業者として又は外部（※）との連携により管理栄養士を 1 名以上配置していること ・利用者ごとに，管理栄養士，看護職員，介護職員，生活相談員その他の職種の者が共同して栄養アセスメントを実施し，当該利用者又はその家族に対してその結果を説明し，相談等に必要に応じ対応すること ・利用者ごとの栄養状態等の情報を厚生労働省に提出し，栄養管理の実施に当たって，当該情報その他栄養管理の適応かつ有効な実施のために必要な情報を活用していること ・口腔・栄養スクリーニング加算（I）及び栄養改善加算との併算定は不可 ※他の介護事業所，医療機関，介護保険施設，日本栄養士会や都道府県栄養士会が設置・運営する「栄養ケア・ステーション」．ただし，介護保険施設については，常勤で 1 名以上又は栄養マネジメント強化加算の算定要件の数を超えて管理栄養士を配置している施設に限る	50 単位／月
	栄養改善加算	・当該事業者の従業者として又は外部との連携により管理栄養士を 1 名以上配置していること ・利用者の栄養状態を利用開始時に把握し，医師，管理栄養士，理学療法士，作業療法士，言語聴覚士，看護職員，介護職員，その他の職種の者が共同して，利用者ごとの摂食・嚥下機能及び食形態にも配慮した栄養ケア計画を作成していること ・利用者ごとの栄養ケア計画に従い管理栄養士等が栄養改善サービスを行っているとともに，利用者の栄養状態を定期的に記録していること ・利用者ごとの栄養ケア計画の進捗状況を定期的に評価すること	200 単位／回 原則 3 月以内 月 2 回程度
	口腔・栄養スクリーニング加算（I）	・介護サービス事業所の従業者が，利用開始時及び利用中 6 月ごとに利用者の口腔の健康状態及び栄養管理について確認を行い，当該情報を利用者を担当する介護支援専門員に提供していること ・栄養アセスメント加算，栄養改善加算及び口腔機能向上加算との併算定不可	20 単位／回 6 月に 1 回限度
	口腔・栄養スクリーニング加算（II）	・利用者が，栄養改善加算や口腔機能向上加算を算定している場合に，口腔の健康状態と栄養状態のいずれかの確認を行い，当該情報を利用者を担当する介護支援専門員に提供していること ・栄養アセスメント加算，栄養改善加算又は口腔機能向上加算を算定しており加算（I）を算定できない場合にのみ算定可能	5 単位／回 6 月に 1 回限度
	居宅療養管理指導	・低栄養状態にあると医師が判断した者に対して，医師，歯科医師，看護師，薬剤師等が協働して，利用者ごとの摂食・嚥下機能や食形態にも配慮した栄養ケア計画を策定していること ・栄養ケア計画に従い栄養管理を行うとともに，利用者又はその家族等に対して，栄養管理に係る情報提供および指導または助言を行い，利用者の栄養状態を定期的に記録していること ・栄養ケア計画の進捗状況を定期的に評価し，必要に応じて計画の見直しを行っていること	①単一建物居住者 1 人に対して：544 単位 ②単一建物居住者 2 人以上 9 人以下に対して：486 単位 ①および②以外の場合：443 単位 月 2 回限度

（4）帳　票

福祉施設給食の管理部門における帳票のおもなものを**表 11-15** に示した．

表 11-15　帳票の種類（例）

職員・健康診断・細菌検査結果表	食事せん，約束食事せん
一般食の給与栄養目標量表	栄養管理体制および栄養ケア・マネジメントに関する届出書
特定給食施設栄養管理報告書綴	栄養ケア・マネジメント表
標準食品構成表	個別栄養ケア・アセスメント表
献立表，検食簿	モニタリング評価表綴
栄養出納表	利用者情報
給食の満足度調査表綴	配食サービス運営表，配食時間記録表
食事日報	地域ボランティア日程表

4　その他の福祉施設

その他の社会福祉施設の種類と栄養士の配置を**表 11-16** に示した．

表 11-16　その他の社会福祉施設の種類と栄養士の配置

施設の種類と関連法規	対象者	栄養士の配置
救護施設，更生施設 （救護施設，更生施設，授産施設及び宿所提供施設の設備及び運営に関する基準　第 11 条および第 19 条）	〔救護施設〕身体上または精神上著しい障害があるために日常生活を営むことが困難な要保護者	必置義務
	〔更生施設〕身体上または精神上の理由により養護および生活指導を必要とする要保護者	必置義務
障害者支援施設 （障害者総合支援法）	18 歳以上の障害者	

(厚生労働統計協会：国民の福祉と介護の動向 2022/2023 より作成)

（1）保護施設

保護施設の入所者は，身体的，精神的に保護を必要とし，入所前は不規則な食生活をしていた者が多い．心身の回復のため，正しい食生活の仕方を身につけさせることが重要である．

（2）障害者施設における栄養管理体制加算

当該指定障害者支援施設等において食事の提供を行う場合について，利用者の年齢や障害の特性に応じて，適切な栄養量および内容の食事を確保するため，管理栄養士または栄養士による栄養管理が行われる必要がある（「障害者の日常生活及び社会生活を総合的に支援するための法律に基づく指定障害者支援施設等の人員，設備及び運営に関する基準」〔厚生労働省令第 177 号（平成 18 年 9 月 29 日，最終改正平成 25 年 1 月 18 日）〕第 34 条による）．

障害福祉サービス（栄養関連）の加算と算定要件を**表 11-17** に示した．

221

表 11-17 **障害福祉サービス（栄養関連）加算の種類と算定要件**

	加算の種類	算定要件	単位
施設	栄養士配置加算	・（Ⅰ）常勤の管理栄養士又は栄養士を 1 名以上配置していること. ・（Ⅱ）管理栄養士又は栄養士を 1 名以上配置していること. （Ⅰ）と（Ⅱ）のどちらも，利用者の日常生活状況，嗜好等を把握し，安全で衛星に留意し適切な食事管理を行っていること.	Ⅰ：22 単位／日 Ⅱ：12 単位／日
	栄養マネジメント加算	・施設に常勤の管理栄養士を 1 名以上配置すること. ・入所者の栄養状態を施設入所時に把握し，医師，管理栄養士，看護師その他の職種の者が共同して，入所者ごとの摂食・嚥下機能及び食形態にも配慮した栄養ケア計画を作成していること. ・入所者ごとの栄養ケア計画に従い栄養管理を行っているとともに，入所者の栄養状態を定期的に記録していること. ・入所者ごとの栄養ケア計画の進捗状況を定期的に評価し，必要に応じて当該計画を見直していること.	10 単位／日
	経口移行加算	・指定障害者支援施設等において，医師の指示に基づき，医師，管理栄養士，看護師その他の職種の者が共同して，現に経管により食事を摂取している入所者ごとに経口移行計画を作成している場合であって，当該計画に従い，医師の指示を受けた管理栄養士又は栄養士による栄養管理及び言語聴覚士又は看護職員による支援が行われた場合に算定. 栄養マネジメント加算を算定していない場合は算定しない. ・管理栄養士又は栄養士が行う経口移行計画に基づく経口による食事の摂取を進めるための栄養管理が，当該計画が作成された日から起算して 180 日を超えた期間に行われた場合であっても，経口による食事の摂取が一部可能な者であって，医師の指示に基づき，継続して経口による食事の摂取を進めるための栄養管理が必要とされるものに対しては，引き続き当該加算を算定できる.	28 単位／日 当該計画が作成された日から起算して 180 日以内の期間に限る
	経口維持加算	・経口維持加算（Ⅰ）については，経口により食事を摂取するものであって，摂食機能障害や誤嚥を有する入所者に対して，医師又は歯科医師の指示に基づき医師，歯科医師，管理栄養士，看護師，介護支援専門員その他の職種の者が共同して，食事の観察及び会議等を行い，入所者ごとに経口維持計画を作成している場合であって，医師又は歯科医師の指示（歯科医師が指示を行う場合にあっては，当該指示を受ける管理栄養士等が医師の指導を受けている場合に限る）に基づき管理栄養士等が栄養管理を行った場合に算定. ・経口維持加算（Ⅰ）は，栄養マネジメント加算を算定していない場合は算定しない. ・経口維持加算（Ⅱ）については当該施設が協力医療歯科機関を定めている場合であり，経口維持加算（Ⅰ）において行う食事の視察及び会議等に，医師（人員基準に規定する医師を除く），歯科医師，歯科衛生士又は言語聴覚士が加わった場合，経口維持加算（Ⅰ）に加えて算定. ・経口維持加算（Ⅱ）は，経口維持加算（Ⅰ）を算定していない場合は算定しない.	Ⅰ：400 単位／月 Ⅱ：100 単位／月
	療養食加算	・疾病治療の直接手段として，医師の発行する食事せんに基づき提供された適切な栄養量及び内容を有する糖尿病食，腎臓病食，肝臓病食，胃潰瘍食，貧血食，膵臓病食，脂質異常症食，痛風食及び特別な場合の検査食を対象とする. ・経口移行加算又は経口移行加算との併算定が可能.	18 単位／日

（3）在宅訪問管理栄養士と多職種連携

　わが国では，在宅の療養者や要介護者が増加し，これに対する栄養ケアサービスの需要が増している．各家庭を訪問し，高齢者，障害者，退院後の人々への医療やケアをする訪問診療[*1]は既に行われているが，栄養食事管理をする栄養士・管理栄養士職[*2]はまだ少ない．

　口腔周囲筋の運動障害を発症した例では，摂食時にむせる場合が多い．これが肺炎を誘発し，食事量や嚥下機能の低下を起こすことにつながることもある．このような状態を未然に防ぐため，医師のもと，歯科医師，言語聴覚士などと協力し，管理栄養士が個々の食形態のマッチングを行うことで，摂食嚥下機能の向上が見込まれる．このように，病院内での栄養サポートチームの取り組みを地域でも行うことが求められている（**図 11-8**）．

図 11-8　**在宅訪問管理栄養士と多職種連携**

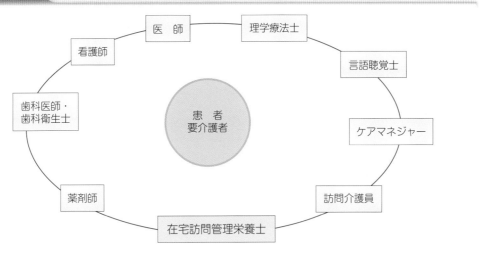

在宅訪問管理栄養士：食形態や食べ方指導，食嗜好に応じた調理方法のアドバイス，介助者の相談を受けて不安定減
医師：病状，身体状況全体の把握
看護師：医師のもと経管栄養の管理，口腔ケア
歯科医師，歯科衛生士：むし歯治療，噛み合わせ・義歯の調整，嚥下内視鏡検査[*]，歯のブラッシング，口腔衛生管理など
理学療法士：動作能力の回復のための物理的手段を実施（治療体操，電気刺激など）
言語聴覚士：言語，聴覚の障害訓練，摂食嚥下機能に関わる障害への訓練，指導
ケアマネジャー：介護サービスのケアプラン，マネジメント
薬剤師：薬の調剤，飲み方指導
訪問介護員（ヘルパー）：身体介護，家事援助
[*]嚥下内視鏡検査：飲食物を正常に飲み込めているかを調べる

NOTE
[*1]訪問診療と往診の違い：前者は定期的，計画的に訪問して診療すること，後者は急病等，突発的な状況で要請された場合に，訪問して診療することをさす．
[*2]栄養食事指導のできる栄養士・管理栄養職：2011 年に日本栄養士会・在宅栄養管理学会により「在宅訪問管理栄養士」が制度化された．

223

5 学　校

（1）学校給食の意義・目的

a　学校給食の意義・目的

　　学校給食法（昭和29年法律第160号）は昭和29(1954)年に制定された．その後，児童生徒の食生活を取り巻く社会環境の変化に伴い，平成20(2008)年6月に改正された．学校給食法の第1条にはこの法律の目的，第2条には学校給食の目標が示されている．学校給食は学習指導要領において，「特別活動」のなかの「学級活動」に位置づけられており，教育の一環として実施されている．

資料11-3　学校給食法第1条，第2条

（この法律の目的）
第1条　この法律は，学校給食が児童及び生徒の心身の健全な発達に資するものであり，かつ，児童及び生徒の食に関する正しい理解と適切な判断力を養う上で重要な役割を果たすものであることにかんがみ，学校給食及び学校給食を活用した食に関する指導の実施に関し必要な事項を定め，もって学校給食の普及充実及び学校における食育の推進を図ることを目的とする．

（学校給食の目標）
第2条　学校給食を実施するに当たっては，義務教育諸学校における教育の目的を実現するために，次に掲げる目標が達成されるよう努めなければならない．
　　1 適切な栄養の摂取による健康の保持増進を図ること
　　2 日常生活における食事について正しい理解を深め，健全な食生活を営むことができる判断力を培い，及び望ましい食習慣を養うこと
　　3 学校生活を豊かにし，明るい社交性及び協同の精神を養うこと
　　4 食生活が自然の恩恵の上に成り立つものであることについての理解を深め，生命及び自然を尊重する精神並びに環境の保全に寄与する態度を養うこと
　　5 食生活が食にかかわる人々の様々な活動に支えられていることについての理解を深め，勤労を重んずる態度を養うこと
　　6 我が国や各地域の優れた伝統的な食文化についての理解を深めること
　　7 食料の生産，流通及び消費について，正しい理解に導くこと

---

b　学校給食の対象

　　学校給食を実施する学校と，それを規定する法律は次のとおりである．
　　① 学校教育法〔昭和22(1947)年法律第26号〕に規定される義務教育諸学校（小学校，中学校，中等教育学校の前期課程または特別支援学校の小学部もしくは中学部）
　　② 特別支援学校（盲学校，聾学校及び養護学校）の幼稚部・高等部〔「特別支援学校の幼稚部及び高等部における学校給食に関する法律」昭和32(1957)年法律第118号〕
　　③ 夜間定時制高等学校〔「夜間課程を置く高等学校における学校給食に関する法律」昭和31(1956)年法律第157号〕

（2）経営・財務管理

　学校給食は，学校給食法第4条「義務教育諸学校の設置者は，当該義務教育諸学校において学校給食が実施されるように努めなければならない」，第8条2項「学校給食を実施する義務教育諸学校の設置者は，学校給食実施基準に照らして適切な学校給食の実施に努めるものとする」のとおり，設置者の責任で行われる．

a　学校給食の運営形態

① **単独調理場方式**：各学校の調理施設内で，その学校の児童・生徒を対象に調理し，給食を提供する方式

② **共同調理場方式**：給食センターや共同調理場で，複数の学校を対象に調理し，専用の車で各学校に配送する方式

　調理方式別完全給食実施学校数を**表 11-18**，調理方式別の特徴を**表 11-19** に示した．

b　学校給食の経営方式

① **直営方式**：学校設置者に雇用された調理員によって給食がつくられる方式

② **民間委託方式**：国の行政改革に伴い学校給食の合理化が求められ，民間委託や調理従業員のパート化等が許可されている．ただし，献立作成は，設置者が直接責任をもって実施すべきものと，委託の対象になっていない（学校給食業務の運営の合理化について，文体給第57号，昭和60年1月21日）．

　公立の小・中学校の単独調理場および共同調理場における業務別の外部委託状況は**表 11-20** のとおりである．

表 11-18　**調理方式別学校給食実施状況（公立）**

（平成 30 年 5 月 1 日現在）

区　分	小学校	中学校	義務教育学校	
実施学校数	19,244	8,763	80	
単独調理場方式	9,089 (47.2%)	2,235 (25.5%)	36 (45.0%)	
共同調理場方式	9,998 (52.0%)	5,465 (62.4%)	44 (55.0%)	
その他の調理方式	157 (0.8%)	1,063 (12.1%)	－	－

注 1）中学校の数値には中等教育学校（前期課程）を含む．
　　2）その他の調理方式とは，単独調理場方式及び共同調理場方式に該当しない，民間の調理場等による調理方式が該当する．
（文部科学省：スポーツ・青少年局学校健康教育課資料）

表 11-19　**調理方式別の特徴**

調理方式	単独調理場方式	共同調理場方式
利　点	自校で食事がつくられるため，利用者の給食に対する関心が高くなる．給食指導や栄養教育が行いやすい．	食材料など大量購入できるため，安く仕入れることができ，事務の一本化や調理作業員が少なくてすむなど，経費の削減がはかれる．
欠　点	単独校で行うため，給食施設・設備の経費や，栄養事務，調理業務の管理など負担が大きい．	自校で食事をつくらないため，利用者の給食に対する関心が薄れがちになり，栄養指導なども行いにくい．食中毒などの事故が発生した場合は被害が広範囲に及ぶ．

225

表11-20 　　学校給食における外部委託状況（公立）

区分	調理業務	運搬	物資購入・管理	食器洗浄	ボイラー管理
平成30年	50.6%	46.4%	10.8%	49.8%	24.8%
平成28年	46.0%	44.7%	10.0%	43.5%	22.3%
平成24年	35.8%	41.2%	8.7%	34.3%	19.4%
平成20年	25.5%	39.8%	8.4%	25.2%	18.4%

注）表中の数値は，完全給食および補食給食を実施している学校数に対する外部委託学校数の比率

（文部科学省：スポーツ・青少年局学校健康教育課資料）

c　学校給食実施回数

学校給食の実施回数は，年間を通じ原則として毎週5回，授業日の昼食時に実施することとなっている（学校給食実施基準第2条 文部科学省告示第61号 平成21年3月31日）．

d　学校給食費

学校給食の経費負担については，学校給食法第11条に定められている．

資料11-4　学校給食法第11条（経費の負担）

学校給食の実施に必要な施設及び設備に要する経費並びに学校給食の運営に要する経費のうち政令で定めるものは，義務教育諸学校の設置者の負担とする．
2　前項に規定する経費以外の学校給食に要する経費（以下「学校給食費」という．）は，学校給食を受ける児童又は生徒の学校教育法第16条に規定する保護者の負担とする．

（3）栄養・食事管理

a　学校給食栄養管理者

平成16（2004）年栄養教諭制度が創設された（学校教育法一部改正：平成16年法律第49号）．この制度の発足により，学校給食の栄養に関する専門的事項をつかさどる職員は学校給食栄養管理者と改められ，栄養教諭の免許状を有する者または栄養士の免許を有する者で学校給食の実施に必要な知識もしくは経験を有するものと定められた（学校給食法第7条）．

学校給食法第10条では，「栄養教諭は，児童または生徒が健全な食生活をみずから営むことができる知識および態度を養うため，学校給食において摂取する食品と健康の保持増進との関連性，地域産物や食文化の理解，食に係る産業や自然環境の恵沢に対する理解など，学校給食を活用した食に関する実践的な指導を行うものとする」と規定されている．栄養教諭は，「食に関する指導」と「学校給食の管理」を一体のものとして行うことを職務としている（**図11-8**）．また，学校栄養職員の職務内容については，文部科学省が昭和61（1986）年3月に定めている（**表11-21**）．

図 11-8　栄養教諭の職務内容

栄 養 教 諭 の 職 務

教育に関する資質と栄養に関する専門性を生かして，教職員や家庭・地域との連携を図りながら，食に関する指導と学校給食の管理を一体のものとして行うことにより，教育上の高い相乗効果をもたらします．

（1）食に関する指導

①給食の時間の指導

　給食の時間における食に関する指導

②教科等の指導

　教科などにおける食に関する指導

③個別的な相談指導

　食に関する健康課題を有する児童生徒に対する個別的な指導

一体として推進

（2）学校給食の管理

①栄養管理（献立作成）

　学校給食実施基準に基づく，適切な栄養管理

②衛生指導

　学校給食衛生管理基準に基づく危機管理，検食，保存食，調理指導，調理・配膳など

教職員，家庭や地域との連携・調整

表 11-21　学校栄養職員の職務内容

（学校給食に関する基本計画への参画）

1　学校給食に関する基本計画の策定に参画すること

2　学校給食の実施に関する組織に参画すること

（栄養管理）

3　学校給食における所要栄養量，食品構成表及び献立を作成すること

4　学校給食の調理，配食及び施設設備等に関し，指導，助言を行うこと

（学校給食指導）

5　望ましい食生活に関し，専門的立場から担任教諭等を補佐して，児童生徒に対して集団又は個別の指導を行うこと

6　学校給食を通じて，家庭及び地域との連携を推進するための各種事業の策定及び実施に参画すること

（衛生管理）

7　調理従事員の衛生，施設設備の衛生及び食品衛生の適正を期するため，日常の点検及び指導，助言を行うこと

（検食等）

8　学校給食の安全と食事内容の向上を期するため，検食の実施及び検食用保存食の管理を行うこと

（物資管理）

9　学校給食用物資の選定，購入，検収及び保管に参画すること

（調査研究等）

10　学校給食の食事内容及び児童生徒の食生活の改善に資するため，必要な調査研究を行うこと

11　その他学校給食の栄養に関する専門的事項の処理に当たり，指導，助言又は協力すること

表 11-22 学校給食実施状況（国公私立）

（平成 30 年 5 月 1 日現在）

区　分		全国総数	完全給食		補食給食		ミルク給食		計	
			実施数	%	実施数	%	実施数	%	実施数	%
小学校	学校数	19,635	19,350	98.5	51	0.3	52	0.3	19,453	99.1
	児童数	6,427,867	6,352,201	98.8	7,212	0.1	8,722	0.1	6,368,135	99.1
中学校	学校数	10,203	8,819	86.4	39	0.4	297	2.9	9,155	89.7
	生徒数	3,269,377	2,577,705	78.8	7,448	0.2	118,287	3.6	2,703,440	82.7
義務教育学校	学校数	82	82	100.0	0	0.0	0	0.0	82	100.0
	児童・生徒数	34,679	33,076	95.4	0	0.0	0	0.0	33,076	95.4
特別支援学校	学校数	1,132	1,005	88.8	1	0.1	12	1.1	1,018	89.9
	幼児・児童・生徒数	143,379	125,188	87.3	40	0.0	832	0.6	126,060	87.9
夜間定時制高等学校	学校数	565	297	52.6	86	15.2	1	0.2	384	68.0
	生徒数	76,461	18,816	24.6	3,384	4.4	16	0.0	22,216	29.1
計	学校数	31,617	29,553	93.5	177	0.6	362	1.1	30,092	95.2
	幼児・児童・生徒数	9,951,763	9,106,986	91.5	18,084	0.2	127,857	1.3	9,252,927	93.0

注）中学校の数値には中等教育学校（前期課程）を含む.

（文部科学省：スポーツ・青少年局学校健康教育課資料）

b　学校給食の区分と実施状況

　学校給食はその内容によって 3 つの型に分けられる（学校給食法施行規則第 1 条）. 学校給食の実施状況を**表 11-22** に示した.

　① **完全給食**：給食内容がパンまたは米飯（これらに準じる小麦粉食品，米加工食品その他の食品を含む），ミルクおよびおかずである給食

　② **補食給食**：完全給食以外の給食で，給食内容がミルクおよびおかず等である給食

　③ **ミルク給食**：給食内容がミルクのみである給食

　昭和 51（1976）年に「米飯給食」が導入された. 米飯給食は，日本の伝統的な食生活の根幹である米飯の望ましい食習慣の形成や地域の食文化を通じた郷土への関心を深めることを目的に実施されている. 平成 21（2009）年には「学校における米飯給食の推進について（20 文科ス第 8023 号　平成 21 年 3 月 31 日）」が通知され，一層の推進がはかられた. 平成 30（2018）年現在，完全給食を実施している学校のすべて（100％）で行われ，週当たりの平均実施率は 3.5 回となっている. 特色ある学校給食として，バイキング給食，セレクト給食，カフェテリア給食，交流給食，親子給食，招待給食などが行われ，空き教室はランチルームとして利用されている.

c　学校給食摂取基準

　学校給食の摂取基準は文部科学省の「学校給食摂取基準」において示されている（**表 11-23**）. これらの基準については厚生労働省が策定した「日本人の食事摂取基準 2020 年版」を参考とし，その考え方をふまえるとともに，厚生労働科学研究費補助金により行われた循環器疾患・糖尿病等生活習慣病対策総合研究事業「食事摂取基準を用いた食生活改善に資するエビデンスの構築に関する研究」（以下「食事状況調査」

| 表 11-23 | 幼児，児童または生徒 1 人 1 回当たりの学校給食摂取基準 |

区　分	基　準　値					
	特別支援学校の幼児	児童 (6 歳〜 7 歳 の場合)	児童 (8 歳〜 9 歳 の場合)	児童 (10 歳〜 11 歳 の場合)	生徒 (12 歳〜 14 歳 の場合)	夜間課程を置く高等学校および特別支援学校の高等部の生徒
エネルギー　(kcal)	490	530	650	780	830	860
たんぱく質　(%)	学校給食による摂取エネルギー全体の 13%〜 20%					
脂　質　(%)	学校給食による摂取エネルギー全体の 20%〜 30%					
ナトリウム (食塩相当量)　(g)	1.5 未満	1.5 未満	2 未満	2 未満	2.5 未満	2.5 未満
カルシウム　(mg)	290	290	350	360	450	360
マグネシウム　(mg)	30	40	50	70	120	130
鉄　(mg)	2	2	3	3.5	4.5	4
ビタミン A（µgRAE）	190	160	200	240	300	310
ビタミン B₁　(mg)	0.3	0.3	0.4	0.5	0.5	0.5
ビタミン B₂　(mg)	0.3	0.4	0.4	0.5	0.6	0.6
ビタミン C　(mg)	15	20	25	30	35	35
食物繊維　(g)	3 以上	4 以上	4.5 以上	5 以上	7 以上	7.5 以上

注 1) 表に掲げるもののほか，次に掲げるものについても，示した摂取について配慮すること.
　　亜鉛…特別支援学校の幼児 1mg，児童（6 歳〜7 歳）2mg，児童（8 歳〜9 歳）2mg，児童（10 歳〜11 歳）2mg，
　　児童（12 歳〜14 歳）3mg，夜間課程を置く高等学校および特別支援学校の高等部の生徒 3mg
　 2) この摂取基準は，全国的な平均値を示したものであるから，適用に当たっては，個々の健康および生活活動等の実態
　　ならびに地域の実情等に十分配慮し，弾力的に運用すること.
　 3) 献立の作成に当たっては，多様な食品を適切に組み合わせるように配慮すること.

(文部科学省，令和 3 年)

という.）および「食事状況調査」の調査結果より算出した，小学 3 年生，5 年生および中学 2 年生が昼食である学校給食において摂取することが期待される栄養量（「昼食必要摂取量」という）などを勘案し，児童生徒の健康の増進および食育の推進をはかるために望ましい栄養量を算出したものである. また，学校給食摂取基準についての基本的な考え方が栄養素ごとに述べられている.

d　食品構成

　学校給食の食品構成については，多様な食品を適切に組み合わせて，児童生徒が各栄養素をバランスよく摂取しつつ，さまざまな食に触れることができるようにすること，これらを活用した食に関する指導や食事内容の充実を図ること，日本型食生活の実践，わが国の伝統的な食文化の継承について十分配慮すること，学校給食のない日はカルシウム不足が顕著であり，カルシウム摂取に効果的である牛乳などについての使用に配慮すること，家庭の食事においてカルシウムの摂取が不足している地域では，積極的に牛乳，調理用牛乳，乳製品，小魚などについての使用に配慮すること，となっている（**資料編** p.267 参照）.

e　学校給食における食物アレルギーへの対応

　アレルギーを有する児童生徒の増加に伴い，学校給食における食物アレルギーへの対応は，重要課題の一つとなっている. アレルギー対応にかかわる学校，教育委員会，

医療，消防機関等の関係者は，組織的な連携体制を整備し，共通認識を持って取り組むことが必要である．

食物アレルギーへの具体的な対応については，平成20年に文部科学省監修の下，公益財団法人日本学校保健会が発行した「学校のアレルギー疾患に対する取り組みガイドライン」と，学校生活管理指導表（アレルギー疾患用）に基づいて行う．この学校生活管理指導表は，医師の適切な診断により作成されるもので，平成26(2014)年から提出が必須となっている（25文科ス第713号）．平成27(2015)年3月には「学校給食における食物アレルギー対応指針」が作成された．各学校責任者（教育委員会等）は，この指針を参考に所管する学校や調理場等における食物アレルギー対応の方針を定めること，各学校および共同調理場は，指針や学校設置者が定める方針をふまえて学校内や調理場における対応マニュアルを整備することとなっている．

除去食の提供は，「完全除去」か「解除」かの二極化で進める．また，安全性を最優先し，献立作成から配膳までの各段階において複数の目によるチェック機能の強化，食物アレルギー対応をふまえた献立内容の工夫，食品の原材料表示，誰が見てもわかりやすい献立表作成等の実施に努める．さらに，学校給食だけでなく，食物や食材料を扱う授業や活動時の対応，運動誘発アナフィラキシーや食物依存性運動誘発アナフィラキシーの診断を受けた児童生徒への対応，宿泊を伴う校外活動時の対応にも努めなければならない．

（4）衛生管理

a　学校給食における衛生管理

学校給食における衛生管理は，「学校給食衛生管理基準」（平成21年文部科学省告示第64号　平成21年3月31日）にそって徹底する（**資料編** p.269参照）．この基準では，学校給食の実施に必要な施設や設備の整備および管理，調理の過程における衛生管理，衛生管理体制等に係る衛生管理基準や日常および臨時の衛生検査等が示されている．

b　調理工程

食中毒の発生を防止するために，作業工程表や作業動線図を作成することが望ましい．作業工程表は，二次汚染防止の観点から，掛け持ち作業をさせないことに留意して，いつ，どこで，誰が，何に気をつけて作業するのかを明記する（p.69 **表3-4**参照）．一方，作業動線図は，二次汚染を起こす可能性の高い食品（肉，魚，卵など）と汚染させたくない食品（非加熱調理食品やあえものなど）との交差を防ぐことを目的に，食品の動きを示したものである．図の作成にあたっては，食品の搬入口，食品の保管部分，汚染作業区域・非汚染作業区域の区分および機械器具など，汚染作業区域から非汚染作業区域に食品を受け渡す場所または台など，調理後食品の保管場所，献立名および使用されている食品名について明確に示す（p.69 **図3-4**参照）．

（5）　給食事務管理

学校給食の運営にあたって整備しなければならない帳票には，**表11-24**に示す帳票

表 11-24　**帳票の種類**（例）

学校給食衛生管理の基準内容
給与栄養目標量表
献立表，アレルギー詳細献立表および個人対応表
給食日常点検票
　1．調理確認表
　2．作業前・作業中・そのほかの点検項目
　3．調理器具類安全点検表
　4．施設および設備の防火安全点検表
実施明細書（献立，食品構成表，栄養価，栄養比率，人数，学校給食の記録など）
調理完了届（委託給食の場合）
個別の栄養相談表
栄養・食事教育指導表
特定給食施設栄養管理報告書綴
業者物資入札一覧表
野菜価格見積書綴

などがある．

（6）食に関する指導

a　指導体制

　学校における食に関する指導は，体育科（保健体育科），家庭科（技術・家庭科）および特別活動の時間はもとより，各教科，道徳科，外国語活動および総合的な学習の時間など，学校教育活動全体を通じて行われる．したがって，効果的な指導を行うためには，学校長のリーダーシップの下，栄養教諭，学校栄養職員，学級担任，教科担任，養護教諭等の関係教職員がそれぞれの専門性を十分発揮しつつ，相互に連携・協力して取り組むことが必要である．各学校においては，食に関する指導の全体計画を作成し，計画的・体系的に取り組むとともに，関係教職員が研修等を通じて食に関する理解を深めることが必要である．同時に，児童生徒の食の大部分は家庭が担っていることから，家庭や地域社会との連携をはかりつつ，食に関する指導を充実させていくことが重要である．文部科学省は，食に関する指導の具体的な手引書として，「食に関する指導の手引－第二次改訂版－」〔平成 31（2019）年 3 月〕を作成している．

b　食に関する指導の目標と食育の視点

　平成 28（2016）年 12 月の中央教育審議会答申「幼稚園，小学校，中学校，高等学校及び特別支援学校の学習指導要領等の改善及び必要な方策について」では，現代的な諸課題に対応して，「健康・安全・食に関する力」を育んでいくことが重要と述べている．これをふまえ，「食に関する指導の手引－第二次改訂版－」では，食に関する指導の目標と 6 つの食育の視点が示されている（**表 11-25**）．

c　個別的な相談指導

　児童生徒への集団指導だけでなく，食に関する健康課題をもつ児童生徒の個別の事情に応じた対応や相談指導を行うことも必要である．個別的な相談指導では，食習慣以外の生活習慣や心の健康とも関係することが考えられるので，学級担任，養護教諭，

231

表11-25	食に関する指導

【食に関する指導の目標】
（知識・技能）
　食事の重要性や栄養バランス，食文化等についての理解を図り，健康で健全な食生活に関する知識や技能を身に付けるようにする．
（思考力・判断力・表現力等）
　食生活や食の選択について，正しい知識・情報に基づき，自ら管理したり判断したりできる能力を養う．
（学びに向かう力・人間性等）
　主体的に，自他の健康な食生活を実現しようとし，食や食文化，食料の生産等に関わる人々に対して感謝する心を育み，食事のマナーや食事を通じた人間関係形成能力を養う．
【食育の視点】
食事の重要性：食事の重要性，食事の喜び，楽しさを理解する．
心身の健康：心身の成長や健康の保持増進の上で望ましい栄養や食事のとり方を理解し，自ら管理していく能力を身に付ける．
食品を選択する能力：正しい知識・情報に基づいて，食物の品質および安全性について自ら判断できる能力を身に付ける．
感謝の心：食物を大事にし，食物の生産等に関わる人々へ感謝する心をもつ．
社会性：食事のマナーや食事を通じた人間関係形成能力を身に付ける．
食文化：各地域の産物，食文化や食にかかわる歴史等を理解し，尊重する心をもつ．

（文部科学省：食に関する指導の手引―第二次改訂版―．2019）

ほかの教職員，学校医，主治医とも密接に連携をとりながら，適切に対応する．また，食に関する問題への対応は児童生徒の食の大部分を担う家庭での実践が不可欠であるので，保護者への助言・支援や働きかけをあわせて行うことが重要である．そのためには校内において指導体制を整える必要がある（**図11-9**）．

【想定される個別的な相談指導】
・偏食傾向のある児童生徒に対し，偏食が及ぼす健康への影響について指導・助言する．
・肥満傾向のある児童生徒に対し，適度の運動とバランスのとれた栄養摂取の必要性について理解を図り，肥満解消に向けた指導を行う．
・痩身（そうしん）願望の強い児童生徒に対し，ダイエットの健康への影響を理解させ，無理なダイエットをしないように指導を行う．
・食物アレルギーのある児童生徒に対し，原因物質を除いた学校給食の提供や不足する栄養素を補給する食品などについて助言を行う．
・運動部活動などでスポーツをする児童生徒に対し，必要なエネルギーや栄養素の摂取等について指導を行う．

d　学校・家庭・地域の連携

　食に関する指導を効果的に推進するには，学校・家庭・地域の連携が不可欠である．
　具体的な方法としては，給食だよりの発行，給食献立表の配布，試食会（学校給食献立の実習），座談会，講演会等の開催，家庭の食生活調査，児童・生徒の健康・嗜好調査，地域あるいはPTA主催の食に関する行事・講習会・研修会の開催，地域の産物や郷土食を利用した献立作成等がある．また，農作業等の体験活動は地域の生産者や生産者団体の担当者に指導を受ける，収穫した農作物等を給食に活用する，地域の方を交流給食会に招待することなどの機会になる．さらに，地域で行われる各種教室や体験活動のイベントなどへの参加も，児童生徒の食に対する興味・関心を高め，

図 11-9　　個別的な相談指導における校内体制（例）

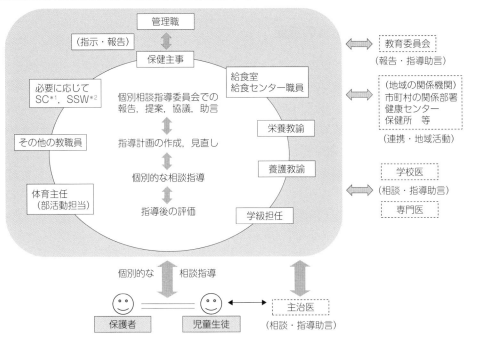

（文部科学省：食に関する指導の手引―第二次改訂版―，2019）

発展的な学習の機会となる．

e　校種間の連携

　食育は，乳幼児期から青少年期までの発達段階に応じて切れ目なく行われることが重要である．そのためには，地域にある幼稚園，保育所，幼保連携型認定こども園と小学校の間，小学校と中学校の間，中学校と高等学校の間での連携した指導が望まれる．

NOTE

*¹ SC：スクールカウンセラーの略．心理に関して高度に専門的な知識および経験を有する者（臨床心理士等）が，学校における児童，保護者，教職員の心理に関する支援に従事する．

*² SSW：スクールソーシャルワーカーの略．福祉に関して専門的な知識・技術を有するとともに，過去に教育や福祉の分野において活動経験の実績等がある者（社会福祉士，精神保健福祉士等）が，学校における児童の福祉に関する支援に従事する．

6 事 業 所

（1）事業所給食の意義

　事業所給食は，企業の福利厚生の一環として利用者に栄養バランスのとれた適正な栄養量を供給することにより，健康の維持・増進に寄与し，そこで働く人々の労働意欲や作業能率を高め，生産性の向上をめざしている．また，食事を安い価格で提供することにより経済的負担を軽減している．オフィス，工場，寄宿舎などで働く利用者は，主として20歳前後から定年前の60歳前後の男女と広範囲であるため，適正な栄養量の食事の提供や生活習慣病予防のための栄養教育など，おのおののライフステージに合った配慮が求められる．また，社交の場として人間関係の円滑化にも貢献している．事業所給食に関係する法律は労働安全衛生規則，事業附属寄宿舎規程，健康増進法などがある．

　事業所給食の管理栄養士・栄養士の配置規定を**表 11-26** に示した．

（2）事業所給食の種類

a　オフィス給食

　事務や営業部門などの従業員を対象に行われる給食である．おもに昼食のみの給食であり，供食形態には定食方式やカフェテリア方式をとっているところが多い．食堂がない場合には，弁当方式をとるところがある．

b　工場給食

　製造部門の従業員を対象に行われる給食である．勤務者の最も多い昼食が主体となるが，3交替制勤務をとる事業所などでは朝食，昼食，夕食，深夜食の4回食が行われる．一定の時間帯に利用者が集中するので，盛りつけや配食時間の短い定食方式をとっているところが多い．

c　寮（寄宿舎）や研修所などの付属施設給食

　寮や研修所を利用する従業員を対象に行われる給食である．寮には独身寮が多く，利用者は若年層が主体となるが，単身赴任の中高年層も給食の対象となっている．朝・夕の2回給食が多い．

表 11-26　事業所給食の栄養士の配置

施　設	栄養士の配置
事業所，寄宿舎 （健康増進法第 21 条第 1 項）	必置義務（管理栄養士） 継続的に 1 回 500 食以上または 1 日 1,500 食以上
事業所 （労働安全衛生法）	努力規定（栄養士） 1 回 100 食以上または 1 日 250 食以上の給食を行う場合
事業所の付属寄宿舎 （労働基準法）	必置義務（栄養士） 1 回 300 食以上の給食を行う場合

（3）運営形態

　事業所給食は福利厚生の一環として行われているので，給食の運営は厚生部門が担当しているところが多い．運営形態は直営方式と委託方式に大別されるが，準直営方式をとっているところもある．事業所給食は早くから業務委託を進めてきており，現在は委託方式がほとんどを占めている（p.151 参照）．

（4）供食形態とその特色

a　定食方式

　1食分が主食，主菜，副菜などで組み合わされた献立方式で，単一献立方式と複数献立方式がある．

　① **単一献立方式**：定食献立を1種類のみ提供する方式であり，利用者に献立を選択する余地はなく，利用者の嗜好への対応が十分にできない場合がある．

　② **複数献立方式**：2種類以上の定食献立または1種類の定食献立と何種類かの一品料理を提供する方式であり，利用者は自由に食事を選択することができる．

b　カフェテリア方式

　主食，主菜，副菜などをそれぞれ一品料理として提供し，利用者が自分の好みで料理を選択し，1食分を組み立てる方式である．カフェテリア方式は，献立作成や調理に時間と経費がかかることや，食材料のロスが出やすいという課題もあるが，利用者にとってはその日の食欲や予算に応じて料理を組み合わせられるなどの利点があるため，カフェテリア方式の供食形態を取り入れる事業所が増えている．

c　弁当方式

　給食施設をもたない企業・団体に対し，給食センターなどから弁当を配食する方式である．

（5）栄養管理

a　給与栄養目標量の設定

　給与栄養目標量は性，年齢，身体活動レベル別の人員構成表を作成し，「日本人の食事摂取基準」および「日本人の食事摂取基準の実践・運用」をもとに荷重平均値と最頻値を考慮して，給与エネルギー目標量を設定する．ほかの栄養素については，設定エネルギー量がカバーする利用者の確認結果から対象集団の幅を考慮し，不足する人の確率が最も低くなる値を採用する（**表 11-27, 28**）．

　単一定食，複数定食，カフェテリア方式など供食形態に合わせた給与栄養目標量の設定も必要である．また，給食が利用者の健康維持に貢献しているかを確認するために，栄養アセスメントとして利用者の定期的な健康状態の把握が必要である．

　給与栄養目標量の算出時期は，一般に人事異動が多く行われたあとの4月中旬ころに実施する．

表 11-27	推定エネルギー必要量の分布（昼食を1日のエネルギー量の約35％と設定した場合）				
1日あたりのエネルギー階級〈集約〉(kcal/日)		昼 食 (kcal/日)	メめ値〈集約〉(kcal/日)		対象人数 (人)	対象人数（小計）(人)

1日あたりのエネルギー階級〈集約〉(kcal/日)		昼 食 (kcal/日)	メめ値〈集約〉(kcal/日)		対象人数 (人)	対象人数（小計）(人)
1,650	〈1,900〉	578	600	〈700〉	120	410
1,750		613	600		140	
1,950		683	700		110	
2,050		718	700		40	
2,200	〈2,500〉	770	750	〈900〉	90	640
2,300		805	800		240	
2,600		910	900		70	
2,650		928	950		240	
1日の平均（荷重平均）		昼食の荷重平均		〈800〉	利用者合計	1,050

注）最終的には〈 〉内の集約値が設定エネルギー量となる.
（食事摂取基準の実践・運用を考える会 編：日本人の食事摂取基準〔2020年版〕の実践・運用，p.91，第一出版，2020）

b 日常生活時間調査の実施

表 11-28	800kcal の計算例（計算方法）	
栄養素等	800kcal 定食	計 算
エネルギー（kcal）	800	
たんぱく質（％エネルギー）	17.0（14〜20）	
たんぱく質（g）	34（28〜40）	800×0.17/4＝34.0g
脂 質（％エネルギー）	25（20〜30）	
脂 質（g）	22（18〜27）	800×0.25/9＝22.2g
炭水化物（％エネルギー）	57.5（50〜65）	
炭水化物（g）	115（100〜130）	800×0.575/4＝115g
食物繊維（g）	7.5 以上	21g×0.35＝7.35g
ビタミンA（μgRAE）	208 を下回らず 982 未満	1,050人の荷重平均を求めると，572μgRAE 推定平均必要量＝572μgRAE×800/2,200≒208μgRAE 推奨量と耐容上限量も同様に求める
ビタミンB₁（mg）	0.39 を下回らず 0.46 以上	1,050人の荷重平均を求めると，1.07mg 推定平均必要量＝1.07mg×800/2,200≒0.39mg 推奨量も同様に求める
ビタミンB₂（mg）	0.43 を下回らず 0.52 以上	1,050人の荷重平均を求めると，1.17mg 推定平均必要量＝1.17mg×800/2,200≒0.43mg 推奨量も同様に求める
ビタミンC（mg）	31 を下回らず 36 以上	1,050人の荷重平均を求めると，85mg 推定平均必要量＝85mg×800/2,200≒31mg 推奨量も同様に求める
カルシウム（mg）	216 を下回らず 263 付近	1,050人の荷重平均を求めると，594mg 推定平均必要量＝594mg×800/2,200≒216mg 推奨量と耐容上限量も同様に求める
鉄（mg）	2.2 を下回らず 2.9 付近	1,050人の荷重平均を求めると，6.1mg 推定平均必要量＝6.1mg×800/2,200≒2.2mg 推奨量と耐容上限量も同様に求める
食塩相当量（g）	2.6 未満	7.1×800/2,200≒2.6mg

（食事摂取基準の実践・運用を考える会 編：日本人の食事摂取基準〔2020年版〕の実践・運用，p.93，第一出版，2020）

　　　利用者の身体活動レベルは，各身体活動レベルの活動内容〔日本人の食事摂取基準
（2020年版）を参照〕をそのまま利用するか，職業や日常生活の内容を把握し24時間

| 表11-29 | | | 1 日の生活時間と身体活動量 | | | |

1 日の生活時間	時　間	メッツ	メッツ・時	1 日の生活時間	時　間	メッツ	メッツ・時
睡　眠	8	0.9	7.2	通勤（歩行）	0.5	3.3	1.7
身支度	1	2.0	2.0	オフィスワーク	7	1.5	10.5
料　理	1	2.0	2.0	テレビ	2	1.0	2.0
食　事	2	1.5	3.0	読　書	1	1.3	1.3
通勤（立位）	1	1.2	1.2	ジョギング	0.5	7.0	3.5
1 日の生活時間 合計：24（時間）				エクササイズ 合計：34.4（メッツ・時間）			

（食事摂取基準の実践・運用を考える会 編：日本人の食事摂取基準〔2020 年版〕の実践・運用，p.23，第一出版，2020）

の生活時間調査を行うことも考えられる．**表11-29** を参照して日常生活時間を記録し，メッツ*を用いてエクササイズ（メッツ×時間）を求めると，次の算出式によりおおよそのエネルギー消費量を求めることができる．

*メッツ：運動強度の指数で，座って安静にしている状態（1 メッツ）の何倍に相当するかで表す

> エネルギー消費量（kcal/ 日）＝ 体重（kg）×エクササイズ（メッツ・時）×1.05

（6）献立作成の留意事項

献立作成は食品構成に基づいて行われる．事業所給食の場合，利用者の年齢層は幅広く，嗜好や食習慣などについては個人差が著しい．このため献立作成については選択の幅をもたせるなどの配慮が必要である．また，福利厚生の一環として給食が行われるため経済的制約を受ける．そのため予算の範囲内でつくることができ，なおかつ利用者が量，質ともに満足できるような，飽きのこない献立にする．寮や寄宿舎の場合には，郷土食や行事食を取り入れるなど家庭的な配慮を行う．カフェテリア方式の場合は生活習慣病予防のための栄養教育も重要である．また，利用者の勤務時間などに合わせて喫食時間を考慮することなども必要である．

（7）帳　票

事業所給食の管理部門における帳票のおもなものを**表 11-30** に示した．

（8）事業所給食の今後の課題

時代とともに変化している利用者のニーズに対応した，質の高い食事サービスの提供を目的として，福利厚生担当者や栄養士・利用者代表による給食委員会を定期的に開催するなど，利用者に対するアンケート調査の実施などが必要である．

昭和63（1988）年に改正された労働安全衛生法第69，70 条に基づいた，労働者の心と身体の健康づくりをめざした運動である THP（total health promotion plan）では，各人の健康状態を把握し，産業医を中心に個別の指導を行うことが重要視され，さらに，平成 20（2008）年から実施されている生活習慣病予防を目的とした「特定健診・

表 11-30　　帳票の種類（例）

性・年齢・身体活動レベル・食種別給与栄養目標量表
予定・実施献立表
特定給食施設栄養管理報告書綴
栄養出納表
食品原産地，栄養成分表示表
メニュー開発情報
環境マネジメントシステム取り組みに関する綴
（食材料の梱包材・生ごみの処理など）
接客技法マニュアル
委託業者契約書
喫食数記録簿
売上表

保健指導」がある．

　また，近年の「健康経営」は，勤務する従業員の健康管理を経営課題とするとらえ方で，企業の生産性の向上につながる経営手法の1つとされている．健康の3本柱といわれる食事・運動・休息を向上させる取り組みが，従業員の身体不調や企業の健康保険料負担を軽減させ，仕事のパフォーマンスによい影響を及ぼし，企業のイメージアップなどになると考えられており，従業員の日々の生活を充実させることが重要となってきている．

■「健康な食事・食環境」認証制度

　2018年より，健康な食環境整備をめざした「健康な食事・食環境」推進事業の一環として，「健康な食事・食環境」認証制度が始まった．複数の学協会からなる「健康な食事・食環境」コンソーシアムが審査・認証するという制度である．

　具体的には，外食・中食・事業所給食で，「健康な食事（スマートミール）」を，継続的に，健康的な空間（栄養情報の提供や受動喫煙防止などに取り組んでいる環境）で提供している店舗や事業所を認証する（認証期間は2年間，**図 11-10**）．

　スマートミールは健康に資する可能性のある栄養バランスのとれた食事であり（**表 11-31**），管理栄養士・栄養士がスマートミールの作成・確認に関与していることなどが条件とされている（**表 11-32**）．

　認証を受けた施設は，「健康な食事・食環境」のマークを使ってメニューやPOPなどで「スマートミール」を提供している店舗であることをアピールでき，第6回審査（2022年8月）では給食事業者の認証は364施設にまで増えている（**図 11-10**）．

■ SDGsとの関連（**図 11-11**）

　2015年，国連サミットで国際社会の共通目標である持続可能な開発目標（Sustainable Development Goals）17項目が示された．多くの自治体・企業内の給食や弁当，カフェなどで，「健康経営」の一つとして健康な食事・食環境への取り組みが行われている．これに，エネルギー・食材の無駄，ゴミ・容器削減などSDGsの課題を加え，一体化すれば，企業の発展だけでなく，住みやすい循環型社会環境への貢献となる．そのため，今後の給食の運営には，広範囲かつ多様な観点が求められる．

図 11-10　スマートミールのロゴと認証書

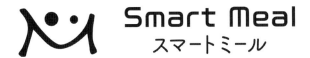

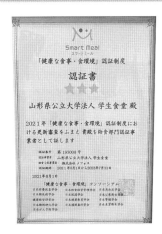

表 11-31　スマートミールの基準

1	エネルギー量は，1 食当たり 450 〜 650kcal 未満（通称「ちゃんと」）と，620 〜 850kcal（通称「しっかり」）の 2 段階とする．
2	料理の組み合わせの目安は，①「主食＋主菜＋副菜」パターン　②「主食＋副食（主菜，副菜）」パターンの 2 パターンを基本とする．
3	PFC バランスが，食事摂取基準 2015 年版に示された，18 歳以上のエネルギー産生栄養素バランス（PFC%E；たんぱく質 13 〜 20%E，脂質 20 〜 30%E，炭水化物 50 〜 65%E）の範囲に入ることとする．
4	野菜等（野菜・きのこ・海藻・いも）の重量は，140g 以上とする．
5	食塩相当量は，「ちゃんと」3.0g 未満，「しっかり」3.5g 未満とする．
6	牛乳・乳製品，果物は，基準を設定しないが，適宜取り入れることが望ましい．
7	特定の保健の用途に資することを目的とした食品や素材を使用しないこと．

（「健康な食事・食環境」推進事業ホームページより）

表 11-32　「健康な食事・食環境」認証基準（必須項目）

	カテゴリー名		項　目	外食	中食	給食
必須項目	スマートミールの基準	1	スマートミール（基準に合った食事）を提供している	○	○	○
		2	スマートミールの情報を提供している	○	○	○
	スマートミールのプロモーション	3	スマートミールに「おすすめ」と表示するなど，選択時にプロモーションされていることがわかる	○	○	○
		4	スマートミールの選択に必要な栄養情報等を，店内，カタログ，注文サイト等メニュー選択時にわかるよう提供している	○	○	○
	「健康な食事・食環境」の運営体制	5	スマートミールを説明できる人が店内にいる（中食の場合，問合せ窓口がある）	○	○	○
		6	管理栄養士・栄養士がスマートミールの作成・確認に関与している	○	○	○
		7	店内禁煙である	○	―	○

（「健康な食事・食環境」推進事業ホームページより）

図 11-11　持続可能な開発目標（SDGs）

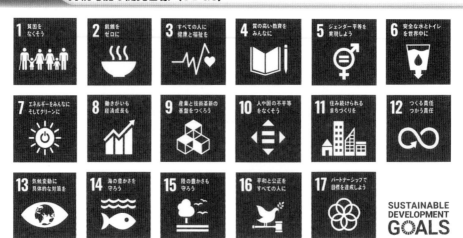

https://www.un.org/sustainabledevelopment/
この出版物の内容は，国連によって認証されているものではなく，国連またはその当局者または加盟国の見解を反映していません

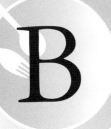

B そのほかの給食における運営・経営

　病院，学校，福祉施設，事業所などの給食施設のほかに，自衛隊，矯正施設，船舶給食などがあるが，いずれも利用者の健康の保持・増進を目的として，適切な栄養・食事管理が行われる必要がある．近年，調理技術，衛生管理技術などの進歩により病院外での調理加工施設を使用して調理を行う院外調理も行われるようになった．さらに，医療機関や民間企業による配食サービスも行われている．

　そのほかの食事提供としての中食，外食産業の発達による食生活の多様化は，現代の日本人の望ましい食生活のための栄養・食事教育に大きな影響を及ぼしている．管理栄養士・栄養士は，食品産業や外食産業の流通・情報を適確にとらえ，人々の健康の保持・増進に寄与するための栄養教育を行うことが求められる．

1　院外給食

（1）病院給食における委託給食

　病院給食は，病院内の給食施設において調理されることとされ，病院内の調理施設を使用することを条件に，外部の業者に給食業務を委託することが認められていた（代行委託）．平成 8（1996）年 3 月医療法施行規則の一部が改正され，病院外の調理加工施設を使用して調理を行う，院外調理が認められるようになった．ただし，喫食直前の再加熱等については，病院内の給食施設において行われなければならないとされている．

（2）病院がみずから実施しなければならない業務

　給食業務を委託した場合でも，病院がみずから実施しなければならない業務の範囲は，**表 11-33** のとおりである．なお，献立の作成については，病院が定めた作成基準に基づき，病院または委託業者が作成しても差し支えないが，実際に調理に従事する者の意見を十分に聴取し，調理作業に無理や支障をきたさない配慮が必要である．

241

表 11-33	病院がみずから実施すべき業務	
区　分	業務内容	備　考
栄養管理	・病院給食運営の総括 ・栄養管理委員会の開催・運営 ・院内関係部門との連絡・調整 ・献立作成表基準の作成 ・献立表の確認 ・食数の注文・管理 ・食事せんの管理 ・嗜好調査，喫食調査などの企画，実施 ・検食の実施，評価 ・関係官庁などに提出する給食関係の書類などの確認，提出，保管管理	受託責任者などの参加を求めること 治療食などを含む 受託責任者などの参加を求めること
調理管理	・作業仕様書の確認 ・作業実施状況の確認 ・管理点検記録の確認	治療食の調理に対する指示を含む
材料管理	・食材の点検 ・食材の使用状況の確認	病院外の調理加工施設を用いて調理する場合を除く
施設等管理	・調理加工施設，主要な設備の設置，改修 ・使用食器の確認	病院の施設・設備に限る
業務管理	・業務分担，従事者配置表の確認	
衛生管理	・衛生面の遵守事項の作成 ・衛生管理簿の点検，確認 ・緊急対応を要する場合の指示	
労働衛生管理	・健康診断実施状況などの確認	

（「医療法の一部を改正する法律の一部の施行について」，平成5年2月15日健政発第98号，最終改正令和2年8月5日医政0805第8号）

（3）受託者の業務の一般的な実施方法

a　受託側が備えなければならない帳票

① 業務の標準作業計画書

② 受託業務従事者名簿および勤務表

③ 受託業務日誌

④ 受託している業務に関して行政から病院への立ち入り検査の際，病院が提出を求められる帳票

⑤ 調理等の機器の取り扱い要領および緊急修理案内書

⑥ 病院からの指示と，その指示への対応結果を示す帳票

b　従事者の研修

　従事者の研修として実施すべき事柄には，「食中毒と感染症の予防に関する基礎知識」があり，このなかにはHACCPに関する基礎知識も含まれる．また，「従事者の日常的な健康の自己管理」のなかには，A型肝炎，腸管出血性大腸菌O157など比較的最近みられるようになった食品に起因する疾病の予防方法に関する知識が含まれる．

（4）院外調理

　院外調理とは，病院の入院患者（妊婦，産婦，外来透析患者，デイケア利用者等を含む）に対して，当該病院外の施設において調理加工された食品を病院内において提供することである．ただし，一般消費者向けに製造，販売されている食品を提供する場合は除くとされている．

　院外調理は，クックチル，クックフリーズ，クックサーブ，真空調理（真空パック）の４つの方式を適切に組み合わせて行うと定義されている．ただし，クックサーブを行う場合には，調理加工施設が病院に近接していることが原則であるが，いずれの調理方式であっても，HACCP（危害分析重要管理点）の概念に基づく適切な衛生管理が行われている必要がある（**図 11-10**）．

a　院外調理における衛生管理

　病院給食の調理を行う調理加工施設は，食品衛生法および医療法に定める衛生に関する基準をみたしていなければならない．また，法令以外にも，必要に応じ重要管理点を定める場合には，HACCP（危害分析重要管理点）の概念に基づく適切な衛生管理を行う．厚生労働省から，「院外調理における衛生管理ガイドライン」（平成 8 年 4 月 24 日付）や「大規模食中毒対策等について」（平成 9 年 3 月 24 日付）が示されており，患者に提供する食事の安全確保に留意する必要がある．

b　院外調理の生産管理とメリット

　院外調理は，前述の４つの方式を組み合わせて調理し，調理加工施設（セントラルキッチン，p.71 **図 3-6** 参照）で集中生産された食事を，適切な温度で保管，運搬し，サテライトである各病院内で再加熱し，提供する（**図 11-11**）．

　各病院で行っていた献立作成が不要になり，調理作業の標準化が可能となる．大量

図 11-10　院外調理の基本工程とおもな使用機器

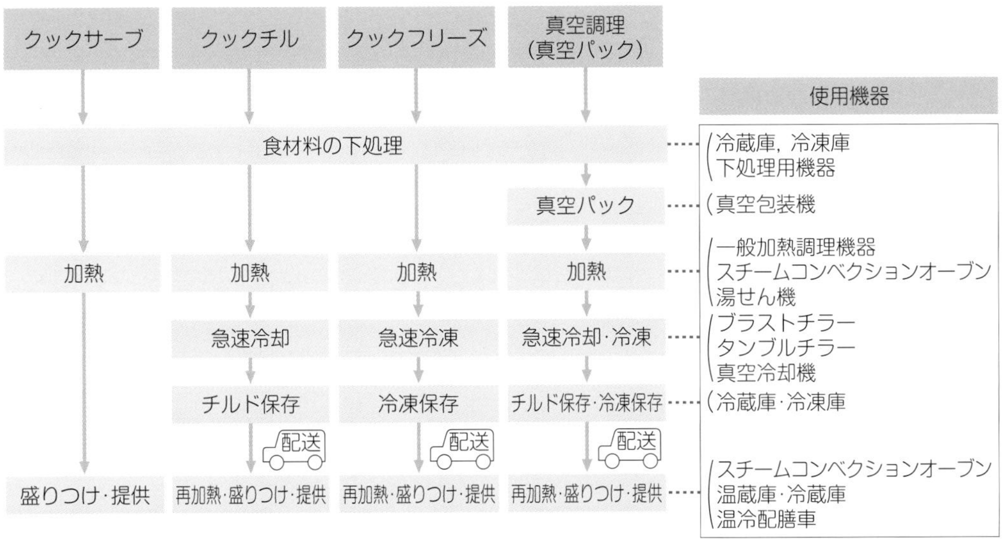

図 11-11 院外調理と集中生産方式

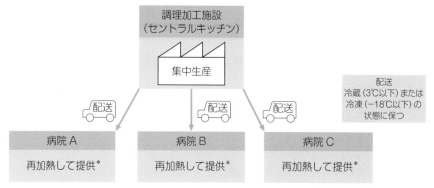

＊再加熱の温度は，75℃・1分間以上（85〜90℃・90秒間以上）とする.

調理を比較的少人数でこなすことができ，時間のロス削減にもつながる.

2 配食サービス

（1）特別医療法人による配食サービス

従来，医療法上認められていなかった医療法人の収益事業が平成10(1998)年，医療法第42条第2項に新設された．それにより，はじめて公益性の高い医療法人として位置づけられた特別医療法人制度ができた．この特別医療法人に認められることになった収益事業の1つに「配食サービス」がある（**表11-34**）.

病院給食部門では，在宅治療患者や退院後の患者などに対して，配食サービスを事業として行うことが可能となった.

表 11-34 特別医療法人が営むことができる収益事業

① 医療品販売業，医療用具販売業，その他病院などの運営により得られた知見の活用がはかられる物品販売業
② 寝具貸付業，おむつ貸付業，その他病院などの運営により得られた知見の活用がはかられる物品貸付業
③ 飲食店業（一般飲食店にかかわるものに限る）
④ **配食サービス業**，医業経営相談業，その他病院などの運営により得られた知見の活用がはかられる請負業
⑤ 医療に関する情報サービス業
⑥ 運送業（患者搬送にかかわるものに限る）
⑦ 出版業（保険医療福祉にかかわるものに限る）
⑧ 理容業
⑨ 美容業
⑩ クリーニング業
⑪ 公衆浴場業，その他病院などの運営により得られる知見の活用がはかられる浴場業
⑫ 該当法人が所有する遊休資産を活用した駐車場業

（2）家庭向けの宅配サービス

　日本人の食生活は，高度経済成長に伴い外食産業やレトルト食品，調理加工済み食品，冷凍食品などが発達し，家庭内での食事から家庭外のサービス産業の利用へと大きく変化してきた．また，高齢化や家庭環境の変化により1人暮らしの高齢者が増え，買い物に行く手間や調理が困難などの問題も多くなってきている．さらに，生活習慣病が社会問題化するにつれて，自宅での食事療法，生活習慣病の予防や健康管理を目的とした食事を必要とする人が増えている．このような背景のなかで，個人のニーズの多様化により，食事の宅配を行う事業が増加している．

　フランチャイズのような方式で事業を行っている事業者は，本部で統一の献立を作成し，各地の営業所で調理・加工し，冷凍・冷蔵などにより温度管理された状態で利用者に配達している．

（3）食事療養のための宅配サービス

　糖尿病者や腎臓病者の食事療法用として販売されている宅配食品の医学的・栄養学的に適切な提供に当たって，近年の医学および栄養学の進展などをふまえて，在宅療養を支援し，栄養管理がなされた食事を宅配で利用できる「宅配食品」の適正利用を一層推進する観点から，「食事療法用宅配食品等栄養指針」が平成21（2009）年4月に定められた（**資料 11-5**）．

　この指針は，糖尿病や心臓病などの食事療法に用いられる宅配食品等の適正な製造・販売方法等を定めて，事業者に対する指導指針とすることにより，当該食品が医学的・栄養学的に適正に提供されることを目的としている．

　食事療養を必要とする利用者は，主治医と相談のうえで利用することが前提であるが，各宅配事業者においても栄養士や専門スタッフなどの相談部門をおき，利用者からの相談に応じている．

（4）高齢者向けの配食サービス

　在宅高齢者では，買い物や食事の準備を思うようにできないときや，生活習慣病により食事療法を必要とする場合に，ヘルパーなどによる食生活支援だけでなく，デイサービスや配食サービスなど，在宅福祉サービスにおける食事サービスの利用者がしだいに増えてきている．

　配食サービスは日常生活に支障があって，食事づくりが困難な高齢者に対して，栄養バランスなどを考慮した高齢者に適した食事を提供することである．目的により，在宅の1人暮らしの高齢者や高齢者のみの世帯に対して，安否の確認，孤独感の解消，地域コミュニケーションの促進を目的としたふれあい型と，食生活そのものを支援していく生活支援型の2タイプがある．

245

1　目　的

　本指針は，糖尿病や腎臓病等の食事療法に用いられる宅配食品等の適正な製造・販売方法を定めて，事業者に対する指導指針とすることにより，当該食品が医学的・栄養学的に適正に提供されることを目的とする．

2　適用の範囲

(1) 本指針が対象とする食事療法に用いられる宅配食品等とは，次に掲げる食品を指すものとする．

　ア　糖尿病や腎臓病等の食事療法用として日々の献立に基づき宅配される食品（以下「食事療法用宅配食品」という．）

　イ　複数の食品を 1 日又は 1 回分を単位として在宅における糖尿病や腎臓病等の食事療法用として組み合わせた食品

(2) 本指針が対象とする事業者は，次のものとする．

　ア　食事療法用宅配食品について利用者に献立表及び食材料を提供する事業者

　イ　食事療法用宅配食品について利用者に献立表及び調理済食品を提供する事業者

　ウ　ア又はイの事業者に献立を提供する事業者

　エ　複数の食品を 1 日又は 1 回分を単位として在宅向け食事療法用として組み合わせた食品を提供する事業者

3　栄養基準

(1) 事業者は，適正な献立作成のため，1 日の栄養基準を定めておくこと，また，1 日に 2 食又は 1 食のみの提供を行う場合は，1 日の栄養基準を定め，それぞれの栄養量等がその栄養基準のほぼ 3 分の 2 又は 3 分の 1 となること．

(2) 栄養基準は，国内の関係学会等の食事療法を示すガイドライン等に基づいたものであること．

4　献立の作成

食事療法用宅配食品等の献立は，以下の条件を満たしていること．

(1) 3 の栄養基準に基づいて作成されていること．

(2) 栄養基準とその献立の栄養量等の差異は，次のとおりであること．

　ア　熱量栄養基準の ±5% 以内

　イ　たんぱく質及び脂質栄養基準の ±10% 以内

　ウ　ナトリウム栄養基準以下

　エ　その他の栄養素栄養基準以上

　　ただし，ア及びイについては，おおむね 1 週間の平均が栄養基準の値に等しくなるように配慮すること．

　　また，制限の必要な成分は栄養基準の値以下とすること．

(3) 食事療法が継続しやすいよう，変化に富んだ献立であること．

(4) 食品材料の種類は，次のとおりであること．

　ア　1 日 30 食品を目安にすること．

　イ　特に制限のない場合は，野菜は 1 日当たり 350g 以上を，うち緑黄色野菜は 1 日当たり 100g 以上を目安とすること．

(5) 作成した献立は，事業者において献立表として次の事項を記載し，保管すること．

　ア　献立名

　イ　材料名，数量(可食部)及び調理等が必要なものについてはその方法

　ウ　個々の利用者に応じた栄養量等及び形態(きざみ等)に合わせるための調整方法

　エ　熱量，たんぱく質，脂質，炭水化物，ナトリウム，その他食事療法上重要となる成分の量

　　なお，前期の栄養素等については，食品成分表による栄養計算又は分析によって栄養量等を確認すること．

　　また，レトルトパウチ等の調理済食品を他社から購入して使用する場合は，当該食品の栄養成分表を取り寄せる等により栄養量等を確認すること．

(以下略)

3　そのほかの食事提供

　日本人の食事は，これまでの家庭内での食材料の調理から，加工食品の利用や中食や外食，宅配の割合が増える傾向にある．そのため食品産業が個人の栄養改善に与える影響も大きくなり，食習慣や栄養バランスの乱れなどによる健康上の問題も社会問題となっている（**図 11-12**）.

　平成 2(1990)年，厚生労働省から外食料理栄養成分表示ガイドラインが示され，平成 8(1996)年には栄養表示基準制度が導入された．また，平成 12(2000)年春からスタートした「健康日本 21」や，平成 12(2000)年 3 月，厚生労働省・農林水産省・文部科学省が合同で作成した「食生活指針」においても，この傾向を是認してより健康

図 11-12　　食生活の多様化と，国の施策等による栄養・食事教育の必要性

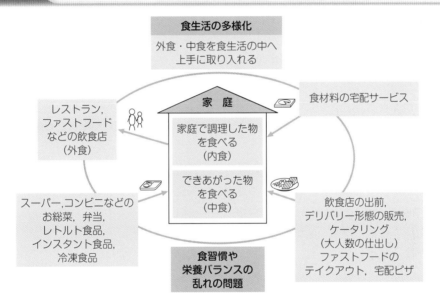

法・制度，ガイドライン等	
国の施策	
平成　2 年	外食料理の栄養成分表示ガイドライン
平成　8 年	栄養表示基準制度
平成 12 年	健康日本 21
平成 12 年	食生活指針
平成 17 年	食事バランスガイド
平成 17 年	食育基本法
平成 23 年	第 2 次食育推進基本計画
平成 25 年	健康日本 21（第 2 次）
平成 27 年	食品表示法
平成 28 年	第 3 次食育推進基本計画
	食生活指針（一部改正）
平成 30 年	「健康な食事・食環境」認証制度
	Smart Meal（スマートミール）
令和　3 年	第 4 次食育推進基本計画

栄養・食事教育

管理栄養士・栄養士は，栄養バランスのよい食事をするための栄養・食事教育の中で，望ましい外食，中食の摂り方や，栄養成分表示などを日常の食事へ上手に取り入れる方法について指導することが望まれる

な食生活への提言をしている．さらに，平成17(2005)年6月，「食生活指針」を具体的な行動に結びつけるものとして，1日に「何を」「どれだけ」食べればよいか，望ましい食事のとり方やおおよその量をイラストで示した「食事バランスガイド」が示された．現在は，「食生活指針」〔平成28(2016)年一部改正〕や「食事バランスガイド」の活用を通じ，米を中心とした「日本型食生活」の普及，啓発の取組が推進されている．

　また，平成17(2005)年7月，国民が健全な心身を培い，豊かな人間性を育む食育を推進するため施策を総合的かつ計画的に推進することを目的として，「食育基本法」が施行された．さらに，翌年には食育推進基本計画が策定され，食育の推進に当たっての目標値も示された．令和3年度から令和7年度までのおおむね5年間を期間とする第4次食育推進基本計画では，SDGsの考え方を踏まえながら，多様な関係者が相互の理解を深め，連携・協働し，食育を推進することとしている．そして平成27(2015)年4月に食品表示法が施行され，食品衛生法，JAS法および健康増進法の各法の食品表示に関するこれまでの規定が一元化された．販売される食品には食品表示基準に基づく表示が義務づけられ，従来の表示ルールを一元化することで消費者と食品製造にかかわる事業者の双方にわかりやすく有益な制度となった．また，平成30(2018)年から，外食・中食（持ち帰り弁当）・事業所給食で，スマートミール（健康に資する要素を含む栄養バランスのとれた食事）を，継続的に，健康的な環境で提供する飲食店や事業所を認証する新制度がスタートし，人々が正しい知識に基づいた適切な食品を選択したり，より健康的な食物を入手しやすくしたりする食環境整備も進められている（p.238〜239参照）．

　こうした状況をふまえ，管理栄養士・栄養士は，コンビニの弁当や総菜，スーパーやデパートの総菜，宅配ピザや寿司，市販食品などの栄養成分の特徴をよく知り，利用者に対してそれらを日常の食事に上手に取り入れる方法や，栄養成分表示の活用などを含めた栄養・食事教育を行い，利用者の健康増進，栄養改善に役立てることが重要である．

　また，国連の「持続可能な開発目標（SDGs）」（p.240参照）の達成に向け，健康で持続可能な食事の実現のために，環境への影響を最小限に抑えながら，人々の健康を促進し，栄養不良を解消する食料や栄養システムを構築するための取り組みが重要視されている．

資料編

① 日本人の食事摂取基準（2020年版）の概要

1．策定の目的

日本人の食事摂取基準は，健康増進法（平成14年法律第103号）第30条の2に基づき厚生労働大臣が定めるものとされ，国民の健康の保持・増進，生活習慣病の予防のために参照するエネルギー及び栄養素の摂取量の基準を示すものである．

2．使用期間

使用期間は，令和2（2020）年度から令和6（2024）年度の5年間である．

3．策定方針

・日本人の食事摂取基準（2020年版）策定の方向性を**図1**に示した．
・2020年版については，栄養に関連した身体・代謝機能の低下の回避の観点から，健康の保持・増進，生活習慣病の発症予防および重症化予防に加え，高齢者の低栄養予防やフレイル予防も視野に入れて策定を行うこととした．
・科学的根拠に基づく策定を行うことを基本とし，現時点で根拠は十分ではないが重要な課題については，今後，実践や研究を推進していくことで根拠の集積を図る必要があることから，研究課題の整理も行うこととした．

図1 日本人の食事摂取基準（2020年版）策定の方向性

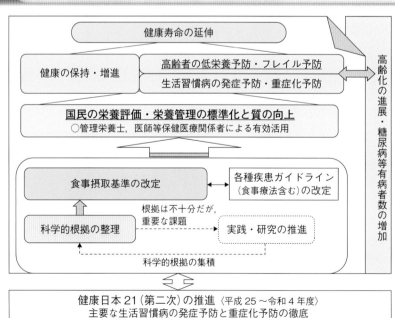

4．策定の基本的事項

1）指　標

●エネルギーの指標

　　エネルギーについては，エネルギー摂取の過不足の回避を目的とする指標を設定する．

●栄養素の指標

　　栄養素の指標は，3つの目的からなる5つの指標で構成する．具体的には，摂取不足の回避を目的とする3種類の指標，過剰摂取による健康障害の回避を目的とする指標および生活習慣病の発症予防を目的とする指標から構成する（**図2**）．

　　摂取不足の回避を目的として，「推定平均必要量」（estimated average requirement：EAR）を設定した．推定平均必要量は，半数の人が必要量を満たす量である．推定平均必要量を補助する目的で「推奨量」（recommended dietary allowance：RDA）を設定した．推奨量はほとんどの人が充足している量である．

　　十分な科学的根拠が得られず，推定平均必要量と推奨量が設定できない場合は，「目安量」（adequate intake：AI）を設定した．一定の栄養状態を維持するのに十分な量であり，目安量以上を摂取している場合は不足のリスクはほとんどない．

　　過剰摂取による健康障害の回避を目的として，「耐容上限量」（tolerable upper intake level：UL）を設定した．十分な科学的根拠が得られない栄養素については設定しない．

　　また，「生活習慣病の発症予防のために現在の日本人が当面の目標とすべき摂取量」として「目標量」（tentative dietary goal for preventing life-style related diseases：DG）を設定した．なお，生活習慣病の重症化予防およびフレイル予防を目的として摂取量の基準を設定できる栄養素については，発症予防を目的とした量（目標量）とは区別して示した．

図2　栄養素の指標の目的と種類

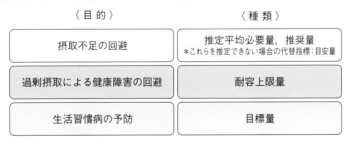

※十分な科学的根拠がある栄養素については，上記の指標とは別に，生活習慣病の重症化予防およびフレイル予防を目的とした量を設定

1歳以上について基準を策定した栄養素と指標を**表1**に示した.

表1　基準を策定した栄養素と指標[1]（1歳以上）

栄養素			推定平均必要量（EAR）	推奨量（RDA）	目安量（AI）	耐容上限量（UL）	目標量（DG）
たんぱく質[2]			○[b]	○[b]	—	—	○[3]
脂質	脂質		—	—	—	—	○[3]
	飽和脂肪酸[4]		—	—	—	—	○[3]
	n-6系脂肪酸		—	—	○	—	—
	n-3系脂肪酸		—	—	○	—	—
	コレステロール[5]		—	—	—	—	—
炭水化物	炭水化物		—	—	—	—	○[3]
	食物繊維		—	—	—	—	○
	糖類		—	—	—	—	—
主要栄養素バランス[2]			—	—	—	—	○[3]
ビタミン	脂溶性	ビタミンA	○[a]	○[a]	—	○	—
		ビタミンD[2]	—	—	○	○	—
		ビタミンE	—	—	○	○	—
		ビタミンK	—	—	○	—	—
	水溶性	ビタミンB$_1$	○[c]	○[c]	—	—	—
		ビタミンB$_2$	○[c]	○[c]	—	—	—
		ナイアシン	○[a]	○[a]	—	○	—
		ビタミンB$_6$	○[b]	○[b]	—	○	—
		ビタミンB$_{12}$	○[a]	○[a]	—	—	—
		葉酸	○[a]	○[a]	—	○[7]	—
		パントテン酸	—	—	○	—	—
		ビオチン	—	—	○	—	—
		ビタミンC	○[x]	○[x]	—	—	—
ミネラル	多量	ナトリウム[6]	○[a]	—	—	—	○
		カリウム	—	—	○	—	○
		カルシウム	○[b]	○[b]	—	○	—
		マグネシウム	○[b]	○[b]	—	○[7]	—
		リン	—	—	○	○	—
	微量	鉄	○[x]	○[x]	—	○	—
		亜鉛	○[b]	○[b]	—	○	—
		銅	○[b]	○[b]	—	○	—
		マンガン	—	—	○	○	—
		ヨウ素	○[a]	○[a]	—	○	—
		セレン	○[a]	○[a]	—	○	—
		クロム	—	—	○	○	—
		モリブデン	○[b]	○[b]	—	○	—

[1] 一部の年齢区分についてだけ設定した場合も含む.
[2] フレイル予防を図るうえでの留意事項を表の脚注として記載.
[3] 総エネルギー摂取量に占めるべき割合（％エネルギー）.
[4] 脂質異常症の重症化予防を目的としたコレステロールの量と，トランス脂肪酸の摂取に関する参考情報を表の脚注として記載.
[5] 脂質異常症の重症化予防を目的とした量を飽和脂肪酸の表の脚注に記載.
[6] 高血圧および慢性腎臓病（CKD）の重症化予防を目的とした量を表の脚注として記載.
[7] 通常の食品以外の食品からの摂取について定めた.
[a] 集団内の半数の者に不足または欠乏の症状が現れ得る摂取量をもって推定平均必要量とした栄養素.
[b] 集団内の半数の者で体内量が維持される摂取量をもって推定平均必要量とした栄養素.
[c] 集団内の半数の者で体内量が飽和している摂取量をもって推定平均必要量とした栄養素.
[x] 上記以外の方法で推定平均必要量が定められた栄養素.

252

２）レビューの方法，基準改定の採択方針

・可能なかぎり科学的根拠に基づいた策定を行うことを基本とした．システマティック・レビューの手法を用いて，国内外の学術論文や入手可能な学術資料を最大限に活用することにした．

・エネルギーおよび栄養素についての基本的なレビューにおいては，「日本人の食事摂取基準（2015年版）」の策定において課題となっていた部分についてとくに重点的にレビューを行った．

・高齢者，乳児等の対象特性についてのレビューを行った．

・前回の策定までに用いられた論文や資料についても必要に応じて再検討を行った．

３）年齢区分

・乳児については，前回と同様に，「0〜5か月」と「6〜11か月」の2つに区分することとし，とくに成長に合わせてより詳細な年齢区分設定が必要と考えられたエネルギーおよびたんぱく質については，「0〜5か月」，「6〜8か月」，「9〜11か月」の3つの区分とした．

・1〜17歳を小児，18歳以上を成人とした．

・高齢者については，65〜74歳，75歳以上の2つの区分とした．

４）参照体位

・食事摂取基準の策定において参照する体位（身長・体重）は，性および年齢区分に応じ，日本人として平均的な体位を持った者を想定し，健全な発育および健康の保持・増進，生活習慣病の予防を考えるうえでの参照値として提示し，これを参照体位（参照身長，参照体重）とよぶ（**表2**）．

表2	参照体位（参照身長，参照体重）[1]			
性　別	男　性		女　性[2]	
年齢等	参照身長（cm）	参照体重（kg）	参照身長（cm）	参照体重（kg）
0〜 5 （月）	61.5	6.3	60.1	5.9
6〜11 （月）	71.6	8.8	70.2	8.1
6〜 8 （月）	69.8	8.4	68.3	7.8
9〜11 （月）	73.2	9.1	71.9	8.4
1〜 2 （歳）	85.8	11.5	84.6	11.0
3〜 5 （歳）	103.6	16.5	103.2	16.1
6〜 7 （歳）	119.5	22.2	118.3	21.9
8〜 9 （歳）	130.4	28.0	130.4	27.4
10〜11 （歳）	142.0	35.6	144.0	36.3
12〜14 （歳）	160.5	49.0	155.1	47.5
15〜17 （歳）	170.1	59.7	157.7	51.9
18〜29 （歳）	171.0	64.5	158.0	50.3
30〜49 （歳）	171.0	68.1	158.0	53.0
50〜64 （歳）	169.0	68.0	155.8	53.8
65〜74 （歳）	165.2	65.0	152.0	52.1
75以上 （歳）	160.8	59.6	148.0	48.8

[1] 0〜17歳は，日本小児内分泌学会・日本成長学会合同標準委員会による小児の体格評価に用いる身長，体重の標準値をもとに，年齢区分に応じて，当該月齢および年齢区分の中央時点における中央値を引用した．ただし，公表数値が年齢区分と合致しない場合は，同様の方法で算出した値を用いた．18歳以上は，平成28年国民健康・栄養調査における当該の性および年齢区分における身長・体重の中央値を用いた．
[2] 妊婦，授乳婦を除く．

5. 活用に関する基本的事項

　・健康な個人または集団を対象として，健康の保持・増進，生活習慣病の発症予防および重症化予防のための食事改善に，食事摂取基準を活用する場合は，PDCA サイクルに基づく活用を基本とする．その概要を**図3**に示す．

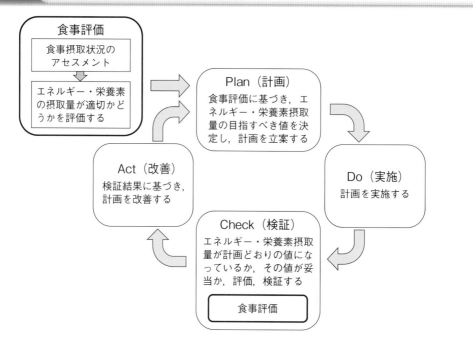

図3　食事摂取基準の活用と PDCA サイクル

6. 対象特性，生活習慣病とエネルギー・栄養素との関連

　1）妊婦・授乳婦
　　・妊娠期および授乳期は，本人に加えて，児のライフステージの最も初期段階での栄養状態を形づくるものとして重要である．
　　・妊婦・授乳婦について，各栄養素の項において策定の根拠および値を記述した．
　2）乳児・小児
　　・ライフステージの初期においては，胎内での栄養状態や母乳からの各種栄養素の摂取も含めた乳児期および成長期における栄養状態について，特段の配慮を行う必要がある．
　　・乳児・小児について，各栄養素の項において策定の根拠および値を記述した．
　3）高齢者
　　・高齢者について，各栄養素の食事摂取基準の項における要点を整理するとともに，フレイルとそれに関連するサルコペニアの予防および認知症ならびに認知機能障害の予防と栄養素等との関連について，最新の知見を紹介した．

7．生活習慣病とエネルギー・栄養素との関連

・食事と各疾患〔高血圧，脂質異常症，糖尿病，慢性腎臓病（CKD）〕との関係について，生活習慣病と栄養に関する研究論文がていねいに収集され，精査された．

8．策定した食事摂取基準

●エネルギー

・エネルギー出納バランスは，エネルギー摂取量−エネルギー消費量として定義される．成人においては，その結果が体重の変化と体格（body mass index：BMI）であり，エネルギー摂取量がエネルギー消費量を上回る状態（正のエネルギー出納バランス）が続けば体重は増加し，逆に，エネルギー消費量がエネルギー摂取量を上回る状態（負のエネルギー出納バランス）では体重が減少する．

・健康の保持・増進，生活習慣病予防の観点からは，エネルギー摂取量が必要量を過不足なく充足するだけでは不十分であり，望ましいBMIを維持するエネルギー摂取量（＝エネルギー消費量）であることが重要である．そのため，エネルギーの摂取量および消費量のバランスの維持を示す指標としてBMIを採用する．

・また，エネルギー必要量を推定するためには，体重が一定の条件下で，その摂取量を推定する方法とその消費量を推定する方法の二つに大別される．参考表として示した推定エネルギー必要量は，エネルギー消費量から接近する方法が広く用いられている（**図4**）．これに対してエネルギー出納の結果は，体重の変化やBMIとして現れることを考えると，体重の変化やBMIを把握することで，エネルギー出納の概要を知ることができる．しかし，体重の変化もBMIもエネルギー出納の結果を示すものの一つであり，エネルギー必要量を示すものではないことに留意すべきである．

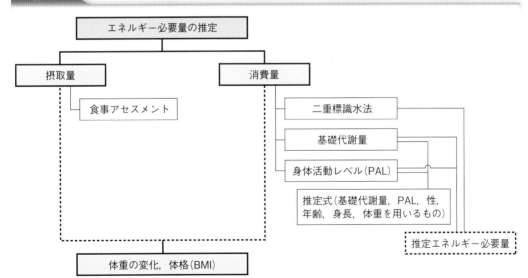

図4　エネルギー必要量を推定するための測定法と体重変化，体格（BMI），推定エネルギー必要量との関連

② 参照体重における基礎代謝量

性別	男性			女性		
年齢（歳）	基礎代謝基準値（kcal/kg体重/日）	参照体重（kg）	基礎代謝量（kcal/日）	基礎代謝基準値（kcal/kg体重/日）	参照体重（kg）	基礎代謝量（kcal/日）
1〜2	61.0	11.5	700	59.7	11.0	660
3〜5	54.8	16.5	900	52.2	16.1	840
6〜7	44.3	22.2	980	41.9	21.9	920
8〜9	40.8	28.0	1,140	38.3	27.4	1,050
10〜11	37.4	35.6	1,330	34.8	36.3	1,260
12〜14	31.0	49.0	1,520	29.6	47.5	1,410
15〜17	27.0	59.7	1,610	25.3	51.9	1,310
18〜29	23.7	64.5	1,530	22.1	50.3	1,110
30〜49	22.5	68.1	1,530	21.9	53.0	1,160
50〜64	21.8	68.0	1,480	20.7	53.8	1,110
65〜74	21.6	65.0	1,400	20.7	52.1	1,080
75以上	21.5	59.6	1,280	20.7	48.8	1,010

（参考表） 推定エネルギー必要量（kcal/日）

性別	男性			女性		
身体活動レベル[1]	I	II	III	I	II	III
0〜5（月）	−	550	−	−	500	−
6〜8（月）	−	650	−	−	600	−
9〜11（月）	−	700	−	−	650	−
1〜2（歳）	−	950	−	−	900	−
3〜5（歳）	−	1,300	−	−	1,250	−
6〜7（歳）	1,350	1,550	1,750	1,250	1,450	1,650
8〜9（歳）	1,600	1,850	2,100	1,500	1,700	1,900
10〜11（歳）	1,950	2,250	2,500	1,850	2,100	2,350
12〜14（歳）	2,300	2,600	2,900	2,150	2,400	2,700
15〜17（歳）	2,500	2,800	3,150	2,050	2,300	2,550
18〜29（歳）	2,300	2,650	3,050	1,700	2,000	2,300
30〜49（歳）	2,300	2,700	3,050	1,750	2,050	2,350
50〜64（歳）	2,200	2,600	2,950	1,650	1,950	2,250
65〜74（歳）	2,050	2,400	2,750	1,550	1,850	2,100
75以上（歳）[2]	1,800	2,100	−	1,400	1,650	−
妊婦（付加量）[3] 初期				+50	+50	+50
中期				+250	+250	+250
後期				+450	+450	+450
授乳婦（付加量）				+350	+350	+350

[1] 身体活動レベルは，低い，ふつう，高いの3つのレベルとして，それぞれI，II，IIIで示した．

[2] レベルIIは自立している者，レベルIは自宅にいてほとんど外出しない者に相当する．レベルIは高齢者施設で自立に近い状態で過ごしている者にも適用できる値である．

[3] 妊婦個々の体格や妊娠中の体重増加量，胎児の発育状況の評価を行うことが必要である．

注1：活用に当たっては，食事摂取状況のアセスメント，体重及びBMIの把握を行い，エネルギーの過不足は，体重の変化またはBMIを用いて評価すること．

注2：身体活動レベルIの場合，少ないエネルギー消費量に見合った少ないエネルギー摂取量を維持することになるため，健康の保持・増進の観点からは，身体活動量を増加させる必要がある．

③ 身体活動レベル別にみた活動内容と活動時間の代表例

身体活動レベル[1]	低い（I）	ふつう（II）	高い（III）
	1.50（1.40〜1.60）	1.75（1.60〜1.90）	2.00（1.90〜2.20）
日常生活の内容[2]	生活の大部分が座位で，静的な活動が中心の場合	座位中心の仕事だが，職場内での移動や立位での作業・接客等，通勤・買い物での歩行，家事，軽いスポーツ，のいずれかを含む場合	移動や立位の多い仕事への従事者，あるいは，スポーツ等余暇における活発な運動習慣を持っている場合
中程度の強度（3.0〜5.9メッツ）の身体活動の1日当たりの合計時間（時間/日）[3]	1.65	2.06	2.53
仕事での1日当たりの合計歩行時間（時間/日）[3]	0.25	0.54	1.00

[1] 代表値．（ ）内はおよその範囲．

[2] Black, et al., Ishikawa-Takata, et al. を参考に，身体活動レベル（PAL）に及ぼす職業の影響が大きいことを考慮して作成．

[3] Ishikawa-Takata, et al. による．

④ 目標とするBMIの範囲（18歳以上）[1, 2]

年齢（歳）	目標とするBMI（kg/m²）
18〜49	18.5〜24.9
50〜64	20.0〜24.9
65〜74[3]	21.5〜24.9
75以上[3]	21.5〜24.9

[1] 男女共通．あくまでも参考として使用すべきである．

[2] 観察疫学研究において報告された総死亡率が最も低かったBMIを基に，疾患別の発症率とBMIとの関連，死因とBMIとの関連，日本人のBMIの実態に配慮し，総合的に判断し目標とする範囲を設定．

[3] 高齢者では，フレイルの予防及び生活習慣病の発症予防の両者に配慮する必要があることを踏まえ，当面目標とするBMIの範囲を21.5〜24.9kg/m²とした．

⑤　エネルギー産生栄養素バランス（％エネルギー）

性　別	男　性					女　性				
	目標量[1,2]					目標量[1,2]				
年齢等	たんぱく質[3]	脂　質[4]			炭水化物[5,6]	たんぱく質[3]	脂　質[4]			炭水化物[5,6]
		脂　質	飽和脂肪酸				脂　質	飽和脂肪酸		
0〜11（月）	−				−	−				−
1〜 2（歳）	13〜20	20〜30	−		50〜65	13〜20	20〜30	−		50〜65
3〜 5（歳）	13〜20	20〜30	10以下		50〜65	13〜20	20〜30	10以下		50〜65
6〜 7（歳）	13〜20	20〜30	10以下		50〜65	13〜20	20〜30	10以下		50〜65
8〜 9（歳）	13〜20	20〜30	10以下		50〜65	13〜20	20〜30	10以下		50〜65
10〜11（歳）	13〜20	20〜30	10以下		50〜65	13〜20	20〜30	10以下		50〜65
12〜14（歳）	13〜20	20〜30	10以下		50〜65	13〜20	20〜30	10以下		50〜65
15〜17（歳）	13〜20	20〜30	8以下		50〜65	13〜20	20〜30	8以下		50〜65
18〜29（歳）	13〜20	20〜30	7以下		50〜65	13〜20	20〜30	7以下		50〜65
30〜49（歳）	13〜20	20〜30	7以下		50〜65	13〜20	20〜30	7以下		50〜65
50〜64（歳）	14〜20	20〜30	7以下		50〜65	14〜20	20〜30	7以下		50〜65
65〜74（歳）	15〜20	20〜30	7以下		50〜65	15〜20	20〜30	7以下		50〜65
75以上（歳）	15〜20	20〜30	7以下		50〜65	15〜20	20〜30	7以下		50〜65
妊婦　初期						13〜20				
中期						13〜20	20〜30	7以下		50〜65
後期						15〜20				
授乳婦						15〜20	20〜30	7以下		50〜65

[1] 必要なエネルギー量を確保した上でのバランスとすること.
[2] 範囲に関しては，おおむねの値を示したものであり，弾力的に使用すること.
[3] 65歳以上の高齢者について，フレイル予防を目的とした量を定めることは難しいが，身長・体重が参照体位に比べて小さい者や，特に75歳以上であって加齢に伴い身体活動量が大きく低下した者など，必要エネルギー摂取量が低い者では，下限が推奨量を下回る場合があり得る.この場合でも，下限は推奨量以上とすることが望ましい.
[4] 脂質については，その構成成分である飽和脂肪酸など，質への配慮を十分に行う必要がある.
[5] アルコールを含む．ただし，アルコールの摂取を勧めるものではない.
[6] 食物繊維の目標量を十分に注意すること.

⑥　たんぱく質の食事摂取基準

性　別	たんぱく質（推定平均必要量，推奨量，目安量：g/日，目標量：％エネルギー）							
	男　性				女　性			
年齢等	推定平均必要量	推奨量	目安量	目標量[1]	推定平均必要量	推奨量	目安量	目標量[1]
0〜 5（月）	−	−	10	−	−	−	10	−
6〜 8（月）	−	−	15	−	−	−	15	−
9〜11（月）	−	−	25	−	−	−	25	−
1〜 2（歳）	15	20	−	13〜20	15	20	−	13〜20
3〜 5（歳）	20	25	−	13〜20	20	25	−	13〜20
6〜 7（歳）	25	30	−	13〜20	25	30	−	13〜20
8〜 9（歳）	30	40	−	13〜20	30	40	−	13〜20
10〜11（歳）	40	45	−	13〜20	40	50	−	13〜20
12〜14（歳）	50	60	−	13〜20	45	55	−	13〜20
15〜17（歳）	50	65	−	13〜20	45	55	−	13〜20
18〜29（歳）	50	65	−	13〜20	40	50	−	13〜20
30〜49（歳）	50	65	−	13〜20	40	50	−	13〜20
50〜64（歳）	50	65	−	14〜20	40	50	−	14〜20
65〜74（歳）[2]	50	60	−	15〜20	40	50	−	15〜20
75以上（歳）[2]	50	60	−	15〜20	40	50	−	15〜20
妊婦（付加量）　初期					+0	+0		13〜20
中期					+5	+5		13〜20
後期					+20	+25		15〜20
授乳婦（付加量）					+15	+20	−	15〜20

[1] 範囲に関しては，おおむねの値を示したものであり，弾力的に使用すること.
[2] 65歳以上の高齢者について，フレイル予防を目的とした量を定めることは難しいが，身長・体重が参照体位に比べて小さい者や，特に75歳以上であって加齢に伴い身体活動量が大きく低下した者など，必要エネルギー摂取量が低い者では，下限が推奨量を下回る場合があり得る.この場合でも，下限は推奨量以上とすることが望ましい.

⑦ 脂質，炭水化物，食物繊維の食事摂取基準

性別	脂質（%エネルギー）				飽和脂肪酸（%エネルギー）[2,3]	
	男性		女性		男性	女性
年齢等	目安量	目標量[1]	目安量	目標量[1]	目標量	目標量
0〜 5（月）	50	−	50	−	−	−
6〜11（月）	40	−	40	−	−	−
1〜 2（歳）	−	20〜30	−	20〜30	−	−
3〜 5（歳）	−	20〜30	−	20〜30	10以下	10以下
6〜 7（歳）	−	20〜30	−	20〜30	10以下	10以下
8〜 9（歳）	−	20〜30	−	20〜30	10以下	10以下
10〜11（歳）	−	20〜30	−	20〜30	10以下	10以下
12〜14（歳）	−	20〜30	−	20〜30	10以下	10以下
15〜17（歳）	−	20〜30	−	20〜30	8以下	8以下
18〜29（歳）	−	20〜30	−	20〜30	7以下	7以下
30〜49（歳）	−	20〜30	−	20〜30	7以下	7以下
50〜64（歳）	−	20〜30	−	20〜30	7以下	7以下
65〜74（歳）	−	20〜30	−	20〜30	7以下	7以下
75以上（歳）	−	20〜30	−	20〜30	7以下	7以下
妊婦			−	20〜30		7以下
授乳婦			−	20〜30		7以下

[1] 範囲については，おおむねの値を示したものである．
[2] 飽和脂肪酸と同じく，脂質異常症及び循環器疾患に関与する栄養素としてコレステロールがある．コレステロールに目標量は設定しないが，これは許容される摂取量に上限が存在しないことを保証するものではない．また，脂質異常症の重症化予防の目的からは，200mg/ 日未満に留めることが望ましい．
[3] 飽和脂肪酸と同じく，冠動脈疾患に関与する栄養素としてトランス脂肪酸がある．日本人の大多数は，トランス脂肪酸に関する世界保健機関（WHO）の目標（1%エネルギー未満）を下回っており，トランス脂肪酸の摂取による健康への影響は，飽和脂肪酸の摂取によるものと比べて小さいと考えられる．ただし，脂質に偏った食事をしている者では，留意する必要がある．トランス脂肪酸は，人体にとって不可欠な栄養素ではなく，健康の保持・増進を図る上で積極的な摂取は勧められないことから，その摂取量は1%エネルギー未満に留めることが望ましく，1%エネルギー未満でも，できるだけ低く留めることが望ましい．

性別	n-6系脂肪酸（g/ 日）		n-3系脂肪酸（g/ 日）		炭水化物（%エネルギー）		食物繊維（g/ 日）	
	男性	女性	男性	女性	男性	女性	男性	女性
年齢等	目安量	目安量	目安量	目安量	目標量[1,2]	目標量[1,2]	目標量	目標量
0〜 5（月）	4	4	0.9	0.9	−	−	−	−
6〜11（月）	4	4	0.8	0.8	−	−	−	−
1〜 2（歳）	4	4	0.7	0.8	50〜65	50〜65	−	−
3〜 5（歳）	6	6	1.1	1.0	50〜65	50〜65	8以上	8以上
6〜 7（歳）	8	7	1.5	1.3	50〜65	50〜65	10以上	10以上
8〜 9（歳）	8	7	1.5	1.3	50〜65	50〜65	11以上	11以上
10〜11（歳）	10	8	1.6	1.6	50〜65	50〜65	13以上	13以上
12〜14（歳）	11	9	1.9	1.6	50〜65	50〜65	17以上	17以上
15〜17（歳）	13	9	2.1	1.6	50〜65	50〜65	19以上	18以上
18〜29（歳）	11	8	2.0	1.6	50〜65	50〜65	21以上	18以上
30〜49（歳）	10	8	2.0	1.6	50〜65	50〜65	21以上	18以上
50〜64（歳）	10	8	2.2	1.9	50〜65	50〜65	21以上	18以上
65〜74（歳）	9	8	2.2	2.0	50〜65	50〜65	20以上	17以上
75以上（歳）	8	7	2.1	1.8	50〜65	50〜65	20以上	17以上
妊婦		9		1.6		50〜65		18以上
授乳婦		10		1.8		50〜65		18以上

[1] 範囲に関しては，おおむねの値を示したものである．
[2] アルコールを含む．ただし，アルコールの摂取を勧めるものではない．

⑧　ビタミンの食事摂取基準

ビタミンA（μgRAE/日）[1]

性別	男性				女性			
年齢等	推定平均必要量[2]	推奨量[2]	目安量[3]	耐容上限量[3]	推定平均必要量[2]	推奨量[2]	目安量[3]	耐容上限量[3]
0〜 5 （月）	−	−	300	600	−	−	300	600
6〜11 （月）	−	−	400	600	−	−	400	600
1〜 2 （歳）	300	400	−	600	250	350	−	600
3〜 5 （歳）	350	450	−	700	350	500	−	850
6〜 7 （歳）	300	400	−	950	300	400	−	1,200
8〜 9 （歳）	350	500	−	1,200	350	500	−	1,500
10〜11 （歳）	450	600	−	1,500	400	600	−	1,900
12〜14 （歳）	550	800	−	2,100	500	700	−	2,500
15〜17 （歳）	650	900	−	2,500	500	650	−	2,800
18〜29 （歳）	600	850	−	2,700	450	650	−	2,700
30〜49 （歳）	650	900	−	2,700	500	700	−	2,700
50〜64 （歳）	650	900	−	2,700	500	700	−	2,700
65〜74 （歳）	600	850	−	2,700	500	700	−	2,700
75以上 （歳）	550	800	−	2,700	450	650	−	2,700
妊婦（付加量）								
初期					+0	+0	−	−
中期					+0	+0	−	−
後期					+60	+80	−	−
授乳婦（付加量）					+300	+450	−	−

[1] レチノール活性当量（μgRAE）＝レチノール（μg）＋β-カロテン（μg）× 1/12 ＋ α-カロテン（μg）× 1/24
＋ β-クリプトキサンチン（μg）× 1/24 ＋その他のプロビタミンA カロテノイド（μg）× 1/24
[2] プロビタミンA カロテノイドを含む.
[3] プロビタミンA カロテノイドを含まない.

ビタミンD（μg/日）[1]／ビタミンE（mg/日）[2]／ビタミンK（μg/日）

性別	男性		女性		男性		女性		男性	女性
年齢等	目安量	耐容上限量	目安量	耐容上限量	目安量	耐容上限量	目安量	耐容上限量	目安量	目安量
0〜 5 （月）	5.0	25	5.0	25	3.0	−	3.0	−	4	4
6〜11 （月）	5.0	25	5.0	25	4.0	−	4.0	−	7	7
1〜 2 （歳）	3.0	20	3.5	20	3.0	150	3.0	150	50	60
3〜 5 （歳）	3.5	30	4.0	30	4.0	200	4.0	200	60	70
6〜 7 （歳）	4.5	30	5.0	30	5.0	300	5.0	300	80	90
8〜 9 （歳）	5.0	40	6.0	40	5.0	350	5.0	350	90	110
10〜11 （歳）	6.5	60	8.0	60	5.5	450	5.5	450	110	140
12〜14 （歳）	8.0	80	9.5	80	6.5	650	6.0	600	140	170
15〜17 （歳）	9.0	90	8.5	90	7.0	750	5.5	650	160	150
18〜29 （歳）	8.5	100	8.5	100	6.0	850	5.0	650	150	150
30〜49 （歳）	8.5	100	8.5	100	6.0	900	5.5	700	150	150
50〜64 （歳）	8.5	100	8.5	100	7.0	850	6.0	700	150	150
65〜74 （歳）	8.5	100	8.5	100	7.0	850	6.5	650	150	150
75以上 （歳）	8.5	100	8.5	100	6.5	750	6.5	650	150	150
妊 婦			8.5	−			6.5	−		150
授乳婦			8.5	−			7.0	−		150

[1] 日照により皮膚でビタミンD が産生されることを踏まえ，フレイル予防を図る者はもとより，全年齢区分を通じて，日常生活において可能な範囲内での適度な日光浴を心掛けるとともに，ビタミンD の摂取については，日照時間を考慮に入れることが重要である.
[2] α-トコフェロールについて算定した．α-トコフェロール以外のビタミンE は含んでいない.

ビタミンB₁（mg/日）[1,2,3]／ビタミンB₂（mg/日）[2,4]

性別	男性			女性			男性			女性		
年齢等	推定平均必要量	推奨量	目安量	推定平均必要量	推奨量	目安量	推定平均必要量	推奨量	目安量	推定平均必要量	推奨量	目安量
0〜 5 （月）	−	−	0.1	−	−	0.1	−	−	0.3	−	−	0.3
6〜11 （月）	−	−	0.2	−	−	0.2	−	−	0.4	−	−	0.4
1〜 2 （歳）	0.4	0.5	−	0.4	0.5	−	0.5	0.6	−	0.5	0.5	−
3〜 5 （歳）	0.6	0.7	−	0.6	0.7	−	0.7	0.8	−	0.6	0.8	−
6〜 7 （歳）	0.7	0.8	−	0.7	0.8	−	0.8	0.9	−	0.7	0.9	−
8〜 9 （歳）	0.8	1.0	−	0.8	0.9	−	0.9	1.1	−	0.9	1.0	−
10〜11 （歳）	1.0	1.2	−	0.9	1.1	−	1.1	1.4	−	1.0	1.3	−
12〜14 （歳）	1.2	1.4	−	1.1	1.3	−	1.3	1.6	−	1.2	1.4	−
15〜17 （歳）	1.3	1.5	−	1.0	1.2	−	1.4	1.7	−	1.2	1.4	−
18〜29 （歳）	1.2	1.4	−	0.9	1.1	−	1.3	1.6	−	1.0	1.2	−
30〜49 （歳）	1.2	1.4	−	0.9	1.1	−	1.3	1.6	−	1.0	1.2	−
50〜64 （歳）	1.1	1.3	−	0.9	1.1	−	1.2	1.5	−	1.0	1.2	−
65〜74 （歳）	1.1	1.3	−	0.9	1.1	−	1.2	1.5	−	1.0	1.2	−
75以上 （歳）	1.0	1.2	−	0.8	0.9	−	1.1	1.3	−	0.9	1.0	−
妊 婦（付加量）				+0.2	+0.2	−				+0.2	+0.3	−
授乳婦（付加量）				+0.2	+0.2	−				+0.5	+0.6	−

[1] チアミン塩化物塩酸塩（分子量 =337.3）の重量として示した.
[2] 身体活動レベルⅡの推定エネルギー必要量を用いて算定した.
[3] 特記事項：推定平均必要量は，ビタミンB₁ の欠乏症である脚気を予防するに足る最小必要量からではなく，尿中にビタミンB₁ の排泄量が増大し始める摂取量（体内飽和量）から算定.
[4] 特記事項：推定平均必要量は，ビタミンB₂ の欠乏症である口唇炎，口角炎，舌炎などの皮膚炎を予防するに足る最小量からではなく，尿中にビタミンB₂ の排泄量が増大し始める摂取量（体内飽和量）から算定.

⑧ つづき

ナイアシン（mgNE/日）[1,2] ・ ビタミン B₆（mg/日）[5]

性別	男性（ナイアシン）				女性				男性（ビタミンB₆）				女性			
年齢等	推定平均必要量	推奨量	目安量	耐容上限量[3]	推定平均必要量	推奨量	目安量	耐容上限量[3]	推定平均必要量	推奨量	目安量	耐容上限量[6]	推定平均必要量	推奨量	目安量	耐容上限量[6]
0～5（月）[4]	−	−	2	−	−	−	2	−	−	−	0.2	−	−	−	0.2	−
6～11（月）	−	−	3	−	−	−	3	−	−	−	0.3	−	−	−	0.3	−
1～2（歳）	5	6	−	60(15)	4	5	−	60(15)	0.4	0.5	−	10	0.4	0.5	−	10
3～5（歳）	6	8	−	80(20)	6	7	−	80(20)	0.5	0.6	−	15	0.5	0.6	−	15
6～7（歳）	7	9	−	100(30)	7	8	−	100(30)	0.7	0.8	−	20	0.6	0.7	−	20
8～9（歳）	9	11	−	150(35)	8	10	−	150(35)	0.8	0.9	−	25	0.8	0.9	−	25
10～11（歳）	11	13	−	200(45)	10	10	−	150(45)	1.0	1.1	−	30	1.0	1.1	−	30
12～14（歳）	12	15	−	250(60)	12	14	−	250(60)	1.2	1.4	−	40	1.0	1.3	−	40
15～17（歳）	14	17	−	300(70)	11	13	−	250(65)	1.2	1.5	−	50	1.0	1.3	−	45
18～29（歳）	13	15	−	300(80)	9	11	−	250(65)	1.1	1.4	−	55	1.0	1.1	−	45
30～49（歳）	13	15	−	350(85)	10	12	−	250(65)	1.1	1.4	−	60	1.0	1.1	−	45
50～64（歳）	12	14	−	350(85)	9	11	−	250(65)	1.1	1.4	−	55	1.0	1.1	−	45
65～74（歳）	12	14	−	300(80)	9	11	−	250(65)	1.1	1.4	−	50	1.0	1.1	−	40
75以上（歳）	11	13	−	300(75)	9	10	−	250(60)	1.1	1.4	−	50	1.0	1.1	−	40
妊婦（付加量）					+0	+0	−	−					+0.2	+0.2	−	−
授乳婦（付加量）					+3	+3	−	−					+0.3	+0.3	−	−

[1] ナイアシン当量（NE）＝ナイアシン＋1/60 トリプトファンで示した． [2] 身体活動レベルⅡの推定エネルギー必要量を用いて算定した．
[3] ニコチンアミドの重量（mg/日），（ ）内はニコチン酸の重量（mg/日）． [4] 単位は mg/日．
[5] たんぱく質の推奨量を用いて算定した（妊婦・授乳婦の付加量は除く）． [6] ピリドキシン（分子量 =169.2）の重量として示した．

ビタミン B₁₂（µg/日）[1] ・ 葉酸（µg/日）[2]

性別	男性（B₁₂）			女性			男性（葉酸）				女性			
年齢等	推定平均必要量	推奨量	目安量	推定平均必要量	推奨量	目安量	推定平均必要量	推奨量	目安量	耐容上限量[3]	推定平均必要量	推奨量	目安量	耐容上限量[3]
0～5（月）	−	−	0.4	−	−	0.4	−	−	40	−	−	−	40	−
6～11（月）	−	−	0.5	−	−	0.5	−	−	60	−	−	−	60	−
1～2（歳）	0.8	0.9	−	0.8	0.9	−	80	90	−	200	90	90	−	200
3～5（歳）	0.9	1.1	−	0.9	1.1	−	90	110	−	300	90	110	−	300
6～7（歳）	1.1	1.3	−	1.1	1.3	−	110	140	−	400	110	140	−	400
8～9（歳）	1.3	1.6	−	1.3	1.6	−	130	160	−	500	130	160	−	500
10～11（歳）	1.6	1.9	−	1.6	1.9	−	160	190	−	700	160	190	−	700
12～14（歳）	2.0	2.4	−	2.0	2.4	−	200	240	−	900	200	240	−	900
15～17（歳）	2.0	2.4	−	2.0	2.4	−	220	240	−	900	200	240	−	900
18～29（歳）	2.0	2.4	−	2.0	2.4	−	200	240	−	900	200	240	−	900
30～49（歳）	2.0	2.4	−	2.0	2.4	−	200	240	−	1,000	200	240	−	1,000
50～64（歳）	2.0	2.4	−	2.0	2.4	−	200	240	−	1,000	200	240	−	1,000
65～74（歳）	2.0	2.4	−	2.0	2.4	−	200	240	−	900	200	240	−	900
75以上（歳）	2.0	2.4	−	2.0	2.4	−	200	240	−	900	200	240	−	900
妊婦（付加量）				+0.3	+0.4	−					+200[4,5]	+240[4,5]	−	−
授乳婦（付加量）				+0.7	+0.8	−					+80	+100	−	−

[1] シアノコバラミン（分子量 =1,355.37）の重量として示した． [2] プテロイルモノグルタミン酸（分子量 =441.40）の重量として示した．
[3] 通常の食品以外の食品に含まれる葉酸（狭義の葉酸）に適用する．
[4] 妊娠を計画している女性，妊娠の可能性がある女性及び妊娠初期の妊婦は，胎児の神経管閉鎖障害のリスク低減のために，通常の食品以外の食品に含まれる葉酸（狭義の葉酸）を 400 µg/日摂取することが望まれる． [5] 葉酸の付加量は，中期及び後期にのみ設定した．

パントテン酸（mg/日）・ビオチン（µg/日）・ビタミン C（mg/日）[1,2]

性別	パントテン酸 男性	女性	ビオチン 男性	女性	ビタミンC 男性			女性		
年齢等	目安量	目安量	目安量	目安量	推定平均必要量	推奨量	目安量	推定平均必要量	推奨量	目安量
0～5（月）	4	4	4	4	−	−	40	−	−	40
6～11（月）	5	5	5	5	−	−	40	−	−	40
1～2（歳）	3	4	20	20	35	40	−	35	40	−
3～5（歳）	4	4	20	20	40	50	−	40	50	−
6～7（歳）	5	5	30	30	50	60	−	50	60	−
8～9（歳）	6	5	30	30	60	70	−	60	70	−
10～11（歳）	6	6	40	40	70	85	−	70	85	−
12～14（歳）	7	6	50	50	85	100	−	85	100	−
15～17（歳）	7	6	50	50	85	100	−	85	100	−
18～29（歳）	5	5	50	50	85	100	−	85	100	−
30～49（歳）	5	5	50	50	85	100	−	85	100	−
50～64（歳）	6	5	50	50	85	100	−	85	100	−
65～74（歳）	6	5	50	50	80	100	−	80	100	−
75以上（歳）	6	5	50	50	80	100	−	80	100	−
妊婦[3]		5		50				+10	+10	−
授乳婦[3]		6		50				+40	+45	−

[1] L-アスコルビン酸（分子量 =176.12）の重量で示した．
[2] 特記事項：推定平均必要量は，ビタミン C の欠乏症である壊血病を予防するに足る最小量からではなく，心臓血管系の疾病予防効果及び抗酸化作用の観点から算定． [3] ビタミン C の妊婦，授乳婦の食事摂取基準は付加量．

⑨ ミネラルの食事摂取基準

ナトリウム（mg/日, ( ) は食塩相当量 [g/日]）[1] ／ カリウム（mg/日）

性別	男性			女性			男性		女性	
年齢等	推定平均必要量	目安量	目標量	推定平均必要量	目安量	目標量	目安量	目標量	目安量	目標量
0～ 5（月）	－	100 (0.3)	－	－	100 (0.3)	－	400	－	400	－
6～11（月）	－	600 (1.5)	－	－	600 (1.5)	－	700	－	700	－
1～ 2（歳）	－	－	(3.0 未満)	－	－	(3.0 未満)	900	－	900	－
3～ 5（歳）	－	－	(3.5 未満)	－	－	(3.5 未満)	1,000	1,400 以上	1,000	1,400 以上
6～ 7（歳）	－	－	(4.5 未満)	－	－	(4.5 未満)	1,300	1,800 以上	1,200	1,800 以上
8～ 9（歳）	－	－	(5.0 未満)	－	－	(5.0 未満)	1,500	2,000 以上	1,500	2,000 以上
10～11（歳）	－	－	(6.0 未満)	－	－	(6.0 未満)	1,800	2,200 以上	1,800	2,000 以上
12～14（歳）	－	－	(7.0 未満)	－	－	(6.5 未満)	2,300	2,400 以上	1,900	2,400 以上
15～17（歳）	－	－	(7.5 未満)	－	－	(6.5 未満)	2,700	3,000 以上	2,000	2,600 以上
18～29（歳）	600 (1.5)	－	(7.5 未満)	600 (1.5)	－	(6.5 未満)	2,500	3,000 以上	2,000	2,600 以上
30～49（歳）	600 (1.5)	－	(7.5 未満)	600 (1.5)	－	(6.5 未満)	2,500	3,000 以上	2,000	2,600 以上
50～64（歳）	600 (1.5)	－	(7.5 未満)	600 (1.5)	－	(6.5 未満)	2,500	3,000 以上	2,000	2,600 以上
65～74（歳）	600 (1.5)	－	(7.5 未満)	600 (1.5)	－	(6.5 未満)	2,500	3,000 以上	2,000	2,600 以上
75以上（歳）	600 (1.5)	－	(7.5 未満)	600 (1.5)	－	(6.5 未満)	2,500	3,000 以上	2,000	2,600 以上
妊婦				600 (1.5)	－	(6.5 未満)			2,000	2,600 以上
授乳婦				600 (1.5)	－	(6.5 未満)			2,200	2,600 以上

[1] 高血圧及び慢性腎臓病（CKD）の重症化予防のための食塩相当量の量は，男女とも 6.0g/日未満とした.

カルシウム（mg/日）／ マグネシウム（mg/日）

性別	男性				女性				男性				女性			
年齢等	推定平均必要量	推奨量	目安量	耐容上限量	推定平均必要量	推奨量	目安量	耐容上限量	推定平均必要量	推奨量	目安量	耐容上限量[1]	推定平均必要量	推奨量	目安量	耐容上限量[1]
0～ 5（月）	－	－	200	－	－	－	200	－	－	－	20	－	－	－	20	－
6～11（月）	－	－	250	－	－	－	250	－	－	－	60	－	－	－	60	－
1～ 2（歳）	350	450	－	－	350	400	－	－	60	70	－	－	60	70	－	－
3～ 5（歳）	500	600	－	－	450	550	－	－	80	100	－	－	80	100	－	－
6～ 7（歳）	500	600	－	－	450	550	－	－	110	130	－	－	110	130	－	－
8～ 9（歳）	550	650	－	－	600	750	－	－	140	170	－	－	140	160	－	－
10～11（歳）	600	700	－	－	600	750	－	－	180	210	－	－	180	220	－	－
12～14（歳）	850	1,000	－	－	700	800	－	－	250	290	－	－	240	290	－	－
15～17（歳）	650	800	－	－	550	650	－	－	300	360	－	－	260	310	－	－
18～29（歳）	650	800	－	2,500	550	650	－	2,500	280	340	－	－	230	270	－	－
30～49（歳）	600	750	－	2,500	550	650	－	2,500	310	370	－	－	240	290	－	－
50～64（歳）	600	750	－	2,500	550	650	－	2,500	310	370	－	－	240	290	－	－
65～74（歳）	600	750	－	2,500	550	650	－	2,500	290	350	－	－	230	280	－	－
75以上（歳）	600	700	－	2,500	500	600	－	2,500	270	320	－	－	220	260	－	－
妊婦（付加量）					+0	+0	－	－					+30	+40	－	－
授乳婦（付加量）					+0	+0	－	－					+0	+0	－	－

[1] 通常の食品以外からの摂取量の耐容上限量は，成人の場合350mg/日，小児では5mg/kg体重/日とした．それ以外の通常の食品からの摂取の場合，耐容上限量は設定しない.

リン（mg/日）／ 鉄（mg/日）

性別	男性		女性		男性				女性 月経なし		女性 月経あり		女性	
年齢等	目安量	耐容上限量	目安量	耐容上限量	推定平均必要量	推奨量	目安量	耐容上限量	推定平均必要量	推奨量	推定平均必要量	推奨量	目安量	耐容上限量
0～ 5（月）	120	－	120	－	－	－	0.5	－	－	－	－	－	0.5	－
6～11（月）	260	－	260	－	3.5	5.0	－	－	3.5	4.5	－	－	－	－
1～ 2（歳）	500	－	500	－	3.0	4.5	－	25	3.0	4.5	－	－	－	20
3～ 5（歳）	700	－	700	－	4.0	5.5	－	25	4.0	5.5	－	－	－	25
6～ 7（歳）	900	－	800	－	5.0	5.5	－	30	4.5	5.5	－	－	－	30
8～ 9（歳）	1,000	－	1,000	－	6.0	7.0	－	35	6.0	7.5	－	－	－	35
10～11（歳）	1,100	－	1,000	－	7.0	8.5	－	35	7.0	8.5	10.0	12.0	－	35
12～14（歳）	1,200	－	1,000	－	8.0	10.0	－	40	7.0	8.5	10.0	12.0	－	40
15～17（歳）	1,200	－	900	－	8.0	10.0	－	50	5.5	7.0	8.5	10.5	－	40
18～29（歳）	1,000	3,000	800	3,000	6.5	7.5	－	50	5.5	6.5	8.5	10.5	－	40
30～49（歳）	1,000	3,000	800	3,000	6.5	7.5	－	50	5.5	6.5	9.0	10.5	－	40
50～64（歳）	1,000	3,000	800	3,000	6.5	7.5	－	50	5.5	6.5	9.0	11.0	－	40
65～74（歳）	1,000	3,000	800	3,000	6.0	7.5	－	50	5.0	6.0	－	－	－	40
75以上（歳）	1,000	3,000	800	3,000	6.0	7.0	－	50	5.0	6.0	－	－	－	40
妊婦[1] 初期			800	－					+2.0	+2.5				－
中期・後期			800	－					+8.0	+9.5				－
授乳婦[1]			800	－					+2.0	+2.5				－

[1] 鉄の妊婦，授乳婦の食事摂取基準は付加量.

⑧　つづき

性別	亜鉛（mg/日）								銅（mg/日）								マンガン（mg/日）			
	男性				女性				男性				女性				男性		女性	
年齢等	推定平均必要量	推奨量	目安量	耐容上限量	推定平均必要量	推奨量	目安量	耐容上限量	推定平均必要量	推奨量	目安量	耐容上限量	推定平均必要量	推奨量	目安量	耐容上限量	目安量	耐容上限量	目安量	耐容上限量
0～5（月）	−	−	2	−	−	−	2	−	−	−	0.3	−	−	−	0.3	−	0.01	−	0.01	−
6～11（月）	−	−	3	−	−	−	3	−	−	−	0.3	−	−	−	0.3	−	0.5	−	0.5	−
1～2（歳）	3	3	−	−	2	3	−	−	0.3	0.3	−	−	0.2	0.3	−	−	1.5	−	1.5	−
3～5（歳）	3	4	−	−	3	3	−	−	0.3	0.4	−	−	0.3	0.3	−	−	1.5	−	1.5	−
6～7（歳）	4	5	−	−	3	4	−	−	0.4	0.4	−	−	0.4	0.4	−	−	2.0	−	2.0	−
8～9（歳）	5	6	−	−	4	5	−	−	0.4	0.5	−	−	0.4	0.5	−	−	2.5	−	2.5	−
10～11（歳）	6	7	−	−	5	6	−	−	0.5	0.6	−	−	0.5	0.6	−	−	3.0	−	3.0	−
12～14（歳）	9	10	−	−	7	8	−	−	0.7	0.8	−	−	0.6	0.8	−	−	4.0	−	4.0	−
15～17（歳）	10	12	−	−	7	8	−	−	0.8	0.9	−	−	0.6	0.7	−	−	4.5	−	3.5	−
18～29（歳）	9	11	−	40	7	8	−	35	0.7	0.9	−	7	0.6	0.7	−	7	4.0	11	3.5	11
30～49（歳）	9	11	−	45	7	8	−	35	0.7	0.9	−	7	0.6	0.7	−	7	4.0	11	3.5	11
50～64（歳）	9	11	−	45	7	8	−	35	0.7	0.9	−	7	0.6	0.7	−	7	4.0	11	3.5	11
65～74（歳）	9	11	−	40	7	8	−	35	0.7	0.9	−	7	0.6	0.7	−	7	4.0	11	3.5	11
75以上（歳）	9	10	−	40	6	8	−	30	0.7	0.8	−	7	0.6	0.7	−	7	4.0	11	3.5	11
妊婦[1]					+1	+2	−	−					+0.1	+0.1	−	−			3.5	−
授乳婦[1]					+3	+4	−	−					+0.5	+0.6	−	−			3.5	−

[1] 亜鉛，銅の妊婦，授乳婦の食事摂取基準は付加量.

性別	ヨウ素（µg/日）								セレン（µg/日）							
	男性				女性				男性				女性			
年齢等	推定平均必要量	推奨量	目安量	耐容上限量	推定平均必要量	推奨量	目安量	耐容上限量	推定平均必要量	推奨量	目安量	耐容上限量	推定平均必要量	推奨量	目安量	耐容上限量
0～5（月）	−	−	100	250	−	−	100	250	−	−	15	−	−	−	15	−
6～11（月）	−	−	130	250	−	−	130	250	−	−	15	−	−	−	15	−
1～2（歳）	35	50	−	300	35	50	−	300	10	10	−	100	10	10	−	100
3～5（歳）	45	60	−	400	45	60	−	400	10	15	−	100	10	10	−	100
6～7（歳）	55	75	−	550	55	75	−	550	15	15	−	150	15	15	−	150
8～9（歳）	65	90	−	700	65	90	−	700	15	20	−	200	15	20	−	200
10～11（歳）	80	110	−	900	80	110	−	900	20	25	−	250	20	25	−	250
12～14（歳）	95	140	−	2,000	95	140	−	2,000	25	30	−	350	25	30	−	300
15～17（歳）	100	140	−	3,000	100	140	−	3,000	30	35	−	400	20	25	−	350
18～29（歳）	95	130	−	3,000	95	130	−	3,000	25	30	−	450	20	25	−	350
30～49（歳）	95	130	−	3,000	95	130	−	3,000	25	30	−	450	20	25	−	350
50～64（歳）	95	130	−	3,000	95	130	−	3,000	25	30	−	450	20	25	−	350
65～74（歳）	95	130	−	3,000	95	130	−	3,000	25	30	−	450	20	25	−	350
75以上（歳）	95	130	−	3,000	95	130	−	3,000	25	30	−	400	20	25	−	350
妊婦（付加量）					+75	+110	−	2,000					+5	+5	−	−
授乳婦（付加量）					+100	+140	−	2,000					+15	+20	−	−

性別	クロム（µg/日）				モリブデン（µg/日）							
	男性		女性		男性				女性			
年齢等	目安量	耐容上限量	目安量	耐容上限量	推定平均必要量	推奨量	目安量	耐容上限量	推定平均必要量	推奨量	目安量	耐容上限量
0～5（月）	0.8	−	0.8	−	−	−	2	−	−	−	2	−
6～11（月）	1.0	−	1.0	−	−	−	5	−	−	−	5	−
1～2（歳）	−	−	−	−	10	10	−	−	10	10	−	−
3～5（歳）	−	−	−	−	10	10	−	−	10	10	−	−
6～7（歳）	−	−	−	−	10	15	−	−	10	15	−	−
8～9（歳）	−	−	−	−	15	20	−	−	15	15	−	−
10～11（歳）	−	−	−	−	15	20	−	−	15	20	−	−
12～14（歳）	−	−	−	−	20	25	−	−	20	25	−	−
15～17（歳）	−	−	−	−	25	30	−	−	20	25	−	−
18～29（歳）	10	500	10	500	20	30	−	600	20	25	−	500
30～49（歳）	10	500	10	500	25	30	−	600	20	25	−	500
50～64（歳）	10	500	10	500	25	30	−	600	20	25	−	500
65～74（歳）	10	500	10	500	20	30	−	600	20	25	−	500
75以上（歳）	10	500	10	500	20	25	−	600	20	25	−	500
妊婦[1]			−	10					+0	+0	−	−
授乳婦[1]			−	10					+3	+3	−	−

[1] モリブデンの妊婦，授乳婦の食事摂取基準は付加量.

健康増進法

（平成14年8月2日法律第103号）（最終改正：令和3年5月19日法律第37号）

■ **第1章 総 則**……………………………………

（目的）

第1条 この法律は，我が国における急速な高齢化の進展及び疾病構造の変化に伴い，国民の健康の増進の重要性が著しく増大していることにかんがみ，国民の健康の増進の総合的な推進に関し基本的な事項を定めるとともに，国民の栄養の改善その他の国民の健康の増進を図るための措置を講じ，もって国民保健の向上を図ることを目的とする．

（国民の責務）

第2条 国民は，健康な生活習慣の重要性に対する関心と理解を深め，生涯にわたって，自らの健康状態を自覚するとともに，健康の増進に努めなければならない．

■ **第4章 保健指導等**……………………………

（市町村による生活習慣相談等の実施）

第17条 市町村は，住民の健康の増進を図るため，医師，歯科医師，薬剤師，保健師，助産師，看護師，准看護師，管理栄養士，栄養士，歯科衛生士その他の職員に，栄養の改善その他の生活習慣の改善に関する事項につき住民からの相談に応じさせ，及び必要な栄養指導その他の保健指導を行わせ，並びにこれらに付随する業務を行わせるものとする．

2 市町村は，前項に規定する業務の一部について，健康保険法第63条第3項各号に掲げる病院又は診療所その他適当と認められるものに対し，その実施を委託することができる．

（平18法83・一部改正）

（都道府県による専門的な栄養指導その他の保健指導の実施）

第18条 都道府県，保健所を設置する市及び特別区は，次に掲げる業務を行うものとする．

1 住民の健康の増進を図るために必要な栄養指導その他の保健指導のうち，特に専門的な知識及び技術を必要とするものを行うこと．

2 特定かつ多数の者に対して継続的に食事を供給する施設に対し，栄養管理の実施について必要な指導及び助言を行うこと．

3 前2号の業務に付随する業務を行うこと．

2 都道府県は，前条第1項の規定により市町村が行う業務の実施に関し，市町村相互間の連絡調整を行い，及び市町村の求めに応じ，その設置する保健所による技術的事項についての協力その他当該市町村に対する必要な援助を行うものとする．

（平18法83・一部改正）

（栄養指導員）

第19条 都道府県知事は，前条第1項に規定する業務（同項第1号及び第3号に掲げる業務については，栄養指導に係るものに限る．）を行う者として，医師又は管理栄養士の資格を有する都道府県，保健所を設置する市又は特別区の職員のうちから，栄養指導員を命ずるものとする．

（市町村による健康増進事業の実施）

第19条の2 市町村は，第17条第1項に規定する業務に係る事業以外の健康増進事業であって厚生労働省令で定めるものの実施に努めるものとする．

（平18法83・追加）

（都道府県による健康増進事業に対する技術的援助等の実施）

第19条の3 都道府県は，前条の規定により市町村が行う事業の実施に関し，市町村相互間の連絡調整を行い，及び市町村の求めに応じ，その設置する保健所による技術的事項についての協力その他当該市町村に対する必要な援助を行うものとする．

（平18法83・追加）

（報告の徴収）

第19条の5 厚生労働大臣又は都道府県知事は，市町村に対し，必要があると認めるときは，第17条第1項に規定する業務及び第19条の2に規定する事業の実施の状況に関する報告を求めることができる．

（平18法83・追加）

■ **第5章 特定給食施設**……………………………

（特定給食施設の届出）

第20条 特定給食施設（特定かつ多数の者に対して継続的に食事を供給する施設のうち栄養管理が

必要なものとして厚生労働省令で定めるものをいう．以下同じ．）を設置した者は，その事業の開始の日から1月以内に，その施設の所在地の都道府県知事に，厚生労働省令で定める事項を届け出なければならない．

2　前項の規定による届出をした者は，同項の厚生労働省令で定める事項に変更を生じたときは，変更の日から1月以内に，その旨を当該都道府県知事に届け出なければならない．その事業を休止し，又は廃止したときも，同様とする．

（特定給食施設における栄養管理）

第21条　特定給食施設であって特別の栄養管理が必要なものとして厚生労働省令で定めるところにより都道府県知事が指定するものの設置者は，当該特定給食施設に管理栄養士を置かなければならない．

2　前項に規定する特定給食施設以外の特定給食施設の設置者は，厚生労働省令で定めるところにより，当該特定給食施設に栄養士又は管理栄養士を置くように努めなければならない．

3　特定給食施設の設置者は，前2項に定めるもののほか，厚生労働省令で定める基準に従って，適切な栄養管理を行わなければならない．

（指導及び助言）

第22条　都道府県知事は，特定給食施設の設置者に対し，前条第1項又は第3項の規定による栄養管理の実施を確保するため必要があると認めるときは，当該栄養管理の実施に関し必要な指導及び助言をすることができる．

（勧告及び命令）

第23条　都道府県知事は，第21条第1項の規定に違反して管理栄養士を置かず，若しくは同条第3項の規定に違反して適切な栄養管理を行わず，又は正当な理由がなくて前条の栄養管理をしない特定給食施設の設置者があるときは，当該特定給食施設の設置者に対し，管理栄養士を置き，又は適切な栄養管理を行うよう勧告をすることができる．

2　都道府県知事は，前項に規定する勧告を受けた特定給食施設の設置者が，正当な理由がなくてその勧告に係る措置をとらなかったときは，当該特定給食施設の設置者に対し，その勧告に係る措置をとるべきことを命ずることができる．

（立入検査等）

第24条　都道府県知事は，第21条第1項又は第3項の規定による栄養管理の実施を確保するため必要があると認めるときは，特定給食施設の設置者若しくは管理者に対し，その業務に関し報告をさせ，又は栄養指導員に，当該施設に立ち入り，業務の状況若しくは帳簿，書類その他の物件を検査させ，若しくは関係者に質問させることができる．

2　前項の規定により立入検査又は質問をする栄養指導員は，その身分を示す証明書を携帯し，関係者に提示しなければならない．

3　第1項の規定による権限は，犯罪捜査のために認められたものと解釈してはならない．

健康増進法施行規則

（平成15年4月30日厚生労働省令第86号）（最終改正：令和4年3月30日厚生労働省令第48号）

（特定給食施設）

第5条　法第20条第1項の厚生労働省令で定める施設は，継続的に1回100食以上又は1日250食以上の食事を供給する施設とする．

（特定給食施設の届出事項）

第6条　法第20条第1項の厚生労働省令で定める事項は，次のとおりとする．

一　給食施設の名称及び所在地

二　給食施設の設置者の氏名及び住所（法人にあっては，給食施設の設置者の名称，主たる事務所の所在地及び代表者の氏名）

三　給食施設の種類

四　給食の開始日又は開始予定日

五　1日の予定給食数及び各食ごとの予定給食数

六　管理栄養士及び栄養士の員数

（特別の栄養管理が必要な給食施設の指定）

第7条　法第21条第1項の規定により都道府県知事が指定する施設は，次のとおりとする．

一　医学的な管理を必要とする者に食事を供給する特定給食施設であって，継続的に1回300食

以上又は1日750食以上の食事を供給するもの

二 前号に掲げる特定給食施設以外の管理栄養士による特別な栄養管理を必要とする特定給食施設であって，継続的に1回500食以上又は1日1,500食以上の食事を供給するもの

（特定給食施設における栄養士等）

第8条 法第21条第2項の規定により栄養士又は管理栄養士を置くように努めなければならない特定給食施設のうち，1回300食又は1日750食以上の食事を供給するものの設置者は，当該施設に置かれる栄養士のうち少なくとも1人は管理栄養士であるように努めなければならない．

（栄養管理の基準）

第9条 法第21条第3項の厚生労働省令で定める基準は，次のとおりとする．

一 当該特定給食施設を利用して食事の供給を受ける者（以下「利用者」という．）の身体の状況，栄養状態，生活習慣等（以下「身体の状況等」という．）を定期的に把握し，これらに基づき，適当な熱量及び栄養素の量を満たす食事の提供及びその品質管理を行うとともに，これらの評価を行うよう努めること．

二 食事の献立は，身体の状況等のほか，利用者の日常の食事の摂取量，嗜好等に配慮して作成するよう努めること．

三 献立表の掲示並びに熱量及びたんぱく質，脂質，食塩等の主な栄養成分の表示等により，利用者に対して，栄養に関する情報の提供を行うこと．

四 献立表その他必要な帳簿等を適正に作成し，当該施設に備え付けること．

五 衛生の管理については，食品衛生法（昭和22年法律第233号）その他関係法令の定めるところによること．

食育基本法

（平成17年6月17日法律第63号）（最終改正：平成27年9月11日法律第66号）

■ 第1章 総 則

（目的）

第1条 この法律は，近年における国民の食生活をめぐる環境の変化に伴い，国民が生涯にわたって健全な心身を培い，豊かな人間性をはぐくむための食育を推進することが緊要な課題となっていることにかんがみ，食育に関し，基本理念を定め，及び国，地方公共団体等の責務を明らかにするとともに，食育に関する施策の基本となる事項を定めることにより，食育に関する施策を総合的かつ計画的に推進し，もって現在及び将来にわたる健康で文化的な国民の生活と豊かで活力ある社会の実現に寄与することを目的とする．

（国民の心身の健康の増進と豊かな人間形成）

第2条 食育は，食に関する適切な判断力を養い，生涯にわたって健全な食生活を実現することにより，国民の心身の健康の増進と豊かな人間形成に資することを旨として，行われなければならない．

（食に関する感謝の念と理解）

第3条 食育の推進に当たっては，国民の食生活が，自然の恩恵の上に成り立っており，また，食に関わる人々の様々な活動に支えられていることについて，感謝の念や理解が深まるよう配慮されなければならない．

（食品関連事業者等の責務）

第12条 食品の製造，加工，流通，販売又は食事の提供を行う事業者及びその組織する団体（以下「食品関連事業者等」という．）は，基本理念にのっとり，その事業活動に関し，自主的かつ積極的に食育の推進に自ら努めるとともに，国又は地方公共団体が実施する食育の推進に関する施策その他の食育の推進に関する活動に協力するよう努めるものとする．

（国民の責務）

第13条 国民は，家庭，学校，保育所，地域その他の社会のあらゆる分野において，基本理念にのっとり，生涯にわたり健全な食生活の実現に自ら努めるとともに，食育の推進に寄与するよう努めるものとする．

学校給食実施基準

（平成 21 年 3 月 31 日文部科学省告示第 61 号）

　学校給食法（昭和 29 年法律第 160 号）第 8 条第 1 項の規定に基づき，学校給食実施基準（昭和 29 年文部省告示第 90 号）の全部を改正し，平成 21 年 4 月 1 日から施行する．

■ 学校給食実施基準

（学校給食の実施の対象）

第 1 条　学校給食（学校給食法第 3 条第 1 項に規定する「学校給食」をいう．以下同じ．）は，これを実施する学校においては，当該学校に在学するすべての児童又は生徒に対し実施されるものとする．

（学校給食の実施回数等）

第 2 条　学校給食は，年間を通じ，原則として毎週五回，授業日の昼食時に実施されるものとする．

（児童生徒の個別の健康状態への配慮）

第 3 条　学校給食の実施に当たっては，児童又は生徒の個々の健康及び生活活動等の実態並びに地域の実情等に配慮するものとする．

（学校給食に供する食物の栄養内容）

第 4 条　学校給食に供する食物の栄養内容の基準は，別表に掲げる児童又は生徒 1 人 1 回当たりの学校給食摂取基準とする．

学校給食実施基準の一部改正について

（令和 3 年 2 月 12 日，2 文科初第 1684 号）

　学校給食の適切な実施については，かねてから格別の御配慮をお願いしているところですが，この度，学校給食法（昭和 29 年法律第 160 号．以下「法」という．）第 8 条第 1 項の規定に基づき，児童又は生徒 1 人 1 回当たりの学校給食摂取基準（以下「学校給食摂取基準」という．）を改正する学校給食実施基準（平成 21 年文部科学省告示第 61 号．以下「本基準」という．）の一部改正について，令和 3 年 2 月 12 日に告示され，令和 3 年 4 月 1 日から施行されます．

　学校給食摂取基準の概要等については，下記のとおりですので，法第 8 条の趣旨を踏まえ，本基準に照らした適切な学校給食の実施をお願いします．

　なお，各都道府県教育委員会教育長におかれては，域内の市区町村教育委員会及び所管の学校に対して，各指定都市教育委員会教育長におかれては，所管の学校に対して，各都道府県知事におかれては，所轄の学校法人及び学校に対して，国公立大学法人学長におかれては，附属学校に対して，構造改革特別区域法（平成 14 年法律第 189 号）第 12 条第 1 項の認定を受けた地方公共団体におかれては，所轄の学校設置会社及び学校に対して周知を図るとともに，適切な対応が図られるよう配慮願います．

記

■ 1　学校給食摂取基準の概要 ……………………

(1)「学校給食摂取基準」については，別表にそれぞれ掲げる基準によること．

(2)「学校給食摂取基準」については，厚生労働省が策定した「日本人の食事摂取基準（以下「食事摂取基準」という．）（2020 年版）」を参考とし，その考え方を踏まえるとともに，厚生労働科学研究費補助金により行われた循環器疾患・糖尿病等生活習慣病対策総合研究事業「食事摂取基準を用いた食生活改善に資するエビデンスの構築に関する研究」（以下「食事状況調査」という．）及び「食事状況調査」の調査結果より算出した，小学 3 年生，5 年生及び中学 2 年生が昼食である学校給食において摂取することが期待される栄養量（以下「昼食必要摂取量」という．）等を勘案し，児童又は生徒（以下「児童生徒」という．）の健康の増進及び食育の推進を図るために望ましい栄養量を算出したものである．したがって，本基準は児童生徒の 1 人 1 回当たりの全国的な平均値を示したものであるから，適用に当たっては，児童生徒の個々の健康及び生活活動等の実態並びに地域の実情等に十分配慮し，弾力的に運用すること．

(3)「学校給食摂取基準」についての基本的な考え方は，本基準の一部改正に先立ち，文部科学省に

設置した，学校給食における児童生徒の食事摂取基準策定に関する調査研究協力者会議がとりまとめた「学校給食摂取基準の策定について（報告）」（令和2年12月）を参照すること．

■ 2 学校給食における食品構成について ……………

食品構成については，「学校給食摂取基準」を踏まえ，多様な食品を適切に組み合わせて，児童生徒が各栄養素をバランス良く摂取しつつ，様々な食に触れることができるようにすること．また，これらを活用した食に関する指導や食事内容の充実を図ること．なお，多様な食品とは，食品群であれば，例えば，穀類，野菜類，豆類，果実類，きのこ類，藻類，魚介類，肉類，卵類及び乳類などであり，また，食品名であれば，例えば穀類については，精白米，食パン，コッペパン，うどん，中華めんなどである．

また，各地域の実情や家庭における食生活の実態把握の上，日本型食生活の実践，我が国の伝統的な食文化の継承について十分配慮すること．

さらに，「食事状況調査」の結果によれば，学校給食のない日はカルシウム不足が顕著であり，カルシウム摂取に効果的である牛乳等についての使用に配慮すること．なお，家庭の食事においてカルシウムの摂取が不足している地域にあっては，積極的に牛乳，調理用牛乳，乳製品，小魚等についての使用に配慮すること．

■ 3 学校給食の食事内容の充実等について ………

(1) 学校給食の食事内容については，学校における食育の推進を図る観点から，学級担任や教科担任と栄養教諭等とが連携しつつ，給食時間はもとより，各教科等において，学校給食を活用した食に関する指導を効果的に行えるよう配慮すること．

また，食に関する指導の全体計画と各教科等の年間指導計画等とを関連付けながら，指導が行われるよう留意すること．

1 献立に使用する食品や献立のねらいを明確にした献立計画を示すこと．

2 各教科等の食に関する指導と意図的に関連させた献立作成とすること．

3 学校給食に地場産物を使用し，食に関する指導の「生きた教材」として使用することは，児童生徒に地域の自然，文化，産業等に関する理解や生産者の努力，食に関する感謝の念を育む

上で重要であるとともに，地産地消の有効な手段であり，食料の輸送に伴う環境負荷の低減等にも資するものであることから，その積極的な使用に努め，農林漁業体験等も含め，地場産物に係る食に関する指導に資するよう配慮すること．

4 我が国の伝統的食文化について興味・関心を持って学び，郷土に関心を寄せる心を育むとともに，地域の食文化の継承につながるよう，郷土に伝わる料理を積極的に取り入れ，児童生徒がその歴史，ゆかり，食材などを学ぶ取組に資するよう配慮すること．また，地域の食文化等を学ぶ中で，世界の多様な食文化等の理解も深めることができるよう配慮すること．

5 児童生徒が学校給食を通して，日常又は将来の食事作りにつなげることができるよう，献立名や食品名が明確な献立作成に努めること．

6 食物アレルギー等のある児童生徒に対しては，校内において校長，学級担任，栄養教諭，学校栄養職員，養護教諭，学校医等による指導体制を整備し，保護者や主治医との連携を図りつつ，可能な限り，個々の児童生徒の状況に応じた対応に努めること．なお，実施に当たっては，公益財団法人日本学校保健会で取りまとめられた「学校生活管理指導表（アレルギー疾患用）」及び「学校のアレルギー疾患に対する取り組みガイドライン」並びに文部科学省が作成した「学校給食における食物アレルギー対応指針」を参考とすること．

(2) 献立作成に当たっては，常に食品の組合せ，調理方法等の改善を図るとともに，児童生徒のし好の偏りをなくすよう配慮すること．

1 魅力あるおいしい給食となるよう，調理技術の向上に努めること．

2 食事は調理後できるだけ短時間に適温で提供すること．調理に当たっては，衛生・安全に十分配慮すること．

3 家庭における日常の食生活の指標になるように配慮すること．

(3) 学校給食に使用する食品については，食品衛生法（昭和22年法律第233号）第11条第1項に基づく食品中の放射性物質の規格基準に適合していること．

(4) 食器具については，安全性が確保されたものであること．また，児童生徒の望ましい食習慣の形成に資するため，料理形態に即した食器具の使用に配慮するとともに，食文化の継承や地元で生産される食器具の使用に配慮すること．

(5) 喫食の場所については，食事にふさわしいものとなるよう改善工夫を行うこと．

(6) 給食の時間については，給食の準備から片付けを通して，計画的・継続的に指導することが重要であり，そのための必要となる適切な給食時間を確保すること．

(7) 望ましい生活習慣を形成するため，適度な運動，調和のとれた食事，十分な休養・睡眠という生活習慣全体を視野に入れた指導に配慮すること．また，ナトリウム（食塩相当量）の摂取過剰や鉄の摂取不足など，学校給食における対応のみでは限界がある栄養素もあるため，望ましい栄養バランスについて，児童生徒への食に関する指導のみならず，家庭への情報発信を行うことにより，児童生徒の食生活全体の改善を促すことが望まれること．

■ 4 特別支援学校における食事内容の改善について

(1) 特別支援学校の児童生徒については，障害の種類と程度が多様であり，身体活動レベルも様々であることから，「学校給食摂取基準」の適用に当たっては，児童生徒の個々の健康や生活活動等の実態並びに地域の実情等に十分配慮し，弾力的に運用するとともに次の点に留意すること．

1 障害のある児童生徒が無理なく食べられるような献立及び調理について十分配慮すること．

2 食に関する指導の教材として，学校給食が障害に応じた効果的な教材となるよう創意工夫に努めること．

(2) 特別支援学校における児童生徒に対する食事の管理については，家庭や寄宿舎における食生活や病院における食事と密接に関連していることから，学級担任，栄養教諭，学校栄養職員，養護教諭，学校医，主治医及び保護者等の関係者が連携し，共通理解を図りながら，児童生徒の生活習慣全体を視野に入れた食事管理に努めること．

■ 5 従前の通知の廃止

「学校給食実施基準の一部改正について（通知）」（平成30年7月31日付け30文科初第643号）については，廃止すること．

区 分	基 準 値					
	特別支援学校の幼児	児童（6歳〜7歳の場合）	児童（8歳〜9歳の場合）	児童（10歳〜11歳の場合）	生徒（12歳〜14歳の場合）	夜間課程を置く高等学校および特別支援学校の高等部の生徒
エネルギー (kcal)	490	530	650	780	830	860
たんぱく質 (%)	学校給食による摂取エネルギー全体の13%〜20%					
脂 質 (%)	学校給食による摂取エネルギー全体の20%〜30%					
ナトリウム（食塩相当量） (g)	1.5未満	1.5未満	2未満	2未満	2.5未満	2.5未満
カルシウム (mg)	290	290	350	360	450	360
マグネシウム (mg)	30	40	50	70	120	130
鉄 (mg)	2	2	3	3.5	4.5	4
ビタミンA (μgRAE)	190	160	200	240	300	310
ビタミンB₁ (mg)	0.3	0.3	0.4	0.5	0.5	0.5
ビタミンB₂ (mg)	0.3	0.4	0.4	0.5	0.6	0.6
ビタミンC (mg)	15	20	25	30	35	35
食物繊維 (g)	3以上	4以上	4.5以上	5以上	7以上	7.5以上

注1) 表に掲げるもののほか，次に掲げるものについても，示した摂取について配慮すること．
　　亜鉛…特別支援学校の幼児1mg，児童（6歳〜7歳）2mg，児童（8歳〜9歳）2mg，児童（10歳〜11歳）2mg，児童（12歳〜14歳）3mg，夜間課程を置く高等学校および特別支援学校の高等部の生徒3mg

2) この摂取基準は，全国的な平均値を示したものであるから，適用に当たっては，個々の健康および生活活動等の実態ならびに地域の実情等に十分配慮し，弾力的に運用すること．

3) 献立の作成に当たっては，多様な食品を適切に組み合わせるよう配慮すること．

学校給食衛生管理基準

（平成 21 年 4 月 1 日文部科学省告示第 64 号）

■ 第1 総則 ……………………………………

1 学校給食を実施する都道府県教育委員会及び市区町村教育委員会（以下「教育委員会」という.），附属学校を設置する国立大学法人及び私立学校の設置者（以下「教育委員会等」という.）は，自らの責任において，必要に応じて，保健所の協力，助言及び援助（食品衛生法（昭和 22 年法律第 233 号）に定める食品衛生監視員による監視指導を含む.）を受けつつ，HACCP（コーデックス委員会（国連食糧農業機関／世界保健機関合同食品規格委員会）総会において採択された「危害分析・重要管理点方式とその適用に関するガイドライン」に規定された HACCP（Hazard Analysis and Critical Control Point：危害分析・重要管理点）をいう.）の考え方に基づき単独調理場，共同調理場（調理等の委託を行う場合を含む. 以下「学校給食調理場」という.）並びに共同調理場の受配校の施設及び設備，食品の取扱い，調理作業，衛生管理体制等について実態把握に努め，衛生管理上の問題がある場合には，学校医又は学校薬剤師の協力を得て速やかに改善措置を図ること.

■ 第2 学校給食施設及び設備の整備及び管理に係る衛生管理基準 ……………………

1 学校給食施設及び設備の整備及び管理に係る衛生管理基準は，次の各号に掲げる項目ごとに，次のとおりとする.

(1) 学校給食施設

① 共通事項

1．学校給食施設は，衛生的な場所に設置し，食数に適した広さとすること. また，随時施設の点検を行い，その実態の把握に努めるとともに，施設の新増築，改築，修理その他の必要な措置を講じること.

2．学校給食施設は，別添の「学校給食施設の区分」に従い区分することとし，調理場（学校給食調理員が調理又は休憩等を行う場所であって，別添中区分の欄に示す「調理場」をいう. 以下同じ.）は，二次汚染防止の観点から，汚染作業区域，非汚染作業区域及びその他の区域（それぞれ別添中区分の欄に示す「汚染作業区

域」，「非汚染作業区域」及び「その他の区域（事務室等を除く.）」をいう. 以下同じ.）に部屋単位で区分すること. ただし，洗浄室は，使用状況に応じて汚染作業区域又は非汚染作業区域に区分することが適当であることから，別途区分すること. また，検収，保管，下処理，調理及び配膳の各作業区域並びに更衣休憩にあてる区域及び前室に区分するよう努めること.

3．ドライシステムを導入するよう努めること. また，ドライシステムを導入していない調理場においてもドライ運用を図ること.

4．作業区域（別添中区分の欄に示す「作業区域」をいう. 以下同じ.）の外部に開放される箇所にはエアカーテンを備えるよう努めること.

5．学校給食施設は，設計段階において保健所及び学校薬剤師等の助言を受けるとともに，栄養教諭又は学校栄養職員（以下「栄養教諭等」という.）その他の関係者の意見を取り入れ整備すること.

② 作業区域内の施設

1．食品を取り扱う場所（作業区域のうち洗浄室を除く部分をいう. 以下同じ.）は，内部の温度及び湿度管理が適切に行える空調等を備えた構造とするよう努めること.

2．食品の保管室は，専用であること. また，衛生面に配慮した構造とし，食品の搬入及び搬出に当たって，調理室を経由しない構造及び配置とすること.

3．外部からの汚染を受けないような構造の検収室を設けること.

4．排水溝は，詰まり又は逆流がおきにくく，かつ排水が飛散しない構造及び配置とすること.

5．釜周りの排水が床面に流れない構造とすること.

6．配膳室は，外部からの異物の混入を防ぐため，廊下等と明確に区分すること. また，その出入口には，原則として施錠設備を設けること.

③ その他の区域の施設

1．廃棄物（調理場内で生じた廃棄物及び返却された残菜をいう. 以下同じ.）の保管場所は，

調理場外の適切な場所に設けること.

2. 学校給食従事者専用の便所は，食品を取り扱う場所及び洗浄室から直接出入りできない構造とすること．また，食品を取り扱う場所及び洗浄室から3m以上離れた場所に設けるよう努めること．さらに，便所の個室の前に調理衣を着脱できる場所を設けるよう努めること．

(2) 学校給食設備

① 共通事項

1. 機械及び機器については，可動式にするなど，調理過程に合った作業動線となるよう配慮した配置であること．

2. 全ての移動性の器具及び容器は，衛生的に保管するため，外部から汚染されない構造の保管設備を設けること．

3. 給水給湯設備は，必要な数を使用に便利な位置に設置し，給水栓は，直接手指を触れることのないよう，肘等で操作できるレバー式等であること．

4. 共同調理場においては，調理した食品を調理後2時間以内に給食できるようにするための配送車を必要台数確保すること．

② 調理用の機械，機器，器具及び容器

1. 食肉類，魚介類，卵，野菜類，果実類等食品の種類ごとに，それぞれ専用に調理用の器具及び容器を備えること．また，それぞれの調理用の器具及び容器は，下処理用，調理用，加熱調理済食品用等調理の過程ごとに区別すること．

2. 調理用の機械，機器，器具及び容器は，洗浄及び消毒ができる材質，構造であり，衛生的に保管できるものであること．また，食数に適した大きさと数量を備えること．

3. 献立及び調理内容に応じて，調理作業の合理化により衛生管理を充実するため，焼き物機，揚げ物機，真空冷却機，中心温度管理機能付き調理機等の調理用の機械及び機器を備えるよう努めること．

③ シンク

1. シンクは，食数に応じてゆとりのある大きさ，深さであること．また，下処理室における加熱調理用食品，非加熱調理用食品及び器具の洗浄に用いるシンクは別々に設置するとともに，三槽式構造とすること．さらに，調理室において

は，食品用及び器具等の洗浄用のシンクを共用しないこと．あわせて，その他の用途用のシンクについても相互汚染しないよう努めること．

④ 冷蔵及び冷凍設備

1. 冷蔵及び冷凍設備は，食数に応じた広さがあるものを原材料用及び調理用等に整備し，共用を避けること．

⑤ 温度計及び湿度計

1. 調理場内の適切な温度及び湿度の管理のために，適切な場所に正確な温度計及び湿度計を備えること．また，冷蔵庫・冷凍庫の内部及び食器消毒庫その他のために，適切な場所に正確な温度計を備えること．

⑥ 廃棄物容器等

1. ふた付きの廃棄物専用の容器を廃棄物の保管場所に備えること．

2. 調理場には，ふた付きの残菜入れを備えること．

⑦ 学校給食従事者専用手洗い設備等

1. 学校給食従事者の専用手洗い設備は，前室，便所の個室に設置するとともに，作業区分ごとに使用しやすい位置に設置すること．

2. 肘まで洗える大きさの洗面台を設置するとともに，給水栓は，直接手指を触れることのないよう，肘等で操作できるレバー式，足踏み式又は自動式等の温水に対応した方式であること．

3. 学校食堂等に，児童生徒等の手洗い設備を設けること．

(3) 学校給食施設及び設備の衛生管理

1. 学校給食施設及び設備は，清潔で衛生的であること．

2. 冷蔵庫，冷凍庫及び食品の保管室は，整理整頓すること．また，調理室には，調理作業に不必要な物品等を置かないこと．

3. 調理場は，換気を行い，温度は25℃以下，湿度は80%以下に保つよう努めること．また，調理室及び食品の保管室の温度及び湿度並びに冷蔵庫及び冷凍庫内部の温度を適切に保ち，これらの温度及び湿度は毎日記録すること．

4. 調理場内の温度計及び湿度計は，定期的に検査を行うこと．

5. 調理場の給水，排水，採光，換気等の状態を適正に保つこと．また，夏期の直射日光を避け

6．学校給食施設及び設備は，ねずみ及びはえ，ごきぶり等衛生害虫の侵入及び発生を防止するため，侵入防止措置を講じること．また，ねずみ及び衛生害虫の発生状況を1ヶ月に1回以上点検し，発生を確認したときには，その都度駆除をすることとし，必要な場合には，補修，整理整頓，清掃，清拭，消毒等を行い，その結果を記録すること．なお，殺そ剤又は殺虫剤を使用する場合は，食品を汚染しないようその取扱いに十分注意すること．さらに，学校給食従事者専用の便所については，特に衛生害虫に注意すること．

7．学校給食従事者専用の便所には，専用の履物を備えること．また，定期的に清掃及び消毒を行うこと．

8．学校給食従事者専用の手洗い設備は，衛生的に管理するとともに，石けん液，消毒用アルコール及びペーパータオル等衛生器具を常備すること．また，布タオルの使用は避けること．さらに，前室の手洗い設備には個人用爪ブラシを常備すること．

9．食器具，容器及び調理用の器具は，使用後，でん粉及び脂肪等が残留しないよう，確実に洗浄するとともに，損傷がないように確認し，熱風保管庫等により適切に保管すること．また，フードカッター，野菜切り機等調理用の機械及び機器は，使用後に分解して洗浄及び消毒した後，乾燥させること．さらに，下処理室及び調理室内における機械，容器等の使用後の洗浄及び消毒は，全ての食品が下処理室及び調理室から搬出された後に行うよう努めること．

10．天井の水滴を防ぐとともに，かびの発生の防止に努めること．

11．床は破損箇所がないよう管理すること．

12．清掃用具は，整理整頓し，所定の場所に保管すること．また，汚染作業区域と非汚染作業区域の共用を避けること．

2　学校薬剤師等の協力を得て（1）の各号に掲げる事項について，毎学年1回定期に，（2）及び（3）の各号に掲げる事項については，毎学年3回定期に，検査を行い，その実施記録を保管すること．

■第3　調理の過程等における衛生管理に係る衛生管理基準

1　調理の過程等における衛生管理に係る衛生管理基準は，次の各号に掲げる項目ごとに，次のとおりとする．

（1）献立作成

1．献立作成は，学校給食施設及び設備並びに人員等の能力に応じたものとするとともに，衛生的な作業工程及び作業動線となるよう配慮すること．

2．高温多湿の時期は，なまもの，和えもの等については，細菌の増殖等が起こらないように配慮すること．

3．保健所等から情報を収集し，地域における感染症，食中毒の発生状況に配慮すること．

4．献立作成委員会を設ける等により，栄養教諭等，保護者その他の関係者の意見を尊重すること．

5．統一献立（複数の学校で共通して使用する献立をいう．）を作成するに当たっては，食品の品質管理又は確実な検収を行う上で支障を来すことがないよう，一定の地域別又は学校種別等の単位に分けること等により適正な規模での作成に努めること．

（2）学校給食用食品の購入

① 共通事項

1．学校給食用食品（以下「食品」という．）の購入に当たっては，食品選定のための委員会等を設ける等により，栄養教諭等，保護者その他の関係者の意見を尊重すること．また，必要に応じて衛生管理に関する専門家の助言及び協力を受けられるような仕組みを整えること．

2．食品の製造を委託する場合には，衛生上信用のおける製造業者を選定すること．また，製造業者の有する設備，人員等から見た能力に応じた委託とすることとし，委託者において，随時点検を行い，記録を残し，事故発生の防止に努めること．

② 食品納入業者

1．保健所等の協力を得て，施設の衛生面及び食品の取扱いが良好で衛生上信用のおける食品納入業者を選定すること．

2．食品納入業者又は納入業者の団体等との間に

271

連絡会を設け，学校給食の意義，役割及び衛生管理の在り方について定期的な意見交換を行う等により，食品納入業者の衛生管理の啓発に努めること．

3．売買契約に当たって，衛生管理に関する事項を取り決める等により，業者の検便，衛生環境の整備等について，食品納入業者に自主的な取組を促すこと．

4．必要に応じて，食品納入業者の衛生管理の状況を確認すること．

5．原材料及び加工食品について，製造業者若しくは食品納入業者等が定期的に実施する微生物及び理化学検査の結果，又は生産履歴等を提出させること．また，検査等の結果については，保健所等への相談等により，原材料として不適と判断した場合には，食品納入業者の変更等適切な措置を講じること．さらに，検査結果を保管すること．

③ 食品の選定

1．食品は，過度に加工したものは避け，鮮度の良い衛生的なものを選定するよう配慮すること．また，有害なもの又はその疑いのあるものは避けること．

2．有害若しくは不必要な着色料，保存料，漂白剤，発色剤その他の食品添加物が添加された食品，又は内容表示，消費期限及び賞味期限並びに製造業者，販売業者等の名称及び所在地，使用原材料及び保存方法が明らかでない食品については使用しないこと．また，可能な限り，使用原材料の原産国についての記述がある食品を選定すること．

3．保健所等から情報提供を受け，地域における感染症，食中毒の発生状況に応じて，食品の購入を考慮すること．

(3) 食品の検収・保管等

1．検収は，あらかじめ定めた検収責任者が，食品の納入に立会し，品名，数量，納品時間，納入業者名，製造業者名及び所在地，生産地，品質，鮮度，箱，袋の汚れ，破れその他の包装容器等の状況，異物混入及び異臭の有無，消費期限又は賞味期限，製造年月日，品温（納入業者が運搬の際，適切な温度管理を行っていたかどうかを含む.），年月日表示，ロット（一の製造期間

内に一連の製造工程により均質性を有するように製造された製品の一群をいう．以下同じ.）番号その他のロットに関する情報について，毎日，点検を行い，記録すること．また，納入業者から直接納入する食品の検収は，共同調理場及び受配校において適切に分担し実施するとともに，その結果を記録すること．

2．検収のために必要な場合には，検収責任者の勤務時間を納入時間に合わせて割り振ること．

3．食肉類，魚介類等生鮮食品は，原則として，当日搬入するとともに，一回で使い切る量を購入すること．また，当日搬入できない場合には，冷蔵庫等で適切に温度管理するなど衛生管理に留意すること．

4．納入業者から食品を納入させるに当たっては，検収室において食品の受け渡しを行い，下処理室及び調理室に立ち入らせないこと．

5．食品は，検収室において，専用の容器に移し替え，下処理室及び食品の保管室にダンボール等を持ち込まないこと．また，検収室内に食品が直接床面に接触しないよう床面から60cm以上の高さの置台を設けること．

6．食品を保管する必要がある場合には，食肉類，魚介類，野菜類等食品の分類ごとに区分して専用の容器で保管する等により，原材料の相互汚染を防ぎ，衛生的な管理を行うこと．また，別紙「学校給食用食品の原材料，製品等の保存基準」に従い，棚又は冷蔵冷凍設備に保管すること．

7．牛乳については，専用の保冷庫等により適切な温度管理を行い，新鮮かつ良好なものが飲用に供されるよう品質の保持に努めること．

8．泥つきの根菜類等の処理は，検収室で行い，下処理室を清潔に保つこと．

(4) 調理過程

① 共通事項

1．給食の食品は，原則として，前日調理を行わず，全てその日に学校給食調理場で調理し，生で食用する野菜類，果実類等を除き，加熱処理したものを給食すること．また，加熱処理する食品については，中心部温度計を用いるなどにより，中心部が75℃で1分間以上（二枚貝等ノロウイルス汚染のおそれのある食品の場合は

85℃で1分間以上）又はこれと同等以上の温度まで加熱されていることを確認し，その温度と時間を記録すること．さらに，中心温度計については，定期的に検査を行い，正確な機器を使用すること．

2．野菜類の使用については，二次汚染防止の観点から，原則として加熱調理すること．また，教育委員会等において，生野菜の使用に当たっては，食中毒の発生状況，施設及び設備の状況，調理過程における二次汚染防止のための措置，学校給食調理員の研修の実施，管理運営体制の整備等の衛生管理体制の実態，並びに生野菜の食生活に果たす役割等を踏まえ，安全性を確認しつつ，加熱調理の有無を判断すること．さらに，生野菜の使用に当たっては，流水で十分洗浄し，必要に応じて，消毒するとともに，消毒剤が完全に洗い落とされるまで流水で水洗いすること．

3．和えもの，サラダ等の料理の混ぜ合わせ，料理の配食及び盛りつけに際しては，清潔な場所で，清潔な器具を使用し，料理に直接手を触れないよう調理すること．

4．和えもの，サラダ等については，各食品を調理後速やかに冷却機等で冷却を行った上で，冷却後の二次汚染に注意し，冷蔵庫等で保管するなど適切な温度管理を行うこと．また，やむを得ず水で冷却する場合は，直前に使用水の遊離残留塩素が0.1mg/L以上であることを確認し，確認した数値及び時間を記録すること．さらに，和える時間を配食の直前にするなど給食までの時間の短縮を図り，調理終了時に温度及び時間を記録すること．

5．マヨネーズは，つくらないこと．

6．缶詰は，缶の状態，内壁塗装の状態等を注意すること．

② 使用水の安全確保

1．使用水は，学校環境衛生基準（平成21年文部科学省告示第60号）に定める基準を満たす飲料水を使用すること．また，毎日，調理開始前に十分流水した後及び調理終了後に遊離残留塩素が0.1mg/L以上であること並びに外観，臭気，味等について水質検査を実施し，その結果を記録すること．

2．使用水について使用に不適な場合は，給食を中止し速やかに改善措置を講じること．また，再検査の結果使用した場合は，使用した水1Lを保存食用の冷凍庫に−20℃以下で2週間以上保存すること．

3．貯水槽を設けている場合は，専門の業者に委託する等により，年1回以上清掃すること．また，清掃した証明書等の記録は1年間保管すること．

③ 二次汚染の防止

1．献立ごとに調理作業の手順，時間及び担当者を示した調理作業工程表並びに食品の動線を示した作業動線図を作成すること．また，調理作業工程表及び作業動線図を作業前に確認し，作業に当たること．

2．調理場における食品及び調理用の器具及び容器は，床面から60cm以上の高さの置台の上に置くこと．

3．食肉，魚介類及び卵は，専用の容器，調理用の機器及び器具を使用し，他の食品への二次汚染を防止すること．

4．調理作業中の食品並びに調理用の機械，機器，器具及び容器の汚染の防止の徹底を図ること．また，包丁及びまな板類については食品別及び処理別の使い分けの徹底を図ること．

5．下処理後の加熱を行わない食品及び加熱調理後冷却する必要のある食品の保管には，原材料用冷蔵庫は使用しないこと．

6．加熱調理した食品を一時保存する場合又は調理終了後の食品については，衛生的な容器にふたをして保存するなど，衛生的な取扱いを行い，他からの二次汚染を防止すること．

7．調理終了後の食品は，素手でさわらないこと．

8．調理作業時には，ふきんは使用しないこと．

9．エプロン，履物等は，色分けする等により明確に作業区分ごとに使い分けること．また，保管の際は，作業区分ごとに洗浄及び消毒し，翌日までに乾燥させ，区分して保管するなど，衛生管理に配慮すること．

④ 食品の適切な温度管理等

1．調理作業時においては，調理室内の温度及び湿度を確認し，その記録を行うこと．また，換気を行うこと．

273

2．原材料の適切な温度管理を行い，鮮度を保つこと．また，冷蔵保管及び冷凍保管する必要のある食品は常温放置しないこと．

3．加熱調理後冷却する必要のある食品については，冷却機等を用いて温度を下げ，調理用冷蔵庫で保管し，食中毒菌等の発育至適温度帯の時間を可能な限り短くすること．また，加熱終了時，冷却開始時及び冷却終了時の温度及び時間を記録すること．

4．配送及び配食に当たっては，必要に応じて保温食缶及び保冷食缶若しくは蓄冷材等を使用し，温度管理を行うこと．

5．調理後の食品は，適切な温度管理を行い，調理後2時間以内に給食できるよう努めること．また，配食の時間を毎日記録すること．さらに，共同調理場においては，調理場搬出時及び受配校搬入時の時間を毎日記録するとともに，温度を定期的に記録すること．

6．加熱調理食品にトッピングする非加熱調理食品は，衛生的に保管し，トッピングする時期は給食までの時間が極力短くなるようにすること．

⑤ 廃棄物処理

1．廃棄物は，分別し，衛生的に処理すること．

2．廃棄物は，汚臭，汚液がもれないように管理すること．また，廃棄物のための容器は，作業終了後速やかに清掃し，衛生上支障がないように保持すること．

3．返却された残菜は，非汚染作業区域に持ち込まないこと．

4．廃棄物は，作業区域内に放置しないこと．

5．廃棄物の保管場所は，廃棄物の搬出後清掃するなど，環境に悪影響を及ぼさないよう管理すること．

(5) 配送及び配食

① 配送

1．共同調理場においては，容器，運搬車の設備の整備に努め，運搬途中の塵埃等による調理済食品等の汚染を防止すること．また，調理済食品等が給食されるまでの温度の管理及び時間の短縮に努めること．

② 配食等

1．配膳室の衛生管理に努めること．

2．食品を運搬する場合は，容器にふたをすること．

3．パンの容器，牛乳等の瓶その他の容器等の汚染に注意すること．

4．はし等を児童生徒の家庭から持参させる場合は，不衛生にならないよう指導すること．

5．給食当番等配食を行う児童生徒及び教職員については，毎日，下痢，発熱，腹痛等の有無その他の健康状態及び衛生的な服装であることを確認すること．また，配食前，用便後の手洗いを励行させ，清潔な手指で食器及び食品を扱うようにすること．

6．教職員は，児童生徒の嘔吐物のため汚れた食器具の消毒を行うなど衛生的に処理し，調理室に返却するに当たっては，その旨を明示し，その食器具を返却すること．また，嘔吐物は，調理室には返却しないこと．

(6) 検食及び保存食等

① 検食

1．検食は，学校給食調理場及び共同調理場の受配校において，あらかじめ責任者を定めて児童生徒の摂食開始時間の30分前までに行うこと．また，異常があった場合には，給食を中止するとともに，共同調理場の受配校においては，速やかに共同調理場に連絡すること．

2．検食に当たっては，食品の中に人体に有害と思われる異物の混入がないか，調理過程において加熱及び冷却処理が適切に行われているか，食品の異味，異臭その他の異常がないか，一食分としてそれぞれの食品の量が適当か，味付け，香り，色彩並びに形態等が適切か，及び，児童生徒の嗜好との関連はどのように配慮されているか確認すること．

3．検食を行った時間，検食者の意見等検食の結果を記録すること．

② 保存食

1．保存食は，毎日，原材料，加工食品及び調理済食品を食品ごとに50g程度ずつビニール袋等清潔な容器に密封して入れ，専用冷凍庫に-20℃以下で2週間以上保存すること．また，納入された食品の製造年月日若しくはロットが違う場合又は複数の釜で調理した場合は，それぞれ保存すること．

２．原材料は，洗浄，消毒等を行わず，購入した状態で保存すること．ただし，卵については，全て割卵し，混合したものから50g程度採取し保存すること．

３．保存食については，原材料，加工食品及び調理済食品が全て保管されているか並びに廃棄した日時を記録すること．

４．共同調理場の受配校に直接搬入される食品についても共同調理場で保存すること．また，複数の業者から搬入される食品については，各業者ごとに保存すること．

５．児童生徒の栄養指導及び盛りつけの目安とする展示食を保存食と兼用しないこと．

③ 残食及び残品

１．パン等残食の児童生徒の持ち帰りは，衛生上の見地から，禁止することが望ましい．

２．パン，牛乳，おかず等の残品は，全てその日のうちに処分し，翌日に繰り越して使用しないこと．

２　学校薬剤師等の協力を得て１の各号に掲げる事項について，毎学年１回（（3），（4）②及び（6）①，②にあっては毎学年３回），定期に検査を行い，その実施記録を保管すること．

■ 第４　衛生管理体制に係る衛生管理基準

１　衛生管理体制に係る衛生管理基準は，次の各号に掲げる項目ごとに，次のとおりとする．

（1）衛生管理体制

１．学校給食調理場においては，栄養教諭等を衛生管理責任者として定めること．ただし，栄養教諭等が現にいない場合は，調理師資格を有する学校給食調理員等を衛生管理責任者として定めること．

２．衛生管理責任者は，施設及び設備の衛生，食品の衛生及び学校給食調理員の衛生の日常管理等に当たること．また，調理過程における下処理，調理，配送等の作業工程を分析し，各工程において清潔かつ迅速に加熱及び冷却調理が適切に行われているかを確認し，その結果を記録すること．

３．校長又は共同調理場の長（以下「校長等」という．）は，学校給食の衛生管理について注意を払い，学校給食関係者に対し，衛生管理の徹底を図るよう注意を促し，学校給食の安全な実施に配慮すること．

４．校長等は，学校保健委員会等を活用するなどにより，栄養教諭等，保健主事，養護教諭等の教職員，学校医，学校歯科医，学校薬剤師，保健所長等の専門家及び保護者が連携した学校給食の衛生管理を徹底するための体制を整備し，その適切な運用を図ること．

５．校長等は，食品の検収等の日常点検の結果，異常の発生が認められる場合，食品の返品，献立の一部又は全部の削除，調理済食品の回収等必要な措置を講じること．

６．校長等は，施設及び設備等の日常点検の結果，改善が必要と認められる場合，必要な応急措置を講じること．また，改善に時間を要する場合，計画的な改善を行うこと．

７．校長等は，栄養教諭等の指導及び助言が円滑に実施されるよう，関係職員の意思疎通等に配慮すること．

８．教育委員会等は，栄養教諭等の衛生管理に関する専門性の向上を図るため，新規採用時及び経験年数に応じた研修その他の研修の機会が確保されるよう努めること．

９．教育委員会等は，学校給食調理員を対象とした研修の機会が確保されるよう努めること．また，非常勤職員等も含め可能な限り全員が等しく研修を受講できるよう配慮すること．

10．教育委員会等は，設置する学校について，計画を立て，登録検査機関（食品衛生法（昭和22年法律第233号）第4条第9項に規定する「登録検査機関」をいう．）等に委託するなどにより，定期的に原材料及び加工食品について，微生物検査，理化学検査を行うこと．

11．調理に直接関係のない者を調理室に入れないこと．調理及び点検に従事しない者が，やむを得ず，調理室内に立ち入る場合には，食品及び器具等には触らせず，（3）３．に規定する学校給食従事者の健康状態等を点検し，その状態を記録すること．また，専用の清潔な調理衣，マスク，帽子及び履物を着用させること．さらに，調理作業後の調理室等は施錠するなど適切な管理を行うこと．

（2）学校給食従事者の衛生管理

１．学校給食従事者は，身体，衣服を清潔に保つ

こと。

2．調理及び配食に当たっては，せき，くしゃみ，髪の毛等が食器，食品等につかないよう専用で清潔な調理衣，エプロン，マスク，帽子，履物等を着用すること。

3．作業区域用の調理衣等及び履物を着用したまま便所に入らないこと。

4．作業開始前，用便後，汚染作業区域から非汚染作業区域に移動する前，食品に直接触れる作業の開始直前及び生の食肉類，魚介類，卵，調理前の野菜類等に触れ，他の食品及び器具等に触れる前に，手指の洗浄及び消毒を行うこと。

（3）学校給食従事者の健康管理

1．学校給食従事者については，日常的な健康状態の点検を行うとともに，年1回健康診断を行うこと。また，当該健康診断を含め年3回定期に健康状態を把握することが望ましい。

2．検便は，赤痢菌，サルモネラ属菌，腸管出血性大腸菌血清型 O157 その他必要な細菌等について，毎月2回以上実施すること。

3．学校給食従事者の下痢，発熱，腹痛，嘔吐，化膿性疾患及び手指等の外傷等の有無等健康状態を，毎日，個人ごとに把握するとともに，本人若しくは同居人に，感染症予防及び感染症の患者に対する医療に関する法律（平成10年法律114号。以下「感染症予防法」という。）に規定する感染症又はその疑いがあるかどうか毎日点検し，これらを記録すること。また，下痢，発熱，腹痛，嘔吐をしており，感染症予防法に規定する感染症又はその疑いがある場合には，医療機関に受診させ感染性疾患の有無を確認し，その指示を励行させること。さらに，化膿性疾患が手指にある場合には，調理作業への従事を禁止すること。

4．ノロウイルスを原因とする感染性疾患による症状と診断された学校給食従事者は，高感度の検便検査においてノロウイルスを保有していないことが確認されるまでの間，食品に直接触れる調理作業を控えさせるなど適切な処置をとること。また，ノロウイルスにより発症した学校給食従事者と一緒に食事を喫食する，又は，ノロウイルスによる発症者が家族にいるなど，同一の感染機会があった可能性がある調理従事者について速やかに高感度の検便検査を実施し，検査の結果ノロウイルスを保有していないことが確認されるまでの間，調理に直接従事することを控えさせる等の手段を講じるよう努めること。

（4）食中毒の集団発生の際の措置

1．教育委員会等，学校医，保健所等に連絡するとともに，患者の措置に万全を期すこと。また，二次感染の防止に努めること。

2．学校医及び保健所等と相談の上，医療機関を受診させるとともに，給食の停止，当該児童生徒の出席停止及び必要に応じて臨時休業，消毒その他の事後措置の計画を立て，これに基づいて食中毒の拡大防止の措置を講じること。

3．校長の指導のもと養護教諭等が児童生徒の症状の把握に努める等関係職員の役割を明確にし，校内組織等に基づいて学校内外の取組体制を整備すること。

4．保護者に対しては，できるだけ速やかに患者の集団発生の状況を周知させ，協力を求めること。その際，プライバシー等人権の侵害がないよう配慮すること。

5．食中毒の発生原因については，保健所等に協力し，速やかに明らかとなるように努め，その原因の除去，予防に努めること。

2　1の（1）に掲げる事項については，毎学年1回，（2）及び（3）に掲げる事項については，毎学年3回定期に検査を行い，その実施記録を保管すること。

■第5　日常及び臨時の衛生検査

1　学校給食衛生管理の維持改善を図るため，次に掲げる項目について，毎日点検を行うものとする。

（1）学校給食の施設及び設備は，清潔で衛生的であること。また，調理室及び食品の保管室の温度及び湿度，冷蔵庫及び冷凍庫内部の温度を適切に保ち，これらの温度及び湿度が記録されていること。

（2）食器具，容器及び調理用器具は，使用後，でん粉及び脂肪等が残留しないよう，確実に洗浄するとともに，損傷がないように確認し，熱風保管庫等により適切に保管されていること。また，フードカッター，ミキサー等調理用の機械及び機器は，使用後に分解して洗浄及び消毒した後，乾燥されていること。

（3） 使用水に関しては，調理開始前に十分流水した後及び調理終了後に遊離残留塩素が0.1mg/L以上であること並びに外観，臭気，味等について水質検査が実施され，記録されていること．

（4） 調理室には，調理作業に不必要な物品等を置いていないこと．

（5） 食品については，品質，鮮度，箱，袋の汚れ，破れその他の包装容器等の状況，異物混入及び異臭の有無，消費期限，賞味期限の異常の有無等を点検するための検収が適切に行われていること．また，それらが記録されていること．

（6） 食品等は，清潔な場所に食品の分類ごとに区分され衛生的な状態で保管されていること．

（7） 下処理，調理，配食は，作業区分ごとに衛生的に行われていること．

（8） 生食する野菜類及び果実類等は流水で十分洗浄されていること．また，必要に応じて消毒されていること．

（9） 加熱，冷却が適切に行われていること．また，加熱すべき食品は加熱されていること．さらに，その温度と時間が記録されていること．

（10） 調理に伴う廃棄物は，分別し，衛生的に処理されていること．

（11） 給食当番等配食を行う児童生徒及び教職員の健康状態は良好であり，服装は衛生的であること．

（12） 調理終了後速やかに給食されるよう配送及び配食され，その時刻が記録されていること．さらに，給食前に責任者を定めて検食が行われていること．

（13） 保存食は，適切な方法で，2週間以上保存され，かつ記録されていること．

（14） 学校給食従事者の服装及び身体が清潔であること．また，作業開始前，用便後，汚染作業区域から非汚染作業区域に移動する前，食品に直接触れる作業の開始直前及び生の食肉類，魚介類，卵，調理前の野菜類等に触れ，他の食品及び器具等に触れる前に，手指の洗浄及び消毒が行われていること．

（15） 学校給食従事者の下痢，発熱，腹痛，嘔吐，化膿性疾患及び手指等の外傷等の有無等健康状態を，毎日，個人ごとに把握するとともに，本人若しくは同居人に感染症予防法に規定する感染症又は，その疑いがあるかどうか毎日点検し，これらが記録されていること．また，下痢，発熱，腹痛，嘔吐をしており，感染症予防法に規定する感染症又はその疑いがある場合には，医療機関に受診させ感染性疾患の有無を確認し，その指示が励行されていること．さらに，化膿性疾患が手指にある場合には，調理作業への従事が禁止されていること．

2　学校給食衛生管理の維持改善を図るため，次のような場合，必要があるときは臨時衛生検査を行うものとする．

　① 感染症・食中毒の発生のおそれがあり，また，発生したとき．

　② 風水害等により環境が不潔になり，又は汚染され，感染症の発生のおそれがあるとき．

　③ その他必要なとき．

　また，臨時衛生検査は，その目的に即して必要な検査項目を設定し，その検査項目の実施に当たっては，定期的に行う衛生検査に準じて行うこと．

■ 第6　雑則 ……………………………………

1　本基準に基づく記録は，1年間保存すること．

2　クックチル方式により学校給食を提供する場合には，教育委員会等の責任において，クックチル専用の施設設備の整備，二次汚染防止のための措置，学校給食従事者の研修の実施，衛生管理体制の整備等衛生管理のための必要な措置を講じたうえで実施すること．

大量調理施設衛生管理マニュアル（大規模食中毒対策等について）

（平成 9 年 3 月 24 日衛食第 85 号）（最終改正：平成 29 年 6 月 16 日生食発第 0616 第 1 号）

■ Ｉ　趣旨

本マニュアルは，集団給食施設等における食中毒を予防するために，HACCP の概念に基づき，調理過程における重要管理事項として，

① 原材料受入れ及び下処理段階における管理を徹底すること．

② 加熱調理食品については，中心部まで十分加熱し，食中毒菌等（ウイルスを含む．以下同じ．）を死滅させること．

③ 加熱調理後の食品及び非加熱調理食品の二次汚染防止を徹底すること．

④ 食中毒菌が付着した場合に菌の増殖を防ぐため，原材料及び調理後の食品の温度管理を徹底すること．

等を示したものである．

集団給食施設等においては，衛生管理体制を確立し，これらの重要管理事項について，点検・記録を行うとともに，必要な改善措置を講じる必要がある．また，これを遵守するため，更なる衛生知識の普及啓発に努める必要がある．なお，本マニュアルは同一メニューを 1 回 300 食以上又は 1 日 750 食以上を提供する調理施設に適用する．

■ Ⅱ　重要管理事項

1.　原材料の受入れ・下処理段階における管理

(1) 原材料については，品名，仕入元の名称及び所在地，生産者（製造又は加工者を含む．）の名称及び所在地，ロットが確認可能な情報（年月日表示又はロット番号）並びに仕入れ年月日を記録し，1 年間保管すること．

(2) 原材料について納入業者が定期的に実施する微生物及び理化学検査の結果を提出させること．その結果については，保健所に相談するなどして，原材料として不適と判断した場合には，納入業者の変更等適切な措置を講じること．検査結果については，1 年間保管すること．

(3) 加熱せずに喫食する食品（牛乳，発酵乳，プリン等容器包装に入れられ，かつ，殺菌された食品を除く．）については，乾物や摂取量が少ない食品も含め，製造加工業者の衛生管理の体制について保健所の監視票，食品等事業者の自主管理記録

票等により確認するとともに，製造加工業者が従事者の健康状態の確認等ノロウイルス対策を適切に行っているかを確認すること．

(4) 原材料の納入に際しては調理従事者等が必ず立合い，検収場で品質，鮮度，品温（納入業者が運搬の際，別添 1 に従い，適切な温度管理を行っていたかどうかを含む．），異物の混入等につき，点検を行い，その結果を記録する．

(5) 原材料の納入に際しては，缶詰，乾物，調味料等常温保存可能なものを除き，食肉類，魚介類，野菜類等の生鮮食品については 1 回で使い切る量を調理当日に仕入れるようにすること．

(6) 野菜及び果物を加熱せずに供する場合には，別添 2 に従い，流水（食品製造用水[注1] として用いるもの．以下同じ．）で十分洗浄し，必要に応じて次亜塩素酸ナトリウム等で殺菌[注2] した後，流水で十分すすぎ洗いを行うこと．特に高齢者，若齢者及び抵抗力の弱い者を対象とした食事を提供する施設で，加熱せずに供する場合（表皮を除去する場合を除く．）には，殺菌を行うこと．

注 1：従前の「飲用適の水」に同じ．（「食品，添加物等の規格基準」（昭和 34 年厚生省告示第 370 号）の改正により用語のみ読み替えたもの．定義については同告示の「第 1　食品　B　食品一般の製造，加工及び調理基準」を参照のこと．）

注 2：次亜塩素酸ナトリウム溶液又はこれと同等の効果を有する亜塩素酸水（きのこ類を除く．），亜塩素酸ナトリウム溶液（生食用野菜に限る．），過酢酸製剤，次亜塩素酸水並びに食品添加物として使用できる有機酸溶液．これらを使用する場合，食品衛生法で規定する「食品，添加物等の規格基準」を遵守すること．

2.　加熱調理食品の加熱温度管理

加熱調理食品は，別添 2 に従い，中心部温度計を用いるなどにより，中心部が 75℃で 1 分間以上（二枚貝等ノロウイルス汚染のおそれのある食品の場合は 85 ～ 90℃で 90 秒間以上）又はこれと同等以上まで加熱されていることを確認するとともに，温度と時間の記録を行うこと．

3.　二次汚染の防止

(1) 調理従事者等（食品の盛付け・配膳等，食品に接触する可能性のある者及び臨時職員を含む．以下同じ．）は，次に定める場合には，別添2に従い，必ず流水・石けんによる手洗いによりしっかりと2回（その他の時には丁寧に1回）手指の洗浄及び消毒を行うこと．なお，使い捨て手袋を使用する場合にも，原則として次に定める場合に交換を行うこと．

① 作業開始前及び用便後

② 汚染作業区域から非汚染作業区域に移動する場合

③ 食品に直接触れる作業にあたる直前

④ 生の食肉類，魚介類，卵殻等微生物の汚染源となるおそれのある食品等に触れた後，他の食品や器具等に触れる場合

⑤ 配膳の前

(2) 原材料は，隔壁等で他の場所から区分された専用の保管場に保管設備を設け，食肉類，魚介類，野菜類等，食材の分類ごとに区分して保管すること．この場合，専用の衛生的なふた付き容器に入れ替えるなどにより，原材料の包装の汚染を保管設備に持ち込まないようにするとともに，原材料の相互汚染を防ぐこと．

(3) 下処理は汚染作業区域で確実に行い，非汚染作業区域を汚染しないようにすること．

(4) 包丁，まな板などの器具，容器等は用途別及び食品別（下処理用にあっては，魚介類用，食肉類用，野菜類用の別，調理用にあっては，加熱調理済み食品用，生食野菜用，生食魚介類用の別）にそれぞれ専用のものを用意し，混同しないようにして使用すること．

(5) 器具，容器等の使用後は，別添2に従い，全面を流水で洗浄し，さらに80℃，5分間以上の加熱又はこれと同等の効果を有する方法で[注3]十分殺菌した後，乾燥させ，清潔な保管庫を用いるなどして衛生的に保管すること．なお，調理場内における器具，容器等の使用後の洗浄・殺菌は，原則として全ての食品が調理場内から搬出された後に行うこと．また，器具，容器等の使用中も必要に応じ，同様の方法で熱湯殺菌を行うなど，衛生的に使用すること．この場合，洗浄水等が飛散しないように行うこと．なお，原材料用に使用した器具，容器等をそのまま調理後の食品用に使用するようなことは，けっして行わないこと．

(6) まな板，ざる，木製の器具は汚染が残存する可能性が高いので，特に十分な殺菌[注4]に留意すること．なお，木製の器具は極力使用を控えることが望ましい．

(7) フードカッター，野菜切り機等の調理機械は，最低1日1回以上，分解して洗浄・殺菌[注5]した後，乾燥させること．

(8) シンクは原則として用途別に相互汚染しないように設置すること．特に，加熱調理用食材，非加熱調理用食材，器具の洗浄等に用いるシンクを必ず別に設置すること．また，二次汚染を防止するため，洗浄・殺菌[注5]し，清潔に保つこと．

(9) 食品並びに移動性の器具及び容器の取り扱いは，床面からの跳ね水等による汚染を防止するため，床面から60cm以上の場所で行うこと．ただし，跳ね水等からの直接汚染が防止できる食缶等で食品を取り扱う場合には，30cm以上の台にのせて行うこと．

(10) 加熱調理後の食品の冷却，非加熱調理食品の下処理後における調理場等での一時保管等は，他からの二次汚染を防止するため，清潔な場所で行うこと．

(11) 調理終了後の食品は衛生的な容器にふたをして保存し，他からの二次汚染を防止すること．

(12) 使用水は食品製造用水を用いること．また，使用水は，色，濁り，におい，異物のほか，貯水槽を設置している場合や井戸水等を殺菌・ろ過して使用する場合には，遊離残留塩素が0.1mg/L以上であることを始業前及び調理作業終了後に毎日検査し，記録すること．

注3：塩素系消毒剤（次亜塩素酸ナトリウム，亜塩素酸水，次亜塩素酸水等）やエタノール系消毒剤には，ノロウイルスに対する不活化効果を期待できるものがある．使用する場合，濃度・方法等，製品の指示を守って使用すること．浸漬により使用することが望ましいが，浸漬が困難な場合にあっては，不織布等に十分浸み込ませて清拭すること．

（参考文献）「平成27年度ノロウイルスの不活化条件に関する調査報告書」

（http://www.mhlw.go.jp/file/06-

注4：大型のまな板やざる等，十分な洗浄が困難な
　　器具については，亜塩素酸水又は次亜塩素酸
　　ナトリウム等の塩素系消毒剤に浸漬するなど
　　して消毒を行うこと．

注5：80℃で5分間以上の加熱又はこれと同等の効
　　果を有する方法（注3参照）．

4．原材料及び調理済み食品の温度管理

(1) 原材料は，別添1に従い，戸棚，冷凍又は冷蔵
　　設備に適切な温度で保存すること．また，原材料
　　搬入時の時刻，室温及び冷凍又は冷蔵設備内温度
　　を記録すること．

(2) 冷凍又は冷蔵設備から出した原材料は，速やか
　　に下処理，調理を行うこと．非加熱で供される食
　　品については，下処理後速やかに調理に移行する
　　こと．

(3) 調理後直ちに提供される食品以外の食品は，食
　　中毒菌の増殖を抑制するために，10℃以下又は
　　65℃以上で管理することが必要である．（別添3
　　参照）

　① 加熱調理後，食品を冷却する場合には，食中
　　　毒菌の発育至適温度帯（約20～50℃）の時間
　　　を可能な限り短くするため，冷却機を用いたり，
　　　清潔な場所で衛生的な容器に小分けするなどし
　　　て，30分以内に中心温度を20℃付近（又は60
　　　分以内に中心温度を10℃付近）まで下げるよ
　　　う工夫すること．この場合，冷却開始時刻，冷
　　　却終了時刻を記録すること．

　② 調理が終了した食品は速やかに提供できるよ
　　　う工夫すること．調理終了後30分以内に提供
　　　できるものについては，調理終了時刻を記録す
　　　ること．また，調理終了後提供まで30分以上
　　　を要する場合は次のア及びイによること．

　ア　温かい状態で提供される食品については，調
　　　理終了後速やかに保温食缶等に移し保存するこ
　　　と．この場合，食缶等へ移し替えた時刻を記録
　　　すること．

　イ　その他の食品については，調理終了後提供ま
　　　で10℃以下で保存すること．この場合，保冷
　　　設備への搬入時刻，保冷設備内温度及び保冷設
　　　備からの搬出時刻を記録すること．

　③ 配送過程においては保冷又は保温設備のある

運搬車を用いるなど，10℃以下又は65℃以上
の適切な温度管理を行い配送し，配送時刻の記
録を行うこと．また，65℃以上で提供される食
品以外の食品については，保冷設備への搬入時
刻及び保冷設備内温度の記録を行うこと．

　④ 共同調理施設等で調理された食品を受け入れ，
　　　提供する施設においても，温かい状態で提供さ
　　　れる食品以外の食品であって，提供まで30分
　　　以上を要する場合は提供まで10℃以下で保存
　　　すること．この場合，保冷設備への搬入時刻，
　　　保冷設備内温度及び保冷設備からの搬出時刻を
　　　記録すること．

(4) 調理後の食品は，調理終了後から2時間以内に
　　喫食することが望ましい．

5．その他

(1) 施設設備の構造

　① 隔壁等により，汚水溜，動物飼育場，廃棄物
　　　集積場等不潔な場所から完全に区別されている
　　　こと．

　② 施設の出入口及び窓は極力閉めておくととも
　　　に，外部に開放される部分には網戸，エアカー
　　　テン，自動ドア等を設置し，ねずみや昆虫の侵
　　　入を防止すること．

　③ 食品の各調理過程ごとに，汚染作業区域（検
　　　収場，原材料の保管場，下処理場），非汚染作
　　　業区域（さらに準清潔作業区域（調理場）と清
　　　潔作業区域（放冷・調製場，製品の保管場）に
　　　区分される．）を明確に区別すること．なお，
　　　各区域を固定し，それぞれを壁で区画する，床
　　　面を色別する，境界にテープをはる等により明
　　　確に区画することが望ましい．

　④ 手洗い設備，履き物の消毒設備（履き物の交
　　　換が困難な場合に限る）は，各作業区域の入り
　　　口手前に設置すること．

　　　なお，手洗い設備は，感知式の設備等で，コッ
　　　ク，ハンドル等を直接手で操作しない構造のも
　　　のが望ましい．

　⑤ 器具・容器等は，作業動線を考慮し，予め適
　　　切な場所に適切な数を配置しておくこと．

　⑥ 床面に水を使用する部分にあっては，適当な
　　　勾配（100分の2程度）及び排水溝（100分の
　　　2から4程度の勾配を有するもの）を設けるな
　　　ど排水が容易に行える構造であること．

⑦ シンク等の排水口は排水が飛散しない構造であること.

⑧ 全ての移動性の器具, 容器等を衛生的に保管するため, 外部から汚染されない構造の保管設備を設けること.

⑨ 便所等

ア 便所, 休憩室及び更衣室は, 隔壁により食品を取り扱う場所と必ず区分されていること. なお, 調理場等から3m以上離れた場所に設けられていることが望ましい.

イ 便所には, 専用の手洗い設備, 専用の履き物が備えられていること. また, 便所は, 調理従事者等専用のものが設けられていることが望ましい.

⑩ その他

設備は, ドライシステム化を積極的に図ることが望ましい.

(2) 施設設備の管理

① 施設・設備は必要に応じて補修を行い, 施設の床面 (排水溝を含む.), 内壁のうち床面から1mまでの部分及び手指の触れる場所は1日に1回以上, 施設の天井及び内壁のうち床面から1m以上の部分は1月に1回以上清掃し, 必要に応じて, 洗浄・消毒を行うこと. 施設の清掃は全ての食品が調理場内から完全に搬出された後に行うこと.

② 施設におけるねずみ, 昆虫等の発生状況を1月に1回以上巡回点検するとともに, ねずみ, 昆虫の駆除を半年に1回以上 (発生を確認した時にはその都度) 実施し, その実施記録を1年間保管すること. また, 施設及びその周囲は, 維持管理を適切に行うことにより, 常に良好な状態に保ち, ねずみや昆虫の繁殖場所の排除に努めること.

なお, 殺そ剤又は殺虫剤を使用する場合には, 食品を汚染しないようその取扱いに十分注意すること.

③ 施設は, 衛生的な管理に努め, みだりに部外者を立ち入らせたり, 調理作業に不必要な物品等を置いたりしないこと.

④ 原材料を配送用包装のまま非汚染作業区域に持ち込まないこと.

⑤ 施設は十分な換気を行い, 高温多湿を避けること, 調理場は湿度80%以下, 温度は25℃以下に保つことが望ましい.

⑥ 手洗い設備には, 手洗いに適当な石けん, 爪ブラシ, ペーパータオル, 殺菌液等を定期的に補充し, 常に使用できる状態にしておくこと.

⑦ 水道事業により供給される水以外の井戸水等の水を使用する場合には, 公的検査機関, 厚生労働大臣の登録検査機関等に依頼して, 年2回以上水質検査を行うこと. 検査の結果, 飲用不適とされた場合は, 直ちに保健所長の指示を受け, 適切な措置を講じること. なお, 検査結果は1年間保管すること.

⑧ 貯水槽は清潔を保持するため, 専門の業者に委託して, 年1回以上清掃すること. なお, 清掃した証明書は1年間保管すること.

⑨ 便所については, 業務開始前, 業務中及び業務終了後等定期的に清掃及び消毒剤による消毒を行って衛生的に保つこと[注6].

⑩ 施設 (客席等の飲食施設, ロビー等の共用施設を含む.) において利用者等が嘔吐した場合には, 消毒剤を用いて迅速かつ適切に嘔吐物の処理を行うこと[注6]により, 利用者及び調理従事者等へのノロウイルス感染及び施設の汚染防止に努めること.

注6:「ノロウイルスに関するQ&A」(厚生労働省) を参照のこと.

(3) 検食の保存

検食は, 原材料及び調理済み食品を食品ごとに50g程度ずつ清潔な容器 (ビニール袋等) に入れ, 密封し, −20℃以下で2週間以上保存すること. なお, 原材料は, 特に, 洗浄・殺菌等を行わず, 購入した状態で, 調理済み食品は配膳後の状態で保存すること.

(4) 調理従事者等の衛生管理

① 調理従事者等は, 便所及び風呂等における衛生的な生活環境を確保すること. また, ノロウイルスの流行期には十分に加熱された食品を摂取する等により感染防止に努め, 徹底した手洗いの励行を行うなど自らが施設や食品の汚染の原因とならないように措置するとともに, 体調に留意し, 健康な状態を保つように努めること.

② 調理従事者等は, 毎日作業開始前に, 自らの健康状態を衛生管理者に報告し, 衛生管理者は

その結果を記録すること.

③ 調理従事者等は臨時職員も含め，定期的な健康診断及び月に1回以上の検便を受けること．検便検査[注7]には，腸管出血性大腸菌の検査を含めることとし，10月から3月までの間には月に1回以上又は必要に応じて[注8]ノロウイルスの検便検査に努めること．

④ ノロウイルスの無症状病原体保有者であることが判明した調理従事者等は，検便検査においてノロウイルスを保有していないことが確認されるまでの間，食品に直接触れる調理作業を控えるなど適切な措置をとることが望ましいこと．

⑤ 調理従事者等は下痢，嘔吐，発熱などの症状があった時，手指等に化膿創があった時は調理作業に従事しないこと．

⑥ 下痢又は嘔吐等の症状がある調理従事者等については，直ちに医療機関を受診し，感染性疾患の有無を確認すること．ノロウイルスを原因とする感染性疾患による症状と診断された調理従事者等は，検便検査においてノロウイルスを保有していないことが確認されるまでの間，食品に直接触れる調理作業を控えるなど適切な処置を取ることが望ましいこと．

⑦ 調理従事者等が着用する帽子，外衣は毎日専用で清潔なものに交換すること．

⑧ 下処理場から調理場への移動の際には，外衣，履き物の交換等を行うこと．（履き物の交換が困難な場合には履き物の消毒を必ず行うこと．）

⑨ 便所には，調理作業時に着用する外衣，帽子，履き物のまま入らないこと．

⑩ 調理，点検に従事しない者が，やむを得ず，調理施設に立ち入る場合には，専用の清潔な帽子，外衣及び履き物を着用させ，手洗い及び手指の消毒を行わせること．

⑪ 食中毒が発生した時の原因究明を確実に行うため，原則として，調理従事者等は当該施設で調理された食品を喫食しないこと．ただし，原因究明に支障を来さないための措置が講じられている場合はこの限りでない．（試食担当者を限定すること等）

注7：ノロウイルスの検査に当たっては，遺伝子型によらず，概ね便1g当たり10^5オーダー

のノロウイルスを検出できる検査法を用いることが望ましい．ただし，検査結果が陰性であっても検査感度によりノロウイルスを保有している可能性を踏まえた衛生管理が必要である．

注8：ノロウイルスの検便検査の実施に当たっては，調理従事者の健康確認の補完手段とする場合，家族等に感染性胃腸炎が疑われる有症者がいる場合，病原微生物検出情報においてノロウイルスの検出状況が増加している場合などの各食品等事業者の事情に応じ判断すること．

(5) その他

① 加熱調理食品にトッピングする非加熱調理食品は，直接喫食する非加熱調理食品と同様の衛生管理を行い，トッピングする時期は提供までの時間が極力短くなるようにすること．

② 廃棄物（調理施設内で生じた廃棄物及び返却された残渣をいう．）の管理は，次のように行うこと．

ア 廃棄物容器は，汚臭，汚液がもれないように管理するとともに，作業終了後は速やかに清掃し，衛生上支障のないように保持すること．

イ 返却された残渣は非汚染作業区域に持ち込まないこと．

ウ 廃棄物は，適宜集積場に搬出し，作業場に放置しないこと．

エ 廃棄物集積場は，廃棄物の搬出後清掃するなど，周囲の環境に悪影響を及ぼさないよう管理すること．

■ Ⅲ 衛生管理体制

1. 衛生管理体制の確立

(1) 調理施設の経営者又は学校長等施設の運営管理責任者（以下「責任者」という．）は，施設の衛生管理に関する責任者（以下「衛生管理者」という．）を指名すること．なお，共同調理施設等で調理された食品を受け入れ，提供する施設においても，衛生管理者を指名すること．

(2) 責任者は，日頃から食材の納入業者についての情報の収集に努め，品質管理の確かな業者から食材を購入すること．また，継続的に購入する場合は，配送中の保存温度の徹底を指示するほか，納入業者が定期的に行う原材料の微生物検査結果等

の提出を求めること.

(3) 責任者は,衛生管理者に別紙点検表に基づく点検作業を行わせるとともに,そのつど点検結果を報告させ,適切に点検が行われたことを確認すること.点検結果については,1年間保管すること.

(4) 責任者は,点検の結果,衛生管理者から改善不能な異常の発生の報告を受けた場合,食材の返品,メニューの一部削除,調理済み食品の回収等必要な措置を講ずること.

(5) 責任者は,点検の結果,改善に時間を要する事態が生じた場合,必要な応急処置を講じるとともに,計画的に改善を行うこと.

(6) 責任者は,衛生管理者及び調理従事者等に対して衛生管理及び食中毒防止に関する研修に参加させるなど必要な知識・技術の周知徹底を図ること.

(7) 責任者は,調理従事者等を含め職員の健康管理及び健康状態の確認を組織的・継続的に行い,調理従事者等の感染及び調理従事者等からの施設汚染の防止に努めること.

(8) 責任者は,衛生管理者に毎日作業開始前に,各調理従事者等の健康状態を確認させ,その結果を記録させること.

(9) 責任者は,調理従事者等に定期的な健康診断及び月に1回以上の検便を受けさせること.検便検査には,腸管出血性大腸菌の検査を含めることとし,10月から3月までの間には月に1回以上又は必要に応じてノロウイルスの検便検査を受けさせるよう努めること.

(10) 責任者は,ノロウイルスの無症状病原体保有者であることが判明した調理従事者等を,検便検査においてノロウイルスを保有していないことが確認されるまでの間,食品に直接触れる調理作業を控えさせるなど適切な措置をとることが望ましいこと.

(11) 責任者は,調理従事者等が下痢,嘔吐,発熱などの症状があった時,手指等に化膿創があった時は調理作業に従事させないこと.

(12) 責任者は,下痢又は嘔吐等の症状がある調理従事者等について,直ちに医療機関を受診させ,

感染性疾患の有無を確認すること.ノロウイルスを原因とする感染性疾患による症状と診断された調理従事者等は,検便検査においてノロウイルスを保有していないことが確認されるまでの間,食品に直接触れる調理作業を控えさせるなど適切な処置を取ることが望ましいこと.

(13) 責任者は,調理従事者等について,ノロウイルスにより発症した調理従事者等と一緒に感染の原因と考えられる食事を喫食するなど,同一の感染機会があった可能性がある調理従事者等について速やかにノロウイルスの検便検査を実施し,検査の結果ノロウイルスを保有していないことが確認されるまでの間,調理に直接従事することを控えさせる等の手段を講じることが望ましいこと.

(14) 献立の作成に当たっては,施設の人員等の能力に余裕を持った献立作成を行うこと.

(15) 献立ごとの調理工程表の作成に当たっては,次の事項に留意すること.

　ア　調理従事者等の汚染作業区域から非汚染作業区域への移動を極力行わないようにすること.

　イ　調理従事者等の一日ごとの作業の分業化を図ることが望ましいこと.

　ウ　調理終了後速やかに喫食されるよう工夫すること.また,衛生管理者は調理工程表に基づき,調理従事者等と作業分担等について事前に十分な打ち合わせを行うこと.

(16) 施設の衛生管理全般について,専門的な知識を有する者から定期的な指導,助言を受けることが望ましい.また,従事者の健康管理については,労働安全衛生法等関係法令に基づき産業医等から定期的な指導,助言を受けること.

(17) 高齢者や乳幼児が利用する施設等においては,平常時から施設長を責任者とする危機管理体制を整備し,感染拡大防止のための組織対応を文書化するとともに,具体的な対応訓練を行っておくことが望ましいこと.また,従業員あるいは利用者において下痢・嘔吐症の発生を迅速に把握するために,定常的に有症状者数を調査・監視することが望ましいこと.

食 品 名	保存温度
穀類加工品（小麦粉，デンプン）	室 温
砂 糖	室 温
食肉・鯨肉	10℃以下
細切した食肉・鯨肉を凍結したものを容器包装に入れたもの	-15℃以下
食肉製品	10℃以下
鯨肉製品	10℃以下
冷凍食肉製品	-15℃以下
冷凍鯨肉製品	-15℃以下
ゆでだこ	10℃以下
冷凍ゆでだこ	-15℃以下
生食用かき	10℃以下
生食用冷凍かき	-15℃以下
冷凍食品	-15℃以下
魚肉ソーセージ，魚肉ハム及び特殊包装かまぼこ	10℃以下
冷凍魚肉ねり製品	-15℃以下
液状油脂	室 温
固形油脂（ラード，マーガリン，ショートニング，カカオ脂）	10℃以下
殻付卵	10℃以下
液卵	8℃以下
凍結卵	-18℃以下
乾燥卵	室 温
ナッツ類	15℃以下
チョコレート	15℃以下
生鮮果実・野菜	10℃前後
生鮮魚介類（生食用鮮魚介類を含む.）	5℃以下
乳・濃縮乳 脱脂乳 クリーム	10℃以下
バター チーズ 練乳	15℃以下
清涼飲料水 （食品衛生法の食品，添加物等の規格基準に規定のあるものについては，当該保存基準に従うこと.）	室 温

■ （別添２）標準作業書 ....

<手洗いマニュアル>

1．水で手をぬらし石けんをつける.

2．指，腕を洗う. 特に，指の間，指先をよく洗う. （30秒程度）

3．石けんをよく洗い流す.（20秒程度）

4．使い捨てペーパータオル等でふく.（タオル等の共用はしないこと.）

5．消毒用のアルコールをかけて手指によくすりこむ.

（本文のⅡ３（1）で定める場合には，1から3まで

での手順を2回実施する.）

<器具等の洗浄・殺菌マニュアル>

1．調理機械

① 機械本体・部品を分解する. なお，分解した部品は床にじか置きしないようにする.

② 食品製造用水（40℃程度の微温水が望ましい.）で3回水洗いする.

③ スポンジタワシに中性洗剤又は弱アルカリ性洗剤をつけてよく洗浄する.

④ 食品製造用水（40℃程度の微温水が望ましい.）でよく洗剤を洗い流す.

⑤ 部品は80℃で5分間以上の加熱又はこれと同等の効果を有する方法で殺菌[注1]を行う.

⑥ よく乾燥させる.

⑦ 機械本体・部品を組み立てる.

⑧ 作業開始前に70％アルコール噴霧又はこれと同等の効果を有する方法で殺菌を行う.

2．調理台

① 調理台周辺の片づけを行う.

② 食品製造用水（40℃程度の微温水が望ましい.）で3回水洗いする.

③ スポンジタワシに中性洗剤又は弱アルカリ性洗剤をつけてよく洗浄する.

④ 食品製造用水（40℃程度の微温水が望ましい.）でよく洗剤を洗い流す.

⑤ よく乾燥させる.

⑥ 70％アルコール噴霧又はこれと同等の効果を有する方法で殺菌を行う.

⑦ 作業開始前に⑥と同様の方法で殺菌[注1]を行う.

3．まな板，包丁，へら等

① 食品製造用水（40℃程度の微温水が望ましい.）で3回水洗いする.

② スポンジタワシに中性洗剤又は弱アルカリ性洗剤をつけてよく洗浄する.

③ 食品製造用水（40℃程度の微温水が望ましい.）でよく洗剤を洗い流す.

④ 80℃で5分間以上の加熱又はこれと同等の効果を有する方法で殺菌[注2]を行う.

⑤ よく乾燥させる.

⑥ 清潔な保管庫にて保管する

4．ふきん，タオル等

① 食品製造用水（40℃程度の微温水が望ましい.）で3回水洗いする.

② 中性洗剤又は弱アルカリ性洗剤をつけてよく洗浄する.

③ 食品製造用水（40℃程度の微温水が望ましい.）でよく洗剤を洗い流す.

④ 100℃で5分間以上煮沸殺菌を行う.

⑤ 清潔な場所で乾燥，保管する.

注1：塩素系消毒剤（次亜塩素酸ナトリウム，亜塩素酸水，次亜塩素酸水等）やエタノール系消毒剤には，ノロウイルスに対する不活化効果を期待できるものがある. 使用する場合，濃度・方法等，製品の指示を守って使用するこ

と，浸漬により使用することが望ましいが，浸漬が困難な場合にあっては，不織布等に十分浸み込ませて清拭すること.

（参考文献）「平成27年度ノロウイルスの不活化条件に関する調査報告書」

（http://www.mhlw.go.jp/file/06-Seisakujouhou-11130500-Shokuhinanzenbu/0000125854.pdf）

注2：大型のまな板やざる等，十分な洗浄が困難な器具については，亜塩素酸水又は次亜塩素酸ナトリウム等の塩素系消毒剤に浸漬するなどして消毒を行うこと.

<原材料等の保管管理マニュアル>

1．野菜・果物[注3]

① 衛生害虫，異物混入，腐敗・異臭等がないか点検する. 異常品は返品又は使用禁止とする.

② 各材料ごとに，50g程度ずつ清潔な容器（ビニール袋等）に密封して入れ，−20℃以下で2週間以上保存する.（検食用）

③ 専用の清潔な容器に入れ替えるなどして，10℃前後で保存する（冷凍野菜は−15℃以下）

④ 流水で3回以上水洗いする.

⑤ 中性洗剤で洗う.

⑥ 流水で十分すぎ洗いする.

⑦ 必要に応じて，次亜塩素酸ナトリウム等[注4]で殺菌[注5]した後，流水で十分すぎ洗いする.

⑧ 水切りする.

⑨ 専用のまな板，包丁でカットする.

⑩ 清潔な容器に入れる.

⑪ 清潔なシートで覆い（容器がふた付きの場合を除く），調理まで30分以上を要する場合には，10℃以下で冷蔵保存する.

注3：表面の汚れが除去され，分割・細切されずに皮付きで提供されるみかん等の果物にあっては，③から⑧までを省略して差し支えない.

注4：次亜塩素酸ナトリウム溶液（200mg/Lで5分間又は100mg/Lで10分間）又はこれと同等の効果を有する亜塩素酸水（きのこ類を除く.），亜塩素酸ナトリウム溶液（生食用野菜に限る.），過酢酸製剤，次亜塩素酸水並びに食品添加物として使用できる有機酸溶液. これらを使用する場合，食品衛生法で規定する「食品，添加物等の規格基準」を遵守する

285

こと.

注5：高齢者，若齢者及び抵抗力の弱い者を対象とした食事を提供する施設で，加熱せずに供する場合（表皮を除去する場合を除く.）には，殺菌を行うこと.

2．魚介類，食肉類

① 衛生害虫，異物混入，腐敗・異臭等がないか点検する．異常品は返品又は使用禁止とする.

② 各材料ごとに，50 g 程度ずつ清潔な容器（ビニール袋等）に密封して入れ，−20℃以下で2週間以上保存する.（検食用）

③ 専用の清潔な容器に入れ替えるなどして，食肉類については10℃以下，魚介類については5℃以下で保存する（冷凍で保存するものは-15℃以下）.

④ 必要に応じて，次亜塩素酸ナトリウム等[注6]で殺菌した後，流水で十分すすぎ洗いする.

⑤ 専用のまな板，包丁でカットする.

⑥ 速やかに調理へ移行させる.

注6：次亜塩素酸ナトリウム溶液（200 mg/L で5分間又は100 mg/L で10分間）又はこれと同等の効果を有する亜塩素酸水，亜塩素酸ナトリウム溶液（魚介類を除く.），過酢酸製剤（魚介類を除く.），次亜塩素酸水，次亜臭素酸水（魚介類を除く.）並びに食品添加物として使用できる有機酸溶液．これらを使用する場合，食品衛生法で規定する「食品，添加物等の規格基準」を遵守すること.

<加熱調理食品の中心温度及び加熱時間の記録マニュアル>

1．揚げ物

① 油温が設定した温度以上になったことを確認する.

② 調理を開始した時間を記録する.

③ 調理の途中で適当な時間を見はからって食品の中心温度を校正された温度計で3点以上測定し，全ての点において75℃以上に達していた場合には，それぞれの中心温度を記録するとともに，その時点からさらに1分以上加熱を続ける（二枚貝等ノロウイルス汚染のおそれのある食品の場合は85 〜 90℃で90秒間以上）.

④ 最終的な加熱処理時間を記録する.

⑤ なお，複数回同一の作業を繰り返す場合には，油温が設定した温度以上であることを確認・記録し，①〜③で設定した条件に基づき，加熱処理を行う．油温が設定した温度以上に達していない場合には，油温を上昇させるため必要な措置を講ずる.

2．焼き物及び蒸し物

① 調理を開始した時間を記録する.

② 調理の途中で適当な時間を見はからって食品の中心温度を校正された温度計で3点以上測定し，全ての点において75℃以上に達していた場合には，それぞれの中心温度を記録するとともに，その時点からさらに1分以上加熱を続ける（二枚貝等ノロウイルス汚染のおそれのある食品の場合は85 〜 90℃で90秒間以上）.

③ 最終的な加熱処理時間を記録する.

④ なお，複数回同一の作業を繰り返す場合には，①〜③で設定した条件に基づき，加熱処理を行う．この場合，中心温度の測定は，最も熱が通りにくいと考えられる場所の一点のみでもよい.

3．煮物及び炒め物

調理の順序は食肉類の加熱を優先すること．食肉類，魚介類，野菜類の冷凍品を使用する場合には，十分解凍してから調理を行うこと.

① 調理の途中で適当な時間を見はからって，最も熱が通りにくい具材を選び，食品の中心温度を校正された温度計で3点以上（煮物の場合は1点以上）測定し，全ての点において75℃以上に達していた場合には，それぞれの中心温度を記録するとともに，その時点からさらに1分以上加熱を続ける（二枚貝等ノロウイルス汚染のおそれのある食品の場合は85 〜 90℃で90秒間以上）.

なお，中心温度を測定できるような具材がない場合には，調理釜の中心付近の温度を3点以上（煮物の場合は1点以上）測定する.

② 複数回同一の作業を繰り返す場合にも，同様に点検・記録を行う.

参考文献

・http://www.mext.go.jp（文部科学省）

・http://www.mhlw.go.jp（厚生労働省）

・http://www.smartmeal.jp/（健康な食事・食環境　認証制度）

・P.F. ドラッカー／上田惇生 編訳：マネージメント（エッセンシャル版）基本と原則，ダイヤモンド社，2002

・P. ハーシーほか著，山本成二ほか訳：行動科学の展開（新版），生産性出版，2000

・芦川修貮 編著：エスカベーシック　給食の運営　計画と実務，同文書院，2011

・芦川修貮，田中　寛 編：実力養成のための給食計画論，学建書院，2016

・飯樋洋二，君羅　満 編：テキスト給食経営管理，学建書院，2010

・井川聡子ほか：栄養管理と生命科学シリーズ 給食経営と管理の科学―記入式ノートつき―，理工図書，2016

・伊藤和枝 ほか 編：New 給食管理，医歯薬出版，2002

・イノウ：世界一わかりやすい介護保険のきほんとしくみ 2018-2020 年版，ソシム，2018

・丑山節美：災害対策　国立病院東京災害医療センターの場合，臨床栄養101巻2号，医歯薬出版，2002

・内田　治：ビジュアル品質管理の基本，日本経済新聞社，2001

・栄養調理関係法令研究会 編：平成27年版　栄養調理六法，新日本法規出版，2014

・栄養法規研究会 編：わかりやすい給食・栄養管理の手引き，新日本法規出版

・「栄養部門実態調査」結果報告：（社）日本栄養士会　全国病院栄養士協議会，2008

・恩蔵直人・冨田健司 編著：1 からのマーケティング，碩学舎，2011

・太田和枝：給食施設における HACCP システム，臨床栄養90巻2号，医歯薬出版，1997

・甲斐章人：日経文庫 406 中小企業のための生産管理の実際，日本経済新聞社，2002

・外食産業市場規模調査（令和元年）：（公財）食の安全・安心財団　附属機関外食産業総合調査研究センター，2020

・樫尾　一 監修，矢野俊博，岸本　満：管理栄養士のための大量調理施設の衛生管理，幸書房，2007

・霞が関情報：栄養日本，2010

・学校健康教育法令研究会 監修：学校給食必携 第7次改訂版，ぎょうせい，2009

・桂きみよ，岡崎光子 編著：三訂　給食経営管理論，光生館，2010

・金田雅代 編著：四訂栄養教諭論―理論と実際，建帛社，2019

・管理栄養士国家試験教科研究会：管理栄養士国家試験受験講座給食管理，第一出版，2008

・君羅　満，岩井　達，松崎政三 編著：Nブックス 給食経営管理論 第3版，建帛社，2009

・教材検討委員会 編：厨房設備工学入門 第8版，日本厨房工業会，2019

・ぎょうせい 編：学校給食必携　第8次改訂版，ぎょうせい，2013

・京都市：災害時等の給食提供に関するガイドライン，2012

・倉持　茂：日経文庫 311 工程管理の知識，日本経済新聞社，2000

・厚生労働統計協会：国民の福祉と介護の動向 2022/2023，2022

・厚生労働省：食中毒を疑ったときには，2009

・厚生労働省健康局長通知：「健康な食事」の普及について（別紙）生活習慣病予防その他の健康増進を目的として提供する食事の目安，平成27年9月9日健発0909第3号

- 厚生労働省「日本人の食事摂取基準」策定検討会報告書：日本人の食事摂取基準（2020年版），第一出版，2020
- 国際化工（株）：業務用メラミン食器・総合カタログ，2001
- 国立健康・栄養研究所，日本栄養士会：災害時の栄養・食生活支援マニュアル，2011
- 三信加工（株）：病院・福祉・一般施設用カタログ，2013
- （社）日本栄養士会：非常災害時対応マニュアル，（社）日本栄養士会，1995
- （社）日本経営工学会 編：生産管理用語辞典，日本規格協会，2002
- （社）兵庫県栄養士会：命を支える食生活を守るために 阪神，淡路大震災栄養士会の記録と対策，（社）兵庫県栄養士会，1997
- 食事摂取基準の実践・運用を考える会 編：日本人の食事摂取基準（2020年版）の実践・運用―特定給食施設等における栄養・食事管理―，第一出版，2020
- 新調理システム推進協会 編：新調理システムのすべて 新調理システム管理者養成テキスト，日経ＢＰ社，2002
- 鈴木久乃 ほか：栄養・健康科学シリーズ給食管理，南江堂，2007
- 鈴木久乃 ほか：給食管理，第一出版，2011
- 鈴木久乃，太田和枝，定司哲夫 編著：給食マネジメント論，第一出版，2006
- 大量調理施設衛生管理のポイント，中央法規出版，2011
- 高木 修 監修，田尾雅夫 編集：組織行動の社会心理学：シリーズ21世紀の社会心理学，北大路書房，2001
- 髙城孝助・三好恵子・松月弘恵 編：実践給食マネジメント論，第一出版，2016
- 高梨智弘：ビジュアルマネージメントの基本，日本経済新聞社，2002
- 高野龍昭：これならわかる〈スッキリ図解〉介護保険第3版，翔泳社，2018
- 独立行政法人日本スポーツ振興センター：学校給食衛生管理基準の解説―学校給食における食中毒防止の手引―，2011
- 独立行政法人日本スポーツ振興センター：学校給食における食中毒防止 Q&A，2010
- 殿塚婦美子 編：改訂新版 大量調理―品質管理と調理の実際―，学建書院，2012
- 富岡和夫 編：給食経営管理実務ガイドブック，同文書院，2006
- 富岡和夫・冨田教代 編：エッセンシャル給食経営管理論―給食のトータルマネジメント―第4版，医歯薬出版，2016
- 富岡和夫：給食管理理論，医歯薬出版，2001
- 冨田教代：給食施設のための献立作成マニュアル第9版，医歯薬出版，2016
- 外山健二 ほか：栄養科学シリーズ NEXT 給食経営管理論 第2版，講談社サイエンティフィク，2006
- 豊瀬恵美子 編：給食経営管理論―給食の運営と実務―，学建書院，2011
- 豊瀬恵美子 ほか：最新集団給食管理，学建書院，1995
- 豊瀬恵美子 ほか 編：給食の運営と管理，学建書院，2002
- 中山玲子 ほか 編：給食管理論，化学同人，2005
- 中山玲子 ほか 編：新 食品・栄養科学シリーズ 給食管理論，化学同人，2011
- 新潟県福祉保健部：新潟県災害時栄養・食生活支援活動ガイドライン，2006
- 新潟県福祉保健部：新潟県災害時栄養・食生活支援活動ガイドライン―実践編―，2008
- ニッコクトラスト技術研究室 編：集団給食実務必携，建帛社，1995
- 日本栄養改善学会 監修：給食経営管理論実習，医歯薬出版，2016
- 日本給食経営管理学会 監修：給食経営管理用語辞典 第3版，第一出版，2020
- 日本メディカル給食協会 編：患者給食関係法令通知集，ぎょうせい，2010

・原玲子：スタッフのやる気を引き出す目標管理の実践・評価ワークブック，日本看護協会出版会，2015
・韓順子，大中佳子：サクセス管理栄養士講座　給食経営管理論，第一出版，2016
・藤沢良知 編：栄養・健康データハンドブック第 13 版，同文書院，2011
・（株）フジマック：業務用厨房機器総合カタログ，2011
・（株）フジマック：給食設備機器総合カタログ，2011
・藤原政嘉，田中俊治，赤尾　正 編：新・実践　給食経営管理論第 2 版—栄養・安全・経済面のマネジメント—，みらい，2010
・フランク・ゴーブル著，小口忠彦 監修：マズローの心理学，産業能率大学出版部，1972
・宮城県保健福祉部健康増進課：特定給食施設における非常時・災害時対策チェックリスト利用の手引き，2016
・宮崎哲也：ポケット図解フィリップ・コトラーの「マーケティング」がわかる本，秀和システム，2010
・三好恵子・山部秀子・平澤マキ 編：給食経営管理論，第一出版，2017
・文部科学省：食に関する指導の手引—第二次改訂版—，2019
・谷津進：日経文庫 726 品質管理の実際，日本経済新聞社，1999

索　引

291

な

は

〈編集〉 加藤由美子
東京家政大学

金光秀子
山形県立米沢栄養大学

君羅　満
東京農業大学

〈執筆〉
(50音順)

秋山聡子
東京農業大学

荒川京子
峡南医療センター市川三郷病院

池田昌代
東京農業大学

加藤勇太
城西大学

加藤由美子
前掲

金光秀子
前掲

狩野恵美子
華学園栄養専門学校

君羅　満
前掲

鈴木睦代
山梨学院短期大学

角南祐子
東京家政大学

関口祐介
常磐大学

関戸元恵
山梨学院短期大学

髙橋加代子
実践女子大学

西村美津子
くらしき作陽大学

長谷川順子
東都大学

深澤早苗
山梨学院短期大学

不破眞佐子
昭和女子大学

給食経営管理テキスト　第5版

2012 年 3 月 31 日	第 1 版第 1 刷発行	編　者　加　藤　由美子
2014 年 2 月 20 日	第 1 版第 2 刷発行	
2015 年 3 月 15 日	第 2 版第 1 刷発行	金　光　秀　子
2017 年 2 月 1 日	第 2 版第 2 刷発行	
2019 年 3 月 31 日	第 3 版第 1 刷発行	君　羅　　　満
2021 年 3 月 1 日	第 4 版第 1 刷発行	発行者　百　瀬　卓　雄
2023 年 3 月 1 日	第 5 版第 1 刷発行	発行所　株式会社 学建書院

〒 112-0004　東京都文京区後楽 1-1-15-3F
TEL　(03)3816-3888
FAX　(03)3814-6679
http://www.gakkenshoin.co.jp
印 刷 所　あづま堂印刷㈱
製 本 所　㈲皆川製本所

ISBN978-4-7624-4879-9

調理場における 衛生管理&調理技術マニュアル

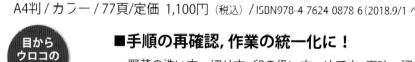

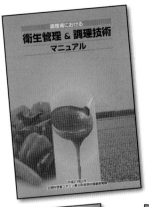

編纂　平成23年3月 文部科学省スポーツ青少年局学校健康教育課

A4判 / カラー / 77頁/定価 1,100円 （税込）/ ISBN978-4 7624 0878 6 (2018.9/1

目から ウロコの 調理技術

ひとめで わかる カラー写真 満載

■手順の再確認, 作業の統一化に！

野菜の洗い方・切り方, 卵の扱い方・ゆで方, 下味・調
乾物の戻し方, だし汁の取り方など, 大量調理ならでは
調理のポイントやひとことアドバイスが役立つ.

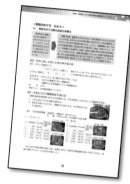

学校給食調理従事者研修マニュアル

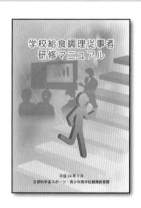

編纂　平成24年3月 文部科学省スポーツ・青少年局学校健康

A4判 / カラー / 138頁 / 定価 1,980円 （税込）/ ISBN978-4-7624-0884-7 (2015.10

■食中毒ゼロをめざした衛生管理のマニュアル書
■現場で役立つ実践的な情報が満載
■学校給食調理員の標準的研修プログラムに準拠

文科省の 好評マニュアルを 書籍化しました！

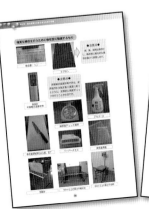

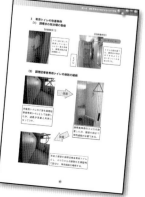